Rehabilitation und Prävention 40

Springer

Berlin
Heidelberg
New York
Barcelona
Budapest
Hongkong
London
Mailand
Paris
Santa Clara
Singapur
Tokio

Gertrude Mensch   Wieland Kaphingst

Physiotherapie und Prothetik nach Amputation der unteren Extremität

Mit Geleitworten von
Georg Neff und Hans Udo Kersting

Mit 157 Abbildungen

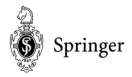 Springer

GERTRUDE MENSCH

94 Aldercrest Ave.
Hamilton, Ontario L9B 1L4
Canada

Dipl.-Ing. WIELAND KAPHINGST

5026 Forest Road
14092 Lewiston, N.Y.
USA

ISBN 3-540-62769-3 Springer-Verlag Berlin Heidelberg New York

Die Deutsche Bibliothek – CIP-Einheitsaufnahme

Mensch, Gertrude:
Physiotherapie und Prothetik nach Amputation der unteren Extremität / Gertrude
Mensch ; Wieland Kaphingst. – Berlin ; Heidelberg ; New York ; Barcelona ; Buda-
pest ; Hongkong ; London ; Mailand ; Paris ; Santa Clara ; Singapur ; Tokio : Springer,
1998
   (Rehabilitation und Prävention ; Bd. 40)
   ISBN 3-540-62769-3

Herstellung: Pro Edit GmbH, D-69126 Heidelberg
Umschlaggestaltung: Künkel + Lopka, D-69123 Heidelberg
Satz: Storch GmbH, D-97353 Wiesentheid

SPIN: 10560272   21/3133 – 5 4 3 2 1 0 – Gedruckt auf säurefreiem Papier

Geleitwort zu Teil 1
Physiotherapie

Kein Geringerer als Ernest M. Burgess – Nestor der nordamerikanischen Orthopäden „in Sachen Amputation der unteren Gliedmaße" – verfaßte das Vorwort zu dem englischsprachigen „Vorläufer" dieses Buches[1]. Kein anderer war hierzu mehr berufen als er, hatte er doch in einem Lebenswerk hunderten von meist gefäßbedingt Beinamputierten weit mehr erhalten als nur einen „gebrauchstüchtigen Gliedmaßenstumpf"; Burgess demonstrierte, daß überwiegend ein distales Amputationsniveau – vor allem unter Erhaltung des Kniegelenks und mit frühzeitiger Mobilisierung in einer belastbaren Sofort- oder Frühversorgung – die Lebensqualität beträchtlich zu verbessern vermochte. Erzielt wurden diese Erfolge im Team, in partnerschaftlicher Zusammenarbeit mit erfahrenen Orthopädietechnikern, Physiotherapeuten, Gehschullehrern und anderen an der Rehabilitation beteiligten Mitarbeiter. Das Team als Schlüssel zum Erfolg!

Was Wunder, wenn die Autorin ihrem 1986 erschienenen Buch folgenden Satz voranstellte: *In amputation rehabilitation each team discipline plays a vital role in caring for the recent lower extremity amputees, helping them to adjust physically, psychologically and socially to an altered life style.* In diesem einen Satz offenbarte Gertrude Mensch ihr Credo: Es sind die Amputierten als Individuen, die zu rehabilitieren sind – und nicht „der Stumpf" oder „die Restgliedmaße"! Gelingen kann dies nur in einem Team qualifizierter und ihrem Beruf – besser ihrer Berufung – hingegebener Mitstreiter. Tag für Tag ist dies nachzuvollziehen, wenn man das Glück hat, unter solch idealen Bedingungen arbeiten zu können; andererseits werden die Defizite erkennbar, die dort entstehen, wo dieser ganzheitliche Rehabilitationsgedanke – aus welchen Gründen auch immer und leider allzu oft aus purer Ignoranz – sträflich vernachlässigt wird, sehr zum Nachteil der betroffenen Amputierten.

Konsequenterweise durchdringt diese überaus positive Einstellung der Autorin – oder ist es nicht viel mehr eine Lebensphilosophie? – das

---

[1] Gertrude Mensch, Patricia M. Ellis, Physical Therapy Management of Lower Extremity Amputations. Rockville/Maryland, Aspen Publishers, 1986.

völlig neu gestaltete und nunmehr in ihrer eigentlichen deutschen Muttersprache vorliegende Werk. Als Pars pro toto sei die bis in die Details reichende Darstellung der scheinbar unendlichen Vielfalt von Stumpfzuständen, Stumpfveränderungen und oft genug „hausgemachten" Stumpfproblemen erwähnt; sie läßt an Vollständigkeit nichts zu wünschen übrig.

Dies entspricht ganz dem Arbeitsstil der Gertrude Mensch: Wer einmal erlebt hat, mit welcher menschlichen Hinwendung und Akribie sie bei der Untersuchung Amputierter im individuellen Einzelfall vorgeht, wie sie aber auch ein Auditorium während eines Vortrags oder Seminars zu fesseln vermag, der begreift, was bedingungslose berufliche Hingabe – gepaart mit einer hohen Sensibilität für die spezifischen Möglichkeiten der Physiotherapie bis hin zur Auslösung eines regelrechten „Motivationsschubs" durch Vermittlung „imperativ vorwärtstreibender Impulse" – bei dem Betroffenen bewirken kann. Für mich – ich darf dies hier in aller Bescheidenheit zum Ausdruck bringen – ist es jedesmal eine „Offenbarung", mit Gertrude Mensch zusammenarbeiten zu dürfen.

Ganz im Sinne der Autorin ist dieses Buch geradezu ideal durch einen zweiten Teil ergänzt, der sich mit der prothetischen Versorgung befaßt, dargestellt von einem herausragenden Sachkenner der Materie, Wieland Kaphingst, Orthopädiemeister und Diplomingenieur, ehemaliger Leiter der Bundesfachschule für Orthopädie-Technik in Dortmund. Dieses vorbildhafte Ineinandergreifen von Physiotherapie und Prothetik ist Ausdruck des Willens zu gemeinschaftlichem Wirken in der Rehabilitation von Beinamputierten und sollte Anreiz sein, weit über den engeren berufsspezifischen Kreis der Physiotherapeuten und Orthopädietechniker hinaus alle anzusprechen, die sich mit der Rehabilitation von Amputierten befassen und dies als eine den ganzen Menschen betreffende Aufgabe begreifen.

Am Anfang steht die Amputation! Abhängig von der handwerklichen Kunst und der Erfahrung des Operateurs wird der Patient mit einem wohlgelungenen oder einem kaum brauchbaren Stumpf aus der Narkose aufwachen; letzteres wird um so häufiger der Fall sein, je weniger das Amputieren als anspruchsvolle „plastisch-rekonstruktive Maßnahme" verstanden, sondern als negativ vorbelastete „Wegschneidchirurgie" – so vor Jahren von Morscher charakterisiert – disqualifiziert wird. Dies hat selbstverständlich Auswirkungen auf die weitere Rehabilitation: Weder der Physiotherapeut noch der Orthopädietechniker können alle Versäumnisse und Fehler einer miserablen Amputationstechnik mit der nachfolgenden Behandlung und Prothesengestaltung wettmachen. Die primäre Verantwortung für das Wohl und Wehe eines Amputierten, für die Aussichten auf Erfolg (oder auch Mißerfolg) während der Rehabilitation und für eine akzeptable Lebensqualität auf lange Sicht liegt damit eindeutig in den Händen des Operateurs. Insofern wird er gut daran tun, die hier gewissermaßen „von der anderen Seìte" aufgezeigten Probleme zu verinnerlichen und sein Handeln darauf abzustimmen, von der Indikationsstellung über die Amputationstechnik bis hin zur postoperativen Nachsorge und weiteren Rehabilitationsmaßnahmen.

Natürlich sind Physiotherapeuten die ureigensten Adressaten, wird doch bedauerlicherweise in ihrer Ausbildung nicht immer das notwendige Maß an Kenntnissen und Fähigkeiten für eine zielstrebige Rehabilitation von Beinamputierten vermittelt; für sie ist dieses Buch ein unbedingtes Muß, bietet es doch eine Fülle von Anleitungen zum Erkennen, Vermeiden und Ausmerzen von Defiziten und falschen Verhaltensweisen – über Schwerpunktthemen wie die Kontrakturbehandlung, die Stumpflage und vor allem die Gehschulung mit Prothesen hinaus.

Die Ergotherapie als der Teil der Rehabilitation, der im weitesten Sinne die Habilitation für den Alltag als nunmehr Amputierter zum Ziel hat, ist unverzichtbar im Gesamtkonzept des Werkes; damit sind alle Ergotherapeuten angesprochen, die mit Amputierten und deren Vorbereitung auf das Leben zu Hause, in der Gesellschaft und im Beruf zu tun haben und aus dem Erfahrungsschatz der Autorin Anregungen und Empfehlungen in ihre tägliche Arbeit einbringen wollen. Selbst wenn nicht immer Übereinstimmung bestehen sollte: Entscheidend sind die Auseinandersetzung mit der Thematik und die Umsetzung der sich daraus ergebenden Konsequenzen; hierzu kann und will dieses Buch beitragen!

Auch der Techniker ist gut beraten, mehr als nur einen kurzen Blick in den ersten Teil dieses Buches zu werfen in der Annahme, daß für seine beruflichen Perspektiven der zweite Teil mit einem Abriß über die prothetische Versorgung ausschließlich interessant sein könnte. Gerade der Informationsfluß zwischen Physiotherapie einerseits und Orthopädietechnik andererseits – in beiden Richtungen! – kommt häufig viel zu kurz, was immer erst dann bemerkt wird, wenn der einzelne „Spezialist" im Team mit anderen zusammenarbeiten muß.

Darüber hinaus finden die im erweiterten Team tätigen Berufsgruppen wie Pflegepersonal, Psychologen, Sozialarbeiter, auch Berufshelfer und Sachbearbeiter der Kostenträger eine Fülle von Informationen, die weit über das eigentliche Behandlungsangebot hinaus Verständnis für die Nöte der Betroffenen und Einsicht in erforderliche Therapiekonzepte bewirken.

Selbst Entscheidungsträgern höchster politischer Instanz sei die Lektüre dieses Buches empfohlen, damit ihnen bewußt wird, was mit einer zielstrebigen und konsequent durchgeführten Rehabilitation nach Amputation erreicht werden kann; deshalb sollte z.B. die unsinnige Beschränkung der Anschlußheilbehandlung für Amputierte in Rehabilitationskliniken auf maximal 3 Wochen – wie kürzlich verfügt – wieder revidiert werden, zugunsten einer individuellen Beurteilung aufgrund medizinisch relevanter Fakten. Dies ist besonders für die Wiedererlangung bestmöglicher Mobilität der vorwiegend älteren oder durch ihr Gefäßleiden zu früh alt gewordenen Amputierten zwingend!

Ich freue mich mit allen potenten Lesern, daß mit dem vorliegenden Werk eine seit Jahren klaffende Lücke von zwei überaus kompetenten Autoren geschlossen werden konnte und damit auf breiter Basis hoffentlich neue Impulse für die Optimierung der Rehabilitation und deren Akzeptanz gegeben werden. Ich wünsche diesem Buch eine weite Verbreitung und bin schon heute davon überzeugt: Dies wird kein vergeblicher Wunsch sein.

Oskar-Helene-Heim Berlin, im August 1997   Prof. Dr. med. GEORG NEFF

Geleitwort zu Teil 2
Funktionelle Indikation zur Prothetik

Bereits in der frühen Kindheit erkundet der Mensch die ihm durch die Natur mitgegebene Mobilität und baut sie aus, bis sie ihm schließlich, im fortlaufenden Wachstumsprozeß, als uneingeschränkt und selbstverständlich erscheint.

Mobilität, für uns ermöglicht durch die regelrechte Funktion unserer Arme und Beine, bedeutet Freiheit der Ortswahl, Entkommen von Gefahr, Hinwendung zum Guten, Unabhängigkeit von Dritten und die Freiheit des Handelns. Jede Einschränkung dieser Funktion bedeutet damit den Verlust nicht nur an Mobilität an sich, sondern auch an Unabhängigkeit und Lebensqualität. Dies wird insbesondere immer dann schmerzlich deutlich, wenn die bisher so selbstverständliche Mobilität plötzlich durch das Ereignis einer Amputation in Frage gestellt wird. Prothetisch muß also die *Wiederherstellung der Mobilität im „individuell-normalen" Umfang* das Rehabilitationsziel sein.

Es ist daher das Streben aller an der Rehabilitation Amputierter Beteiligten, den Verlust der Mobilität mittels aller nötigen und jeweils funktionell erfolgversprechendsten medizinischen, physiotherapeutischen sowie orthopädietechnischen Maßnahmen und mit hohem persönlichen Engagement weitgehend zu kompensieren.

Im Teil 2 dieses Buches, „Funktionelle Indikation zur Prothetik" versucht der Autor Wieland Kaphingst, folgerichtig und erstmalig die Indikation zur bedarfsgerechten Prothese nicht an „subjektiven Erfahrungswerten" des Geldgebers, des Verordners oder des Orthopädietechnikers und nicht an den (durchaus berechtigten) Hoffnungen des Amputierten zu orientieren, sondern mittels sachlich-funktioneller Analyse den Bedarf zu ermitteln und dann, bedarfsorientierte Prothetik zu beschreiben.

Der so objektivierte Bedarf des Amputierten und die Einbeziehung der funktionellen Anforderungen seiner Lebensumstände, sowie der ermittelten körperlichen Versorgungsvoraussetzungen führen das Behandlungsteam hin zur Bestimmung des *funktionellen Aktivitätsgrads* des Amputierten und schließlich zur Zuordnung einer *funktionellen Klasse* für die angepaßteste prothetische Lösung.

Der Autor begeht dabei erfreulicherweise nicht den Fehler, grob zu standardisieren und jeder der ermittelten Klassen eine Standardprothese (wie z.B. die Kinderprothese oder die Altersfunktionsprothese) oder gar eng definierte prothetische Bauteile zuzuordnen. Unter Anwendung seiner Übersichten und Tabellen erhalten alle an der postamputativen Rehabilitation Beteiligten einen Leitfaden, der anhand der praktisch orientierten Verständnisbeispiele die Umsetzung in die Praxis leicht möglich macht.

Die vorgeschlagene Ermittlung des individuellen funktionellen Aktivitätsgrads eines Amputierten erleichtert es dem ärztlichen Verordner und dem Orthopädietechniker, die funktions- und bedarfsgerechte Prothesenversorgung zu bestimmen **und** diese dann auch gegenüber dem Kostenträger zu vertreten.

Der vorliegende Text ist ein Ansatz, das Finden der *objektiv notwendigen und erreichbaren Funktion* zu optimieren und zugleich eine Maßnahme, den amputierten Benutzer einer Prothese weder zu unter- noch zu überfordern.

Die Umsetzung der Vorschläge des Autors ist dazu geeignet, die orthopädietechnisch „erreichbare Mobilität" eines Amputierten wiederherzustellen sowie das technisch Machbare und das funktionell Erforderliche miteinander in Einklang zu bringen.

Das Buch ist ein Leitfaden für alle aktiv an der Rehabilitation Amputierter Beteiligten. Zugleich ist es ein Dokument dieser Zeit der Auseinandersetzung um die Kosten-Nutzen-Objektivierung medizinisch-rehabilitativer und medizinisch-technischer Maßnahmen im Gesundheitswesen.

August 1997   HANS UDO KERSTING
                                Präsident des Bundesverbandes
                                für Orthopädie-Technik

Vorwort

Das Buch Physical *Therapy Management of Lower Extremity Amputations* von G. Mensch und P. Ellis wurde 1986 in den USA veröffentlicht. Im Jahr 1987 erhielt es einen Buchpreis von der *„American Medical Writers Association".* Im Inhalt werden physiotherapeutische Behandlungsmethoden und -techniken beschrieben, die die langjährigen klinischen Erfahrungen der Autoren reflektieren. Das Buch hat sich auf dem nordamerikanischen Kontinent in Kliniken, Fachschulen und Seminaren gut bewährt.

Durch Übersetzung und Neubearbeitung und aus der Zusammenarbeit von Physiotherapeuten und Orthopädietechnikern entstand das Buch *Physiotherapie und Prothetik nach Amputation der unteren Extremität.*

Warum wird ein solches Buch gebraucht? Die Mehrzahl aller beinamputierten Patienten in den Industrieländern sind ältere Menschen. Der Hauptgrund für Amputationen sind periphere Durchblutungsstörungen. In vielen Fällen sind auch internistische Vorerkrankungen vorhanden. Alle diese Krankheiten werden durch die Amputation nicht aufgehalten. Der allgemeine Gesundheitszustand dieser Patienten ist deshalb oft schlecht, und die Behandlungen sind kompliziert. Aus diesen Gründen erfordert die Rehabilitation dieser Patienten und auch derer, die durch andere Ursachen ein Bein verloren haben, eine Betreuung im therapeutischen Team.

Die Aufgabe des Teams ist es, allen Amputierten während der Rehabilitation zu helfen, ihre größtmögliche Leistungsfähigkeit wieder zu erreichen. Jeder Amputierte muß *aktiv* an seiner Rehabilitation mitarbeiten. Die Rehabilitationsergebnisse sind unterschiedlich: Die Behandlungen mögen einem älteren Menschen helfen, kurze Strecken mit Gehstützen zu gehen oder es einem jüngeren, gesunden Amputierten ermöglichen, sich sportlich aktiv zu betätigen.

Die Fachliteratur bietet umfangreiche Informationen über medizinische und prothetische Probleme. Umfassende Aufzeichnungen und Anleitungen für die Aufgabenbereiche der Physiotherapeuten und Orthopädietechniker, deren enge Zusammenarbeit für eine erfolgreiche Rehabilitation unbedingt erforderlich ist, sind hingegen kaum erhältlich. Dieses Buch soll deshalb *beiden* Fachgruppen einen Einblick in die Vielseitigkeit der physiotherapeutischen Aspekte sowie die Variationen der Prothesenversorgung geben und dazu beitragen, die fachlichen Probleme der jeweiligen Gegenseite zu verstehen und die Zusammenarbeit erleichtern, um so jedem Amputierten und seiner Familie die bestmögliche Rehabilitation und Reintegration in das tägliche Leben zukommen zu lassen.

Die in diesem Buch aufgeführten Behandlungsmethoden beziehen sich nur auf *Erwachsene* nach Amputation der unteren Extremität. Amputationsprobleme bei Kindern werden hier nicht berücksichtigt, da deren Behandlung wesentlich von der der Erwachsenen abweicht.

Physiotherapeuten und Orthopädietechniker, die beide für einen Großteil der Rehabilitation amputierter Patienten verantwortlich sind, fragen oft nach Literatur, die das Aufgabengebiet beider Fachgruppen berücksichtigt. Wir haben deshalb unsere Erfahrungen aufgezeichnet und hoffen, daß dieses Buch zu einer besseren Versorgung von Beinamputierten beitragen wird.

August 1997   G. MENSCH
                                                       W. KAPHINGST

Danksagungen

Das Schreiben eines Fachbuches erfordert viel Zeit und Mühe. Man schafft es auch nicht allein. Wir möchten deshalb allen denen – Kollegen, Firmen, Freunden –, die uns mit Rat und Tat zur Seite standen, herzlichst danken.

Unser Dank gebührt besonders:

- der Firma ipos Orthopädie Industriell für die Freistellung von Herrn Dipl.-Ing. Wieland Kaphingst zur Erarbeitung vom Teil 2 „Funktionelle Indikation zur Prothetik" und für einen Teil der Abbildungen,
- den Herren John Michael CPO, Volkmar Bente OMM und Lothar Milde OMM von der Firma Otto Bock Orthopädische Industrie GmbH & Co. für einen Teil der Abbildungen und ihre Mithilfe bei der Beurteilung der Texte,
- Professor Dr. med. René Baumgartner – immer: Mentor, Ratgeber und Resource,
- Frau Birgit Wilde für die fachliche Textbeurteilung – Physiotherapie.
- Herrn Gerald W. Farrell für alle Zeichnungen,
- dem Springer Verlag, Frau Marga Botsch und ihren Mitarbeitern,
- unseren Familien, die mit anhaltendem Verständnis dem Buch Priorität gewährten,
- und „last but not least" meinem Mann Günter, der mich mit viel Geduld nach jedem Computer„glitch" wieder aus der Falle zog.

Inhaltsverzeichnis

Abkürzungen

3S-Technik	Silicone Suction Suspension, Silikonhaftschaft
ADL	Activities of Daily Living, Gebrauchsbewegungen
CATCAM	Contoured Adducted Trochanteric Controlled Alignment Method
	Sitzbeinumgreifende Schaftform
CET	Controlled Environment Treatment, sterile Kammer, Pneumatische Stumpfwundheilungsmethode
CNC	Computer Numeric Controlled, modifizierte querovale Schaftform
EMG	Elektromyographie
IC	Ischial Containment (sitzbeinumgreifend)
ICEROSS™	Silikoninnenschaft (aufrollbar) mit distalem Rastzapfen
ISO	International Standards Organization
KBM	Kondylenbettung, Münster, Unterschenkelprothesenschaft mit Kondylenumfassung zur Prothesenhaftung
LLM	Limb Load Monitor, Belastungsmonitor
LWS	Lendenwirbelsäule
OKB	Oberschenkelkunstbein
OS	Oberschenkel
PE	Polyäthylen
PNF	Propriozeptive neuromuskuläre Fazilitation
PP	Polypropylen
PTB	Patella Tendon Bearing, Unterschenkelschaft mit Lastübertragung auf die Patellasehne
PTS	Prothèse Tibiale Supracondylienne, Unterschenkelschaft mit Einziehung der Patella
SACH	Solid Ankle Cushioned Heel, gelenkloser Fußtyp
SCAP	System for Controlling Ambulation Pressure, Belastungsdruckkontrolle
TENS	transkutane elektrische Nervenstimulation
UKB	Unterschenkelkunstbein
UV	Ultraviolett
ZNS	Zentralnervensystem

1 Einführung: Amputationen der unteren Extremität

1.1
Mechanik des menschlichen Gangs

Das menschliche Gangbild erscheint unkompliziert, da beim Gehen jeweils nur ein Fuß vor den anderen gesetzt wird. Trotzdem sind diese Wechselbewegungen äußerst komplex und umfassen viele Faktoren, die den Körper und seine Umgebung einbeziehen.

Der normale menschliche Gang ist durch einen präzisen Schrittzyklus gekennzeichnet, dessen Bewegungsmuster es erlaubt, alle Phasen methodisch zu beobachten, zu analysieren und zu dokumentieren (Horvath 1991).

Ebenso muß man das Abweichen dieses Zyklus von der durchschnittlichen Norm bei pathologischen Bewegungsmustern – z.B. nach Amputationen – verstehen, so daß Gangabweichungen und Körperfehlhaltungen beim Gehen mit einer Prothese analysiert und korrigiert werden können.

Da das Gehtraining nach einer Versorgung mit einer Prothese auf dem Verständnis des normalen Bewegungsablaufs beim Gehen basiert, soll dieser Bewegungsablauf hier kurz dargestellt werden. Ohne diese Kenntnisse ist ein effektives Gehtraining mit einer Prothese nicht möglich (Körner 1967, 1980).

1.1.1
Einflüsse auf das Gangbild

Die Haltung eines Menschen, die Anatomie des Körpers, seine Kontrolle über das Gleichgewicht, die Koordination seiner Muskelkräfte, seine Geschwindigkeit beim Gehen, aber auch die Beschaffenheit des Bodens (z.B. Kies, Eis, Steigung) sind einige der vielen Faktoren, die die normale Fortbewegung steuern und beeinflussen. Außerdem werden Haltung und Gangbild des Menschen von seinem Alter und seinem Gemütszustand beeinflußt und ändern sich, je nachdem ob er sich gesund oder krank, erholt oder müde, glücklich oder deprimiert fühlt. Das zeigt, daß das menschliche Gangbild auch unter normalen Umständen gewissen Schwankungen unterworfen ist, die nicht unbedingt pathologisch sein müssen. Das Zusammenspiel dieser Faktoren führt zu einem individuellen Gangbild. Die Tatsache, daß jeder Mensch einen mehr oder weniger persönlichen Stil beim Gehen hat, macht es möglich, manche Menschen an den Besonderheiten ihres Gangbilds zu erkennen (Inman et al. 1994).

Um die dynamischen Gesetze des menschlichen Gangbildes zu verstehen, muß man die Kräfte kennen, die das Gehen ermöglichen und beinflussen (Hughes et al. 1979; Inman et al., 1994). Diese Kräfte entstehen aus dem Zusammenwirken der Muskelkraft und dem Einwirken der Schwerkraft.

Muskelkräfte werden sowohl willkürlich als auch unwillkürlich gesteuert. Die Wirkung dieser Kräfte ist sichtbar, da die dynamischen Vorgänge der Muskulatur beim Gehen direkt in Bewegungen umgesetzt werden.

Die Wirkung der anderen Kräfte, die beim Gang zur Geltung kommen, sind nicht sichtbar. Beispiele dafür sind die Belastungskraft (Fr) und die Bodenreaktionskraft (Fr'). Die Belastungskraft (Fr) ist eine resultierende Kraft, die sich aus der Schwerkraft (Fs) und der Fortbewegungskraft (Fa) zusammensetzt; sie wird durch das Körpergewicht des Menschen und durch seine Ganggeschwindigkeit bestimmt (Abb. 1.1). Die Bodenreaktionskraft (Fr'), die der beim Gehen auf den Boden einwirkenden Gewichtsbelastung in gleicher Stärke direkt entgegengesetzt ist, hängt auch von der Beschaffenheit des Bodens ab. So kann z.B. ein elastischer Untergrund (Trampolin, weicher Teppich) einen Teil der Gewichtsbelastung abfedern und damit auch die Gegenreaktion abschwächen, während ein harter Untergrund (Beton) die entstehenden Kräfte fast vollständig auf den Körper rückwirken läßt.

Um beim Gehen einen harmonischen Bewegungsablauf zu erreichen, werden alle Bewegungen und Kräfteeinwirkungen durch Bewegungen und Kräfte, die ihnen entgegengesetzt sind, begleitet:

● Die Hüftbeugung wird durch die Hüftstreckung der anderen Seite begleitet.
● Ein Bein trägt das Körpergewicht, während das andere Bein vorwärts schwingt.
● Der Schwerpunkt verlagert sich beim Gehen von einem Standbein auf das andere.

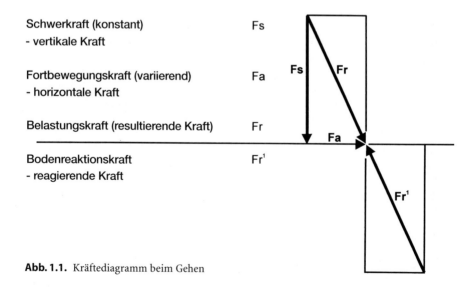

Schwerkraft (konstant)   Fs
- vertikale Kraft

Fortbewegungskraft (variierend)   Fa
- horizontale Kraft

Belastungskraft (resultierende Kraft)   Fr

Bodenreaktionskraft   Fr'
- reagierende Kraft

Abb. 1.1. Kräftediagramm beim Gehen

1.1.2
Gangbild beim Vierbeiner und beim Menschen

Um zum Ausdruck zu bringen, wie wichtig die aufrechte Körperhaltung beim Gehen ist, wird hier ein Vergleich mit den Vierbeinern gezogen.

Bei *Vierbeinern* ist die Wirbelsäule dorsalkonvex gebogen. Sie verteilen ihr Körpergewicht auf alle vier Beine. Durch diese Haltung wird der Körperschwerpunkt vor die Hüftgelenke verlagert. Die hinteren Beine beschleunigen, die vorderen stabilisieren den Gang des Vierbeiners, alle vier aber tragen das Gewicht. Die Beschleunigung wird dadurch begünstigt, daß die Hüft-, Knie- und Sprunggelenke der Hinterbeine in Neutralstellung gebeugt sind; dies ermöglicht eine kräftige Vorwärtsbewegung.

Wenn Vierbeiner, z.B. manche Affenarten oder dressierte Hunde, zeitweilig aufrecht gehen, wird die Muskulatur der Hinterbeine sehr stark belastet, um den Rumpf aufrecht zu halten (Dagg 1973). Die dorsalkonvexe Wirbelsäule kann dabei nicht weit genug aufgerichtet werden, um das Körpergewicht auf die auch in dieser Stellung gebeugten Hinterbeine zu verlagern. Der Schwerpunkt verbleibt weiterhin *vor* den Hüftgelenken. Der Kraftaufwand für diese Art der Fortbewegung ist überaus groß (Mensch 1979).

Im Vergleich dazu fällt dem *Menschen* das Gehen relativ leicht, da seine Wirbelsäule S-förmig ist. Durch die Lordosierung der Lenden- und Halswirbelsäule wird der Rumpf über den Beinen zentriert. In senkrechter Haltung wird der Körperschwerpunkt direkt über die Extremitäten verlagert. Von der Seite aus gesehen verläuft das Schwerelot vom Ohr über die Schulter- und Hüftgelenke und leicht vor den Knie- und Sprunggelenken (Abb. 1.2). In dieser biomechanisch günstigen Position kann der Körper ohne größe-

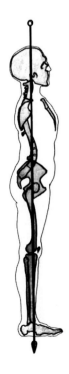

Abb. 1.2. Schwerelot durch den menschlichen Körper

ren Kraftaufwand aufrecht gehalten werden (Inman et al. 1994). Wenn jedoch nur *ein* Körpersegment von dieser Idealhaltung abweicht, muß zusätzliche Muskelenergie zur Stabilisierung des Körpers aufgewandt werden.

Beim Gehen braucht der Mensch festen Kontakt mit dem Boden. Zusammenspiel und antagonistisches Wirken der verschiedenen Muskelgruppen halten den Körperschwerpunkt über der Auftrittsfläche. Die übergeordnete Steuerung übernimmt das zentrale Nervensystem, das u.a. Signale aus dem Vestibularorgan des Innenohrs empfängt, dessen Rezeptoren für die Gleichgewichts- und Stellungskontrolle des menschlichen Körpers verantwortlich sind.

Das menschliche Gangbild wird durch wechselnde Schritte bestimmt, die den Körper in Gehrichtung beschleunigen, während der Schwerpunkt von einem Bein auf das andere verlagert wird. Sämtliche Bewegungsabläufe sind so fein aufeinander abgestimmt, daß die Vielschichtigkeit der Gleichgewichtskontrolle, der Koordination, der einwirkenden Kräfte und ihrer Antagonisten kaum wahrnehmbar sind (Inman 1966; Körner 1967; Inman et al. 1994).

1.1.3
Menschlicher Schrittzyklus

Der menschliche Schrittzyklus setzt sich aus der Schwungphase und der Standphase zusammen. Während der Schwungphase, die etwa 40% der Zeit des gesamten Schrittzyklus umfaßt, wird der Körper in Gehrichtung beschleunigt. Während der Standphase, die etwa 60% des Schrittzyklus in Anspruch nimmt, trägt das Bein das Körpergewicht (Abb. 1.3). Die *Schwungphase* (oder Pendelphase) gliedert sich in Beschleunigung, mittlere Schwungphase und Verzögerung. Die *Standphase* umfaßt Fersenauftritt (auch Fersenkontakt oder Stoßdämpferphase genannt), voller Bodenkontakt, mittlere Standphase, Fersenablösung und Zehenabstoß (auch Abrollphase,

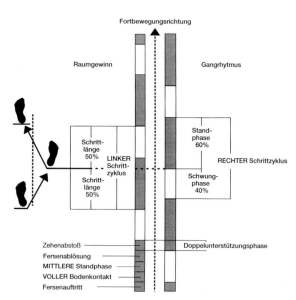

Abb. 1.3.
Schematische Darstellung des menschlichen Schrittzyklus

Roll-off, Zehenabstoß oder Zehenabdruck genannt). Wissenschaftler der Kinesiologie benutzen unterschiedliche Terminologien für die Schrittphase. Eine standardisierte Terminologie gibt es noch nicht. Wenn das Schwungbein den Boden erreicht und das Standbein noch nicht in die Schwungphase übergegangen ist, haben beide Beine Bodenkontakt. Diesen kurzen Zeitraum nennt man *Doppelunterstützungsphase*. Die Dauer dieser Phase nimmt mit der Gehgeschwindigkeit ab, und sie entfällt beim Rennen (Hughes u. Jacobs 1979; Murray u. Fischer 1982; Inman et al. 1994).

Der *Schrittzyklus* wird als Zeitraum zwischen zwei Fersenkontakten desselben Beins gemessen. Es gibt also einen rechten und einen linken Schrittzyklus. Die rhythmische Unterteilung (40% und 60%) drückt die *Zeitdauer* der beiden Phasen aus. Die *Distanz*, die in einem Schrittzyklus zurückgelegt wird, wird auch durch den Abstand zweier Fersenkontakte desselben Beins gemessen. Der *Raumgewinn* eines Doppelschrittes teilt sich in zwei gleiche Schritte, einen rechten und einen linken Schritt. Die hierbei zurückgelegte Strecke entspricht einer Doppelschrittlänge.

Oszillationsbewegungen

Um beim Gehen abrupte Bewegungsabläufe zu vermeiden, führt der Körper schwingende Bewegungen entsprechend der Fortbewegungsrichtung durch. Dabei wird er durch Muskelkräfte im Gleichgewicht gehalten, die auf Lageänderungen des ungefähr auf der Höhe und vor dem zweiten Sakralwirbel gelegenen Körperschwerpunkts reagieren (Saunders et al. 1953; Murray u. Fisher 1982; Inman et al. 1994). Diese schwingenden Bewegungen existieren in der Sagittalebene, Frontalebene und Transversalebene (Abb. 1.4).

Man nennt diese Schwingungen auch Oszillationsbewegungen. Sie sind nicht leicht zu beobachten, lassen sich aber graphisch als Kurven mit sinusähnlichem Verlauf und mit einer Amplitude von ungefähr 5 cm darstellen (Saunders et al. 1953; Inman et al. 1994). Beim koordinierten Gehen spielen sie eine wesentliche Rolle und nehmen folgende *wichtige Funktionen* wahr:

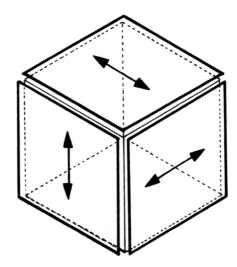

Abb. 1.4.
Diagramm der Horizontal-,
Sagittal- und Frontalebene

▶ Das Gangbild wird durch sie fließend und rhythmisch.

▶ Der Körperschwerpunkt wird bei jedem Schritt mediolateral über das jeweilige Standbein verlagert, was dazu beiträgt, den Körper im Gleichgewicht zu halten.

▶ Der Kraftverbrauch beim Gehen wird auf ein Minimum reduziert (Saunders et al. 1953; Inman et al. 1994).

Jede Oszillationsbewegung bewirkt einen identischen Gegenschwung, der durch die beteiligten Muskelgruppen eingeleitet wird. Die Kombination sämtlicher Oszillationsbewegungen führt insgesamt zu einem Bewegungsablauf, der mit dem „Rollen" eines Schiffes vergleichbar ist. Um die integrierten Bewegungsabläufe klarer darzustellen, wird im folgenden jede Ebene getrennt behandelt.

Betrachtungen in der Sagittalebene (Seitenansicht)

Von der Seite aus gesehen verläuft die Bewegungsbahn beim Gehen im Verhältnis zur Fortbewegungslinie auf einer an- und absteigenden, flachen Sinuskurve. Der Gipfel dieser Kurve fällt auf die mittlere Standphase, der tiefste Punkt auf die Doppelunterstützungsphase (Abb. 1.5). Die Wellenlänge der Sinuskurve variiert mit der Schrittlänge, der Länge der Beine und der Gehgeschwindigkeit. Die Gehgeschwindigkeit nimmt kurz vor dem höchsten Punkt etwas ab und nach der mittleren Standphase wieder zu. Die Geschwindigkeitsänderungen im Bewegungsablauf können mit einer Brandungswelle verglichen werden, die sich kurz vor dem Erreichen ihres höchsten Punkts verlangsamt, um danach an Geschwindigkeit zu gewinnen.

Betrachtungen in der Frontalebene (Ansicht von vorne)

Wenn der Gang von vorne oder von hinten beobachtet wird, schwingt die Bewegungsbahn von einer Seite der Fortbewegungslinie auf die andere (Abb. 1.6). Auch hier fällt der Gipfel der Kurve auf die mittlere Standphase und der Tiefpunkt auf die Doppelunterstützungsphase. Die Amplitude der Bewegungsbahn in der Frontalebene ist etwas kleiner, da der Abstand der Füße in der mittleren Standphase kürzer ist als die übliche Schrittlänge. Diese Bewegungsbahn kann mit einem schwingenden Pendel verglichen werden. Die Oszillationsbewegungen kommen deutlicher zum Ausdruck, wenn man breitbeinig geht, denn dadurch werden ihre Amplituden vergrößert.

Zusammenwirkung der Bewegungen

Die räumlichen Beziehungen dieser beiden Bewegungsbahnen kann man sich wie folgt vorstellen: Die beiden Oszillationsbewegungen schneiden sich in ihrem Tiefpunkt mit der Fortbewegungsrichtung. Danach trennt sich ihr Verlauf, und beide Kurven steigen

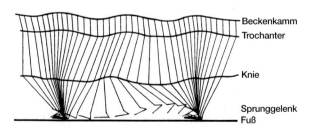

Abb. 1.5.
Oszillationsbewegung in der Sagittalebene, Computerdarstellung

Beckenkamm
Trochanter

Knie

Sprunggelenk
Fuß

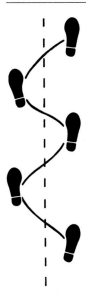

Abb. 1.6. Oszillationsbewegung in der Frontalebene, mittlere Standphase

bis zu ihrer höchsten Amplitude an, um dann in einer sinusförmigen Bewegung zu ihrem Schnittpunkt zurückzukehren. In der mittleren Standphase erreicht die Kurve ihren lateralen Gipfel. Mit dem weiteren Verlauf bis zur Doppelunterstützungsphase fällt die Kurve auf die Fortbewegungslinie zurück, wo sie sich mit der sagittalen Komponente kreuzt. In der mittleren Standphase des anderen Beins erreicht die Gesamtkurve auf der Gegenseite der Fortbewegungslinie ihren Gipfel. Das Erreichen des höchsten Punkts der Kurve erfordert einen gewissen Energieaufwand, da der Körper auf diesen Punkt angehoben werden muß. Nach der mittleren Standphase fällt der Körperschwerpunkt wieder ab, wobei die Beschleunigung erhöht wird.

Betrachtungen in der Transversalebene
Die sagittalen („auf–ab")- und frontalen („links–rechts")-Oszillationsbewegungen werden im Rahmen des Gesamtbewegungsablaufs durch zusätzliche, das Gangbild harmonisierende Faktoren miteinander verbunden. Bestimmend sind hierbei Rotations-, Neigungs- und Schwungbewegungen, die die Innenrotations- und Außenrotationskräfte sowie deren antagonistischen Gegenspieler im Schrittzyklus aufeinander einstimmen. Rotationsbewegungen können sowohl im Bereich des Rumpfes als auch des Beckens, der Arme und der Beine beobachtet werden. Die Rotation der Wirbelsäule gleicht die einander entgegengesetzten Drehbewegungen des Schultergürtels und des Beckens aus. Innen- und Außenrotationsbewegungen des Oberschenkels, des Unterschenkels und des Fußes sind in die Bewegungsabläufe der Schwung- und Standphase eingegliedert.

Beim Gehen rotiert das Becken im und gegen den Uhrzeigersinn um seine senkrechte Achse. Der Richtungswechsel wird durch die Beugung und Streckung der Hüfte eingeleitet. Das Becken folgt dem Schwungbein beim Gang. Dabei tritt zwischen Becken und Bein eine vertikale Längsachsenrotation auf, wobei die Außenrotation des Beins im Verhältnis zum Becken am Ende der Schwungphase und seine Innenrotation am Ende der Standphase ihr jeweiliges Maximum erreichen.

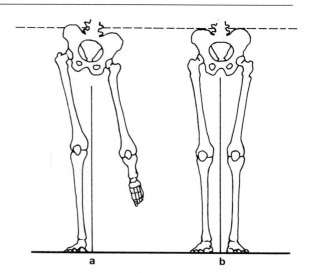

Abb. 1.7a, b.
Adduktion des Femur
in der Standphase

Im Schrittzyklus führt das Becken zusätzlich zwei synchrone Bewegungen durch: Es neigt sich etwas auf die Schwungbeinseite und wird gleichzeitig nach lateral über das Standbein verschoben. In der mittleren Standphase steht der Oberschenkel des Standbeins in leicht adduzierter Stellung. Die Adduktion des Femur ist notwendig, um die Verlagerung des Körpergewichts auf das Standbein ohne kompensatorische Neigung des Rumpfes zu bewerkstelligen. Dabei wird das andere Bein, das sich gleichzeitig in der mittleren Schwungphase befindet, leicht abduziert gehalten. Auf der Standbeinseite kontrolliert die abduzierende Muskulatur die Stellung des Beckens (Abb. 1.7). Wenn die Bewegungen des Beckens (Rotation, Seitwärtsneigung, Seitverschiebung) isoliert gesehen werden, zeigen sie eine oszillierende Bewegungsbahn, deren höchster Punkt in der mittleren Standphase erreicht wird. Ihr niedrigster Punkt fällt auf die Doppelunterstützungsphase (Abb. 1.8).

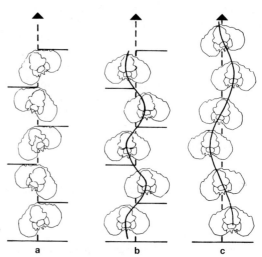

Abb. 1.8a–c.
Lateralverschiebung des
Beckens, **a** beim Fersenauftritt,
b während der mittleren
Standphase, **c** kombiniert

Während der Drehung des Beckens führt der Schultergürtel eine Rotationsbewegung in die Gegenrichtung durch, wodurch die entgegengesetzten Bewegungen der Arme und Beine aufeinander abgestimmt werden. Bewegungseinschränkungen des Schultergürtels beeinflussen die Stellung des Beckens und der Beine beim Gehen. So wird z.B. das Standbein mehr gestreckt und nach außen rotiert.

> **Merke**
>
> **Durch das Zusammenwirken sämtlicher Oszillationsbewegungen kommt es zu einem gleichmäßigen und harmonischen Bewegungsablauf, da die auf das Gangbild einwirkenden Kräfte und Gegenkräfte durch den Gleichgewichtssinn und die Muskelarbeit aufeinander abgestimmt werden. Ohne diese Abstimmung wäre der Energieaufwand viel größer, und das Gangbild erschiene ruckartig und abrupt. Da die einzelnen Gangkomponenten fließend ineinander übergehen, sind sie mit dem bloßen Auge schwer voneinander zu trennen.**

Stellung der Gelenke des Beins in der Standphase

Flexions- und Extensionsbewegungen können am besten in der Sagittalebene beobachtet werden, während Abduktions-, Adduktions- und Rotationsbewegungen besser in der Frontalebene erkennbar sind (Hughes u. Jacobs 1979; Inman et al. 1994). Die Standphase besteht aus folgenden Sequenzen:

▶ Fersenauftritt,
▶ voller Bodenkontakt,
▶ mittlere Standphase,
▶ Fersenablösung,
▶ Zehenabstoß.

Fersenauftritt

Der Zyklus beginnt nach der Beendigung der Schwungphase mit dem Fersenauftritt, dabei wird das obere Sprunggelenk in Neutralstellung gehalten, das Knie ist nahezu gestreckt, das Hüftgelenk ist gebeugt (Abb. 1.9).

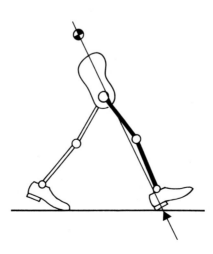

Abb. 1.9.
Fersenauftritt

Zusammenwirkende Kräfte
Der Körperschwerpunkt sitzt auf seinem niedrigsten Punkt (Doppelunterstützungsphase), das Körpergewicht wird von dem Bein in der Schrittrücklage auf das Bein in
der Schrittvorlage übertragen. Die resultierende Belastungslinie beim Fersenauftritt
verläuft vor dem Hüftgelenk und hinter dem Knie- und Sprunggelenk. Die Bodenreaktionskraft (entgegenwirkende Kraft) beeinflußt die Plantarflexion sowie die Beugung des Kniegelenkes und der Hüfte.

Muskelaktionen
Die Tibialmuskulatur verhindert, daß der Fuß zu schnell im vollen Kontakt flach auf
den Boden gesetzt wird. Der M. quadriceps stabilisiert zusammen mit seinen Antagonisten, der ischiokruralen Gruppe, das noch nicht völlig gestreckte Kniegelenk. Durch
die beginnende Aktivität des M. glutaeus maximus wird der Beugung des Hüftgelenkes entgegengewirkt. Das Zusammenspiel der Abduktoren und Adduktoren richtet
zusammen mit den Rotatoren die Stellung des Beins und des Fußes im Verhältnis zur
Fortbewegungsrichtung aus.

Voller Bodenkontakt
Nach dem Aufsetzen der Ferse kommt es zum vollen Fußsohlenbodenkontakt. Die Beugung des Kniegelenkes nimmt etwas zu. Dies verkürzt das Bein und rationalisiert den
Energiebedarf beim Übergang zur mittleren Standphase. Die Hüfte bleibt leicht
gebeugt (Abb. 1.10).

Zusammenwirkende Kräfte
Während der Rumpf in Gehrichtung fortbewegt wird, wird der Körperschwerpunkt
angehoben und in Richtung des Standbeins verlagert. Die Belastungslinie verläuft vor
dem Hüftgelenk, hinter dem Kniegelenk und kurz hinter dem Sprunggelenk.

Muskelaktionen
Die Aktivität der Tibialmuskulatur nimmt ab, da sich der Fuß auf dem Boden abstützt.
Parallel dazu nimmt die Anspannung des M. quadriceps zu, der zusammen mit seinen

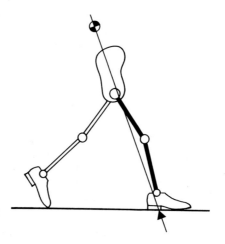

Abb. 1.10.
Voller Bodenkontakt

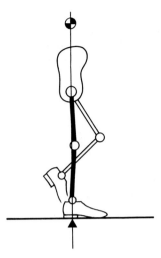

Abb. 1.11.
Mittlere Standphase

Antagonisten, der ischiokruralen Muskulatur, das Knie bei zunehmender Gewichtsbelastung leicht gebeugt hält. Die Zusammenarbeit von Agonisten und Antagonisten
bestimmen die Gelenkposition. Die kräftige Anspannung des M. glutaeus maximus
streckt das Bein im Hüftgelenk und hebt somit den Körperschwerpunkt an. Durch die
leichte Anspannung der Hüftabduktoren wird ein Abkippen des Beckens auf der
Schwungseite verhindert.

Mittlere Standphase
In der nun folgenden mittleren Standphase wird der Fuß im oberen Sprunggelenk
leicht dorsal überstreckt. Das Hüftgelenk steht in Neutralstellung, während das Knie
nahezu vollständig (nicht total) gestreckt ist (Abb. 1.11).

Zusammenwirkende Kräfte
Der Körperschwerpunkt hat seinen höchsten Punkt erreicht. Gleichzeitig wird er nach
lateral über das Standbein verlagert. Die Belastungslinie verläuft durch das Hüftge-
lenk, durch das minimal ($\approx 2°$) gebeugte Kniegelenk und kurz vor dem Sprunggelenk.
Die Bodenreaktionskraft beeinflußt die Kniebeugung, hat aber keinen Einfluß auf das
Hüftgelenk.

Muskelaktionen
Elektromyographisch läßt sich nachweisen, daß die Tibalisgruppe und die Wadenmuskulatur den Fuß in leichter Dorsalextension halten. Die Anspannung des M. quadriceps und des M. glutaeus maximus läßt nach, da sich das Gewicht des Rumpfes
direkt über das Standbein verlagert hat und der Körperschwerpunkt auf seinem höchsten Punkt angelangt ist. Die Abduktoren werden auf der Standbeinseite weiter angespannt gehalten, um das Becken zu fixieren. Dabei werden sie durch den M. quadratus lumborum der Schwungbeinseite unterstützt.

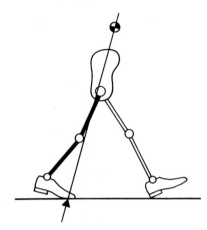

Abb. 1.12.
Fersenablösung

Fersenablösung

Durch die Vorwärtsbewegung des Körpers hebt sich die Ferse vom Boden ab. Der Fuß wird im oberen Sprunggelenk überstreckt, wodurch die Fersenablösung am Ende der Standphase ermöglicht wird. Das Knie erscheint gestreckt, ist jedoch leicht gebeugt, während die Hüfte gestreckt ist (Abb. 1.12).

Zusammenwirkende Kräfte

Der Körperschwerpunkt beginnt zu fallen. Gleichzeitig wird er nach medial in Richtung Fortbewegungsrichtung verlagert. Die Belastungslinie verläuft hinter dem Hüftgelenk, passiert das Knie etwas ventral und fällt weit vor das obere Sprunggelenk. Die Bodenreaktionskraft begünstigt die Dorsalextension des Fußes im oberen Sprunggelenk sowie die Streckung des Knie- und Hüftgelenkes.

Muskelaktionen

Die Aktivität der Wadenmuskulatur nimmt während des Abhebens der Ferse zu, um den Fuß in der nun folgenden Phase kraftvoll plantarflektieren zu können. Die gesteigerte Aktivität des M. tensor fasciae latae trägt zur Standsicherheit am Ende der Standphase bei und unterstützt die beginnende Beugung der Hüfte.

Zehenabstoß

Zehenabstoß fällt zeitlich mit dem Aufsetzen der Ferse des anderen Beins zusammen (Doppelunterstützungsphase). In dieser Position wird das Sprunggelenk plantarflektiert. Die folgende Kniebeugung verkürzt das Bein. In der Schwungphase kann es hierdurch leichter beschleunigt werden. Gleichzeitig beginnt die Beugung des bisher gestreckten Hüftgelenkes (Abb. 1.13).

Zusammenwirkende Kräfte

Die Vorwärtsbewegung des Körpers erfährt eine zusätzliche Beschleunigung durch das Abfallen des Körperschwerpunkts. Die Belastungslinie verläuft am Ende der Standphase hinter der Hüfte und dem leicht gebeugten Kniegelenk, fällt aber vor das Sprunggelenk. Die Bodenreaktionskraft, als entgegenwirkende Kraft, ist in dieser Phase minimal, da die Gewichtsbelastung ständig abnimmt.

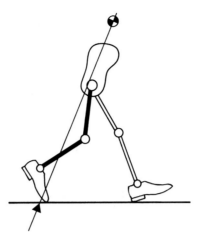

Abb. 1.13.
Zehen-off

Muskelaktionen
Die Aktivität der Wadenmuskulatur nimmt ab, gleichzeitig wird die Kontraktion der Tibialmuskulatur eingeleitet. Obwohl die Aktivität der ischiokruralen Muskulatur minimal ist, wird das Kniegelenk durch die Massenträgheit des Unterschenkels gebeugt. Mit dem Zehenabstoß endet die Standphase, das Bein geht in die Schwungphase über.

Stellung der Gelenke des Beins in der Schwungphase
Während der Schwungphase schwingt das vom Boden abgestoßene Bein auf einer bestimmten Bewegungsbahn vorwärts. Man unterscheidet folgende Phasen:

► Beschleunigungsphase,
► mittlere Schwungphase,
► Verzögerungsphase.

Beschleunigungsphase
Nach dem Zehenabstoß wird das plantarflektierte Sprunggelenk nach dorsal überstreckt. Das Hüftgelenk wird durch aktive Beugung und durch das Abstoßen des Fußes aus seiner Streckstellung heraus gebeugt, dadurch verstärkt sich auch die Beugung des Kniegelenkes. Die Kombinationsbewegungen verkürzen das Bein und ermöglichen die bodenkontaktfreie Pendelbewegung während der Beschleunigungsphase (Abb. 1.14).

Muskelaktionen
Die Tibialmuskulatur kontrolliert die Bewegung im oberen Sprunggelenk von der Plantarflexion zur leichten Dorsalextension. Der M. iliopsoas beschleunigt das Bein in Gehrichtung. Die Pendelbewegung begünstigt die zunehmende Beugung des Kniegelenkes, die jedoch durch die Aktivität des M. quadriceps. der den Fuß nach vorne bringt, kontrolliert wird.

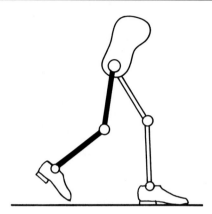

Abb. 1.14.
Beschleunigungsphase

Mittlere Schwungphase
Die Hüfte wird zunehmend gebeugt. Das Kniegelenk erreicht die größte Beugung, bevor es im weiteren Verlauf gestreckt wird. Das Sprunggelenk verbleibt annähernd in Neutralstellung (Abb. 1.15).

Muskelaktionen
Da der Bewegungsablauf in der mittleren Schwungphase im wesentlichen durch Massenbeschleunigung bestimmt wird, sind – wie während der mittleren Standphase – keine wesentlichen Muskelaktionen nachweisbar. Nur die Muskulatur der Tibialis-anterior-Gruppe zeigt eine gewisse Aktivität. Die Bewegung des Kniegelenkes wird durch die Pendelbewegung des Schwungbeins unterstützt.

Verzögerungsphase
Das Sprunggelenk wird weiterhin in Neutralstellung gehalten, während das Kniegelenk kurz vor dem Fersenkontakt in Streckstellung übergeht. Die Beugung der Hüfte nimmt zu (Abb. 1.16).

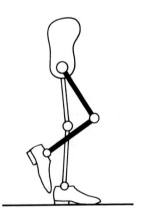

Abb. 1.15.
Mittlere Schwungphase

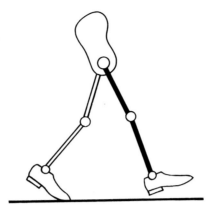

Abb. 1.16.
Verzögerungsphase

Muskelaktionen

Am Ende der Schwungphase nimmt die Aktivität der Tibialmuskulatur vor dem Aufsetzen der Ferse zu. Die ischiokrurale Muskulatur bremst die Vorwärtsbewegung des Beins. Der M. quadriceps sowie die Adduktoren spannen vor dem Aufsetzen der Ferse an.

Der Schrittzyklus ist hiermit abgeschlossen. Es sollte aber noch einmal darauf hingewiesen werden, daß die Aktivität der beteiligten Muskelgruppen am Anfang jeder Schwung- und Standphase am größten ist. Dagegen nimmt die Aktivität der Muskulatur in der mittleren Standphase, wenn nach intensiver Muskelarbeit der höchste Punkt der oszillierenden Bewegungsbahn erreicht ist, ab (Rose u. Gamble 1994).

Obwohl bei der Erklärung des Gangbilds die Bewegungen der Beine im Vordergrund stehen, darf nicht vergessen werden, daß der gesamte Körper in den Bewegungsablauf eingebunden ist.

 Ein fließendes, koordiniertes Gangbild beruht auf dem abgestimmten Zusammenwirken des Rumpfes, der Arme und Beine sowie des Kopfes bei der Bewegung (Basmajian 1979).

Der bisher beschriebene Überblick des menschlichen Gangbilds zeigt die Beziehungen der einzelnen Bewegungen zueinander sowie die auf sie einwirkenden Kräfte und Gegenkräfte. Beim gesunden Menschen sind diese Faktoren gleichmäßig aufeinander abgestimmt. Ein einziges fehlendes Glied in diesen Bewegungsabläufen unterbricht jedoch die physiologische Gliederkette und bedingt rhythmische Störungen und Fehlhaltungen des Körpers, die dann zu Gangabweichungen führen. Das Verstehen des normalen Bewegungsablaufs beim Gehen wird Physiotherapeuten und Orthopädietechnikern die Möglichkeit geben, Gangabweichungen bei beinamputierten Patienten konstruktiv zu beobachten und zu analysieren.

1.1.4
Kontrolle des Gleichgewichts

Eine der wichtigsten Bedingungen für ein sinnvolles Gehtraining nach Beinamputationen ist die Fähigkeit des Patienten, das Gleichgewicht zu halten. Diese Fähigkeit beinhaltet die Verarbeitung von Signalen im Zentralnervensystem, sowie die koordinierte Reaktion der Muskulatur auf übergeordnete Impulse:

● Der Körper empfindet seine Position im Raum (propriozeptive Wahrnehmung).
● Die Informationen der Propriozeptoren werden auf afferenten Bahnen an das Gehirn weitervermittelt.
● In den motorischen Zentren werden diese Informationen verarbeitet.
● Über efferente Bahnen wird die Muskulatur aktiviert, auf Körperhaltungen und Fehlhaltungen zu reagieren.

Die Balance des Körpers wird durch das Zusammenspiel verschiedener antagonistischer Muskelgruppen gewährleistet, die über knöcherne Hebelsysteme auf ihn einwirken. Wenn der Körper sich wie beim Sitzen auf einer breiten Basis abstützt, ist es relativ einfach, das Gleichgewicht zu halten. Beim Stehen oder Gehen ist diese Basis kleiner und der Schwerpunkt weiter oberhalb der Unterstützungsfläche. Die Balance kann nur durch abgestimmte, einander entgegengesetzte Kräfte gehalten werden, die ein *dynamisches Gleichgewicht* schaffen. Wenn das Körpergewicht ohne Kontrollmechanismen zu weit verlagert wird, verliert man das Gleichgewicht, und es kommt zum Sturz.

Mit der Amputation eines Segments der unteren Extremität geht ein Teil der Propriozeptoren verloren, die über afferente Bahnen zum Zentralnervensystem (ZNS) das Gleichgewicht kontrollieren. Es entsteht also, neben dem biomechanischen Verlust, zusätzlich eine *Störung im neurophysiologischen Regelkreis* (Propriozeptoren, vestibuläres System des Innenohrs, ZNS) die die Gleichgewichtskontrolle negativ beeinflußt. Sie nimmt einem Beinamputierten anfangs die Fähigkeit, *unbewußt* richtig zu gehen. Da der Körper sich in relativ kurzer Zeit auf die veränderte Situation einstellt (die automatische Kontrolle des Gleichgewichts stellt sich meistens verhältnismäßig schnell wieder ein), muß der Physiotherapeut diesen Zeitraum ausnutzen, dem Patienten das Gehen bei korrekter Haltung des Körpers beizubringen. Während dieser Lernperiode versucht der Amputierte beim Gehen mit einer Interimsprothese, den Verlust der automatischen Gleichgewichtskontrolle durch andere sensorische Fähigkeiten (fühlen, sehen, hören und bewußtes Denken) auszugleichen. Auf diese Weise kontrolliert er anfangs die Haltung des Körpers und die Stellung seiner Extremitäten, bis sich der automatische Bewegungsablauf beim Gehen wieder einstellt.

Die Bedeutung einer *bald einsetzenden physiotherapeutischen Behandlung* (Zeitraum individuell, abhängig von der Stumpfwundheilung) ist deshalb besonders groß. Übungen, die nach der Operation beginnend (s. Abschn. 2.3.3, Übungsbehandlung) helfen dem Amputierten, seine Körperbewegungen besser zu kontrollieren. Dadurch wird später das Gehen mit der Prothese erleichtert. Wenn der Patient nicht angeleitet wird, lernt er das Balancieren und Gehen durch „Versuch und Irrtum". Beim Versuch, das Gleichgewicht zu finden, benutzt er Fehlhaltungen, die zu Gangabweichungen führen und später zur Gewohnheit werden. Da diese Gangabweichungen nur durch eine entsprechend gesteigerte Aktivität der Muskelgruppen, die den Körper im Gleichgewicht halten, ausgeglichen werden können, fordern sie vom Patienten einen höheren Energieaufwand.

1.1.5
Energiebedarf beim Gehen

Der Energiebedarf kann durch das Verhältnis zwischen Sauerstoffverbrauch und Stoffwechselumsatz definiert werden. Unter normalen Verhältnissen nutzt der menschliche Körper die ihm zur Verfügung gestellte Energiemenge sehr effektiv. Ein gesunder Mensch in guter Kondition benötigt beim Gehen nur relativ wenig zusätzliche Energie. Im Normalfall ändert sich der Energiebedarf mit:

- dem Ausmaß der körperlichen Aktivität,
- der Geschwindigkeit und der Kraft einer Bewegung,
- der Zahl der Wiederholungen einer Übung,
- der Zeit, in der die Aufgabe bewältigt wird,
- dem körperlichen Zustand des Patienten.

Ruhige Tätigkeiten wie Sitzen und Stehen erfordern einen geringeren Energiebedarf, während Tätigkeiten wie Gehen, Treppensteigen und Rennen den Energieverbrauch steigern (Rose u. Gamble 1994).

Pathologische Zustände (Erkrankungen des Bewegungsapparats, Gefäßerkrankungen, chronische Stoffwechselstörungen) beeinflussen den Energieverbrauch aller Aktivitäten.

> **Merke**
> Wegen des gestörten neuromuskulären Gleichgewichts und des Fremdkörpergewichts der Prothese verbrauchen Amputierte beim Gehen zusätzliche Energie.

Während einer Untersuchung legten amputierte Patienten zusammen mit gesunden Menschen eine *identische* Wegstrecke unter *gleichen* Bedingungen und mit derselben Geschwindigkeit zurück. Es stellte sich heraus, daß die Amputierten viel mehr Sauerstoff verbrauchten. Bei einer anderen Untersuchung wurde der Sauerstoffmehrverbrauch von gefäßkranken Amputierten mit gesunden Menschen verglichen. Dabei zeigte sich, daß unterschenkelamputierte Patienten zwischen 9 und 20%, oberschenkelamputierte Patienten zwischen 45 und 70% und beidseitig oberschenkelamputierte Patienten bis zu 300% mehr Sauerstoff zum Gehen benötigen (Murray u. Fisher 1982).

> **Merke**
> Man kann also generell sagen, daß der Energiebedarf beim Gehen mit der Höhe des Amputationsniveaus zunimmt (McCollough et al. 1971).

Waters und Kollegen führten 1976 und 1978 Studien durch, in denen der Energieverbrauch von Gesunden und von Patienten mit verschiedenen Amputationshöhen bei normaler Schrittgeschwindigkeit verglichen wurde. Bei diesen Untersuchungen wurde der Sauerstoffverbrauch während der *Laufzeit* und auch auf der zurückgelegten *Strecke* gemessen. Die erhobenen Werte wurden mit der Schrittlänge, der Schrittfrequenz, der Ganggeschwindigkeit, der Pulsrate und der Lungenkapazität in Relation gebracht.

Interessant war dabei die Feststellung, daß der Energiebedarf bei Amputierten während der Laufzeit *nicht* zunahm. Die Ergebnisse dieser Studie zeigten aber, daß Amputierte mit kürzeren Schritten und kleinerer Schrittfrequenz gingen. Daher legten sie in derselben Zeit einen kürzeren Weg zurück als ein Gesunder. Die Pulsfrequenz der Amputierten stieg gegenüber der Vergleichsgruppe nur gering an, da sie ihre Ganggeschwindigkeiten reduzierten. Soll der Amputierte aber die zurückgelegte Streckenlänge des Nichtamputierten in der bestimmten Laufzeit zurücklegen, muß er sich sehr anstrengen, um dies zu schaffen. Seine Pulsrate erhöht sich, sein Energiebedarf steigt bedeutend an. Dies zeigt, daß Amputierte durch die Verminderung der Gehgeschwindigkeit automatisch mit ihrer Energie haushalten (English 1981).

1.2
Amputationsursachen, Begleiterkrankungen, Statistiken – ein Überblick

Es ist wichtig, über die verschiedenen Ursachen, die zu einer Beinamputation führen können, sowie über bestehende Begleiterkrankungen informiert zu sein. Sie geben einen Hinweis auf den allgemeinen Gesundheitszustand des Amputierten und wie aktiv er an der Rehabilitation teilnehmen kann. Diese Ursachen, dargestellt in der Reihenfolge ihrer Häufigkeit, sind in den Industrieländern (Murdoch 1977; Tooms 1980; Troup u. Wood 1982; Bub 1989, 1995; Baumgartner u. Botta 1989, 1995):

▶ Gefäßerkrankungen und ihre Begleiterkrankungen und Komplikationen,
▶ Verletzungsfolgen,
▶ maligne Tumoren,
▶ Infektionen,
▶ angeborene Mißbildungen.

1.2.1
Gefäßerkrankungen

Das Wort „Gefäßerkrankungen" ist ein Sammelbegriff, der Störungen im Bereich der Blutgefäße, des Herzens, der Lymphbahnen und des pulmonalen und portalen Kreislaufs umfaßt (Thomas 1981). Die Ursachen der verschiedenen Krankheitsbilder sind noch nicht vollständig erforscht. Gefäßerkrankungen können sowohl Arterien als auch Venen betreffen und große, mittlere und kleine Gefäße miteinbeziehen. Alle Gefäßerkrankungen schränken den normalen Blutstrom ein und beeinträchtigen somit die Ernährung der Gewebe. Die reduzierte Ernährung der Gewebe führt in extremen Fällen zum Zelltod (Gangrän).

Zu den Gefäßerkrankungen gehören:

▶ die arterielle Verschlußerkrankung,
▶ die chronisch-venöse Insuffizienz,
▶ die Thrombangiitis obliterans.

Arterielle Verschlußkrankheit (Arteriosklerosis)

Durch Fettablagerungen an den inneren Gefäßwänden entstehen Gefäßverdickungen, die die Elastizität der Gefäßwände reduzieren und damit auch eine Gefäßverengung hervorrufen. Das behindert die Durchblutung; dabei kann es bis zu einer Blockierung kommen (Vergleich: verstopfte Wasserleitung).

Typisch auftretende *Symptome* sind (je nach Stadium):

- Claudico intermittens,
- blasse Haut,
- reduzierte Hauttemperatur,
- Gefühlsverlust (Haut, Propriozeption),
- Ulzeration am Fuß.

Nichtheilende Ulzerationen sind oft der Anlaß zu einer Amputation.

Die Arteriosklerose kann auch zu folgenden Erkrankungen führen:

- Angina pectoris,
- zerebrale Durchblutungsstörungen,
- chronisch-obstruktive Lungenerkrankung,
- chronische Nierenerkrankung.

Chronisch-venöse Insuffizienz

Diese Gefäßerkrankung wird durch insuffiziente Venenklappen, also eine Venenklappenfunktionsschwäche, hervorgerufen. Es entsteht eine Gewebeinfiltration, d.h. ein durch das Venensystem verursachter Stau (einem „Sumpf" vergleichbar).

Die chronisch-venöse Insuffizienz kommt klinisch nicht so oft vor wie die arterielle Verschlußerkrankung.

Typischerweise auftretende *Symptome* sind (je nach Stadium):

- Ödem,
- Stauungsschmerz,
- Varikosis,
- Beinhaarverlust,
- Ulzeration.

Die leicht verletzliche Haut und die damit verbundenen nichtheilenden Gewebeschäden können zu einer Amputation führen (Doyle, 1983).

Thrombangiitis obliterans (Winiwarter-Buerger-Krankheit)

Hierbei handelt es sich um eine chronisch-entzündliche Gefäßerkrankung, die in den peripheren Arterien und Venen von Füßen und Händen beginnt. Durch Vasokonstriktion und auch durch Bildung von Thromben entstehen Durchblutungsstörungen (einer „Abschnürung" vergleichbar).

Typische auftretende Symptome sind (je nach Stadium):

- Gefühlsstörungen in Füßen und Händen,
- blasse Haut,
- schnelle Ermüdung,
- Fuß- und Handschmerzen,
- Ulzeration.

Nichtheilende Ulzerationen, die üblicherweise an den Füßen auftreten, aber manchmal auch an den Händen, sind meistens sehr schmerzhaft. Häufig müssen die befallenen Zehen auf beiden Seiten amputiert werden. Gelegentlich kommt es auch zum Befall größerer Gefäße, so daß höher liegende Amputationen notwendig werden.

| KLINISCHER HINWEIS | Hauptsächlich ältere Menschen sind von der arteriellen Verschlußerkrankung und der chronisch-venösen Insuffizienz betroffen. Die Thrombangiitis obliterans tritt schon im mittleren Lebensalter auf. In der Regel besteht ein direkter Zusammenhang mit Nikotinunverträglichkeit und Nikotinabhängigkeit. Chirurgische Eingriffe (Sympathektomie, Bypass-Operation) verbessern die Vaskularität. Sie können eine Amputation entweder verhindern oder aufhalten. Die Gefäßerkrankung als solche wird aber durch den chirurgischen Eingriff oder die Amputation nicht beseitigt, sie schreitet fort. Amputierte, bei denen zusätzliche Begleiterkrankungen bestehen oder auftreten, sind oft sehr krank. Bei diesen Patienten muß der allgemeine Gesundheitszustand stabilisiert werden, bevor die Rehabilitation beginnt. |

1.2.2
Begleiterkrankungen und Komplikationen

Begleiterkrankungen und Komplikationen, die hauptsächlich bei gefäßkranken Patienten auftraten, haben einen entscheidenden Einfluß auf den Gesamtgesundheitszustand des Patienten. Dazu gehören:

▶ Diabetes mellitus,
▶ hoher Blutdruck,
▶ Nikotin,
▶ Übergewicht,
▶ Alter.

Diabetes Mellitus
Diabetes verursacht chronische Störungen im Kohlenhydrat-, Fett- und Proteinstoffwechsel (Robbins et al. 1984). Der Blutzuckerspiegel ist erhöht, aber die im Blut gelöste Glukose kann nicht in die Körperzellen aufgenommen werden. Diabetes mellitus führt zu einer Schädigung der Gefäßwände und zu trophischen Schäden. Die Patienten sind dadurch besonders infektionsgefährdet:
Typische auftretende *Symptome* sind (je nach Stadium):

● vermehrte Harnproduktion,
● starker Durst,
● Hungergefühle,
● Gewichtsverlust,

- Hautjucken,
- schnelle Ermüdung,
- periphere Neuropathie.

Ein unkontrollierter Diabetes mellitus kann im Zusammenhang mit Kreislaufstörungen zusätzlich folgende *Begleiterkrankungen* mit hervorrufen:

- Nierenerkrankungen,
- Augen- und Sehprobleme,
- Ulzerationen.

Hoher Blutdruck

Der Blutdruck hängt von der Pumpleistung des Herzens, dem peripheren Gefäßwiderstand und vom Blutvolumen ab. Ein Bluthochdruck kann verschiedene Ursachen haben. Bei der arteriellen Verschlußkrankheit wird der periphere Widerstand durch die arteriosklerotische Gefäßwand erhöht, sodaß der Blutdruck ansteigt. Beschwerden können längere Zeit fehlen, außerdem sind sie eher untypisch. Unter anderem findet man folgende *Symptome:*

- Kopfschmerzen,
- Nervosität,
- Schwindel und Ohrensausen.

Durch die Erhöhung des Blutdruckes wird das Endothel der Gefäße beschädigt, eine eventuell bereits bestehende Gefäßerkrankung wird verstärkt.

Nikotin

Kohlenmonoxid und Nikotin verengen bevorzugt die kleineren Gefäße und schränken den Blutstrom vor allem in bereits vorgeschädigten Gefäßen ein. Daher muß allen gefäßkranken Patienten die Nikotinabstinenz ausdrücklich nahegelegt werden. Das trifft besonders für Patienten zu, die an einer Thrombangiitis obliterans leiden.

Übergewicht

Körperübergewicht entsteht durch ein Mißverhältnis zwischen Nahrungsaufnahme und Energieverbrauch. Durch Nahrungsplanung, Blutzuckerkontrolle und durch Reduzierung des Cholesterinspiegels kann das Fortschreiten der Zuckerkrankheit und auch der Arteriosklerose verlangsamt werden.

Alter

Während des Alterns nimmt die Gefäßelastizität langsam ab (Adelman 1982). Blutfette (Lipide) setzen sich an den Gefäßwänden ab. Manche Menschen altern schneller als andere. Man muß deshalb auch zwischen biologischem und chronologischem Alter unterscheiden.

Der normale Alterungsprozeß führt außerdem zu folgenden *Veränderungen* (Walker 1981):

- verminderte Reflexe,
- eingeschränkte Beweglichkeit der Gelenke,
- Funktionsreduzierung der Sinnesorgane,

- Abnahme der Hautsensibilität,
- zunehmende Brüchigkeit der Knochen,
- vermehrte Neigung zu chronischen Erkrankungen.

1.2.3
Verletzungsfolgen

Nach Unfällen, Verbrennungen und Erfrierungen können schwere Gewebeschäden zu einer Amputation führen – entweder sofort oder nach nicht erfolgreichen konservativen Behandlungen.

Traumata

Berufs-, Verkehrs- und Sportunfälle, die zu einer Amputation führen, werden oft durch fehlende Frakturheilung verursacht. Die Prognose für die Rehabilitation dieser Amputierten ist generell gut. Sie sind meist jung, und Begleiterkrankungen sind in der Regel nicht vorhanden.

Dagegen kann bei Mehrfachverletzungen (z.B. multiple Frakturen, Schädel-/Hirnverletzungen, periphere Nervenschäden) die Prognose für den Amputierten zweifelhaft sein.

Verbrennungen, Erfrierungen

Der Grund zur Amputation nach Verbrennungen und Erfrierungen sind irreparable, verletzungsbedingte Gewebeschäden. Die Rehabilitation dieser Patienten kann langwierig sein und hängt vom Ausmaß der Verletzung ab. Der Allgemeinzustand der Amputierten ist in den meisten Fällen gut.

Wenn durch Mehrfachverletzung zusätzliche oder lebensbedrohliche Probleme auftreten, hat deren Behandlung Vorrang. Die Stumpfbehandlung erhält dadurch dann zweite oder dritte Priorität. Der Stumpf ist für eine Prothesenversorgung u.U. nicht immer gut geeignet. Gründe dafür können eine späte oder fehlende Behandlung sein, sowie eine geringere Belastbarkeit und manchmal auch Gefühllosigkeit des Stumpfes durch Vernarbung oder Hauttransplantate.

1.2.4
Maligne Tumoren

Maligne Tumoren in den Extremitäten führten noch vor ein paar Jahren immer zur Amputation. Heute sind konservative Behandlungen üblicher, es kommt seltener zu einer Amputation.

Der häufigste maligne Knochentumor ist das Osteosarkom, bei dem üblicherweise die langen Röhrenknochen in Epiphysennähe befallen sind, während ein Chondrosarkom im Gelenkknorpel auftritt.

Das Behandlungsvorgehen ist sehr individuell. Vor und/oder nach einer eventuellen Amputation werden Bestrahlungen und/oder chemotherapeutische Behandlungen angewendet. Die dadurch bedingten Verzögerungen in der Rehabilitation sind aber nicht schwerwiegend, da sich die zumeist jüngeren Patienten rasch von den Nebenwirkungen, die durch die Behandlung entstehen, erholen. Die Rehabilitationsprognose für diese Patienten ist meistens sehr gut.

1.2.5
Infektionen

Alle Infektionen, ob lokalisiert oder ausgebreitet, verletzen das umliegende Gewebe. Schwere Infektionen können zu einer Amputation führen.

Haut- und Muskelinfektionen
Diese Infektionen, die entweder sekundär zu den vorgenannten Kreislaufstörungen auftreten oder durch eine Kontaktinfektion (Staphylokokken) hervorgerufen werden (Swartz 1979), haben die Tendenz, schlecht zu heilen. Es kann zu einer Nekrose (Zelltod) kommen – eine Amputation ist dann indiziert.

Osteomyelitis
Osteomyelitis ist eine Knocheninfektion, die auf zwei Wegen entstehen kann. Bei der *hämatogenen Form* werden Keime von einem Infektionsherd über die Blutbahn in den Knochen verschleppt. Bei der *exogenen Form* kommt es zur direkten Besiedlung des Knochens über eine offene Wunde. Betroffen sind vor allem die langen Röhrenknochen jüngerer Patienten. Aber im Zusammenhang mit peripheren Gefäßerkrankungen und Diabetes mellitus findet man die Osteomyelitis hauptsächlich im Bereich der Zehen und Füße von Patienten mittleren und höheren Alters (Norden 1979). Folgende *Symptome* lenken den Verdacht auf eine Osteomyelitis:

- Fieber,
- Schmerzen,
- Schwellungen,
- Rötung,
- Hautverletzung.

Bevor Antibiotika zur Verfügung standen, war die Amputation häufig die einzige Behandlungsmöglichkeit der Osteomyelitis. Heute sind Amputationen aufgrund von Knocheninfektionen – zumindest in Industrieländern – sehr selten geworden.

1.2.6
Angeborene Mißbildungen

Es handelt sich hier um fehlende oder unvollständig entwickelte Extremitäten, die durch Wachstumsstörungen während der Schwangerschaft entstehen. Diese Kinder werden von einer spezialisierten Kinderklinik oder spezialisierten kinderorthopädischen Abteilungen versorgt. Die Betreuung konzentriert sich auf die Entwicklung des Kindes, die Beratung der Eltern und eine spezielle prothetische Versorgung. Angeborene Deformitäten werden in diesem Buch nicht behandelt.

1.2.7
Statistiken

Es gibt keine zuverlässigen weltweiten Statistiken, die die Zahl der amputierten Patienten auch nur annähernd richtig wiedergeben könnten (Banerjee 1982). Präzise Schätzungen sind schwierig, da die Fallzahlen je nach Kultur und geographischer Lage stark variieren. Auch die politische Situation (Krieg oder Frieden) spielt eine wesentliche Rolle.

Es bestehen aber einige isolierte Statistiken, deren Autoren übereinstimmende Auskunft über die prozentuale Verteilung der Amputationsursachen in der *westlichen Welt* geben. Diese besagen, daß 85% aller Amputationen die untere Extremität betreffen, die restlichen 15% betreffen die obere Extremität. Von den 85% Beinamputierten haben 80% arterielle Durchblutungsstörungen und von diesen haben wiederum 50–70% Diabetes mellitus (Glattly 1970; Tooms 1980; Wagner 1981). Die Mehrzahl aller Beinamputierten sind deshalb ältere, oft sehr kranke Menschen. Die Möglichkeit, das andere Bein auch zu verlieren, wird durch klinische Erfahrungen immer wieder bestätigt (Baumgartner et al, 1989, 1995).

Es gibt mehr Männer mit Beinamputationen als Frauen (Hansson 1964; Statistics Canada 1975) und es werden mehr Unterschenkelamputationen als Oberschenkelamputationen durchgeführt (Burgess et al. 1969; Sarmiento et al. 1970).

In den *Entwicklungsländern* sind fortgeschrittene Gefäßerkrankungen fast unbekannt. Die Bevölkerung dieser Länder registrieren Traumata und Tumoren als Hauptgründe, die zu Beinamputationen führen (Baumgartner u. Botta 1989, 1995).

ZUSAMMENFASSUNG | **Wenn man die mit einer Amputation verbundenen medizinischen Probleme betrachtet, wird deutlich, daß das Behandlungsteam bei jedem Patienten alle körperlichen Befunde in die Planung seiner Weiterbehandlung einbeziehen muß, um einen realistischen, dem Patienten entsprechenden Therapieplan aufzustellen. Die Behandlung von gefäßkranken Patienten sollte die schnellstmöglichste Rehabilitation zum Ziel haben, da die Lebenserwartung in dieser Patientengruppe deutlich vermindert ist (Baumgartner und Botta 1995).**

1.3
Amputationshöhe und Stumpfeigenschaften – Einfluß auf Therapie und Gangbild

Beinamputationen führen zu Störungen des normalen Gangbilds, die sich wie folgt äußern:

- Reduzierung der körperlichen Leistungsfähigkeiten,
- Verlagerung des Körperschwerpunkts,
- Störung der Koordination der Bewegungen,
- Verminderung der propriozeptiven Wahrnehmungsfähigkeit,
- Störung des Gleichgewichtsgefühls.

1.3.1
Amputationsstumpf

Obwohl jede Amputationshöhe spezielle Eigenschaften hat, sollen hier die Kondition und Funktion des Amputationsstumpfes in allgemeiner Form kurz dargestellt werden.

 Die generelle Funktionsfähigkeit des Amputierten nimmt proportional mit der Amputationshöhe ab.

Jeder Stumpf muß in der Lage sein, als Hebel auf die Prothese zu wirken, um sie während des Gehens zu steuern.
Die Länge des Stumpfes beeinflußt folgende Funktionen:

- die Kontrolle über die Hebelwirkung,
- die Funktion des Muskelmantels,
- die Oberfläche des Stumpfes, die für die Gewichtsverteilung, den Schaftkontakt und die Haftvermittlung zur Verfügung steht.

Lastübertragung
Gelenkexartikulationen (Amputationen durch ein Gelenk, z.B. Sprunggelenk- oder Kniegelenkexartikulationen) schaffen einen *voll endbelastbaren* Stumpf. Der an seinen Enden verbreiterte lange Röhrenknochen bleibt intakt. Da der spongiöse Knochen zusätzlich mit Knorpel überzogen ist, bietet er eine breite und gut belastbare Oberfläche. Seine natürliche Funktion bleibt weitgehend erhalten (Baumgartner 1979).

Wenn ein Röhrenknochen, wie bei Unterschenkel- und Oberschenkelamputationen durchtrennt wird, entsteht ein *nicht voll endbelastbarer* Stumpf. Folgende *Gründe* sind dafür verantwortlich:

- Die Schnittfläche bildet an der Kortikalis scharfe Kanten.
- Die Resektionsfläche ist kleiner, durch die Röhrenkonstruktion nimmt die belastbare Oberfläche zusätzlich ab (Basmajian 1975).
- Das distale Stumpfende wird nicht durch eine natürliche Lastübertragungsfläche, sondern durch eine künstlich hergestellte Weichteildeckung bestimmt.
- Die distale Weichteildeckung ist durch die Operationsnarbe bestimmt und gelegentlich zerklüftet.

Um die Belastbarkeit des Stumpfendes zu verbessern, wird die Resektionsstelle während der Operation geglättet. Zusätzlich wird die Muskulatur als Polster über den sensiblen Knochenstumpf gezogen (myoplastische Deckung).

Auch die Konstruktion des Schaftes und der gesamte Aufbau der Prothese sollen die Belastbarkeit des Stumpfes verbessern. Nach Oberschenkelamputationen kann z.B. ein Teil des Körpergewichts über das Sitzbein auf die Prothese übertragen werden, da der Tuber ossis ischii eine glatte Oberfläche hat und zusätzlich gut in die Weichteile eingelagert ist. Ein Vollkontaktschaft (heute Stand der Technik) bezieht die gesamte Stumpfoberfläche einschließlich des distalen nicht voll endbelastbaren Stumpfendes in die Lastübertragung mit ein. Die maximal mögliche Endbelastung ist individuell.

1.3.2
Amputationshöhen

Funktionsverlust, Behandlung und die Gehfähigkeit verursachen für jede Amputationshöhe spezielle Probleme.

Zehenamputationen
Die Amputation einer oder mehrerer Zehen bereitet geringe funktionelle Schwierigkeiten. Die Beinlänge bleibt erhalten und die belastbare Auftrittsfläche des Fußes wird nicht vermindert, so daß keine Gleichgewichtsprobleme entstehen. Trotzdem kommt es beim Gehen am Ende der Standphase zu einem gewissen Funktionsverlust, da Zehenabstoß, wenn auch nur minimal, an der Einleitung der Schwungphase beteiligt ist.

Nachbehandlung
Der Physiotherapeut muß die Operationsnarbe untersuchen und die umgebenden Gewebe vorsichtig manuell mobilisieren, um eventuelle Verwachsungen zu vermeiden, denn bewegliche Weichteile reduzieren die Gefahr einer Hautverletzung. Eine Baumwolleinlage im Schuh nimmt die Schweißabsonderung auf und schließt die Lücke zwischen Amputationslinie und Schuhspitze. Das Tragen von Schuhen mit hohen Absätzen soll vermieden werden, denn in dieser Position würde das Körpergewicht beim Gehen auf den Vorfuß und den Amputationsbereich verlagert.

Gangbild
Anfangs nach der Amputation kompensiert der Patient den Verlust der Zehe(n), indem er die Abrollbewegung des Fußes unterbricht. Gleichzeitig werden die Hüfte und das Kniegelenk auf der operierten Seite etwas mehr als sonst gebeugt. Nach der Versorgung mit einem bequemen Schuh und mit Einlagen stellt sich das normale Gangbild rasch wieder ein. Beim Gehen auf Zehenspitzen, Rennen, Springen und Hocken bleiben jedoch gewisse Einschränkungen zurück (Hunter 1981).

Partielle Fußamputationen
Nach Bingham (1970) und Tooms (1980) führen Amputationen im Bereich des Vorfußes, des Mittelfußes und des Rückfußes ebenso wie Amputationen auf Höhe der Metatarsalia oder im Lisfranc- und Chopart-Gelenk zu einem Verlust der Hebelwirkung des Vorfußes. Mittelfuß- und Rückfußamputationen werden nicht so oft durchgeführt, da sie zu ausgeprägten Deformitäten führen (Harris, 1981). Trotzdem sind nach Burgess (1982) Amputationen auf dem Mittelfußniveau mit angemessener Schuhver-

sorgung durchaus sinnvoll, da keine Beinlängendifferenz besteht und der Stumpf über die Ferse gut belastet werden kann. Trotzdem entfallen, vor allem bei kürzeren Amputationsstümpfen, vier wichtige Funktionen des Fußes, und die Folgen sind:

► Gleichgewichtsverlust,
► Verminderung der Belastungsfläche,
► Teilverlust der propriozeptiven Fähigkeiten,
► Verlust der Hebelwirkung.

Gleichgewichtsverlust
Durch seine Beweglichkeit in der Eversions- und Inversionsrichtung trägt der Fuß wesentlich zur Balance des Körpers bei. Je kürzer der Fußstumpf ist, um so schwieriger wird es für den Patienten, das Gleichgewicht zu halten, besonders beim Einbeinstand (verkleinerte Unterstützungsfläche).

Verminderung der Belastungsfläche
Die Amputation des Vorfußes unterbricht die Fußabrollbewegung beim Gehen, bei der das Körpergewicht vom Rückfuß auf den Vorfuß verlagert wird. Der Amputierte verlängert daher die mittlere Standphase, und das Knie bleibt gestreckt, um die fehlende Belastung des Vorfußes auszugleichen (Condie 1970). Nach der mittleren Standphase werden das Hüft- und Kniegelenk stärker gebeugt, und durch diese Beugung wird das Bein in die Schwungphase überführt.

Teilverlust der propriozeptiven Fähigkeiten
Der Fuß fungiert auch als Gefühlsorgan (Burgess 1982). Die Oberfläche und die Gelenke des Vorfußes enthalten Rezeptoren, deren Verlust das propriozeptive Feedback empfindlich stört. Verglichen mit dem Ausmaß der Amputation ist der Verlust der propriozeptiven Wahrnehmung relativ stark ausgeprägt.

Verlust der Hebelwirkung
Während der Fuß abrollt, fungiert der Vorfuß als ein zusätzlicher Hebel und trägt damit wesentlich zur Beschleunigung des Standbeins in die Schwungphase bei. Nach einer Vorfußamputation fehlt dem betroffenen Fuß dieser beschleunigende Kontakt mit dem Boden am Ende der Standphase.

Klumpfuß- und/oder Spitzfußdeformitäten
Nach transmetatarsalen Amputationen bricht das Längsgewölbe des Fußes zusammen. Der Fuß wird vermehrt plantarflektiert. Dadurch ändert sich der Winkel zwischen Tibia und den Fußwurzelknochen (Abb. 1.17) (Harris 1981; Foort 1982). Der Restfuß hat die Tendenz in Klumpfuß- und/oder Spitzfußstellung abzuweichen. Dafür sind die Störungen des muskulären Gleichgewichts und die durch die Amputation bedingten biomechanischen Veränderungen verantwortlich.

Die Muskulatur der Tibialis-anterior- und -posterior-Gruppe setzt auf der Innenseite des Mittelfußes an und zieht den Restfuß nach medial, also in eine Klumpfußstellung. Außerdem kann es auch durch die Plantarflexion des Fußstumpfes und durch die Zugwirkung des M. gastrocnemius am Fersenbein zur Spitzfußdeformität kommen. Die schwach ausgebildeten Mm. peronei, die den Deformitäten entgegenwirken, können dies nicht kompensieren.

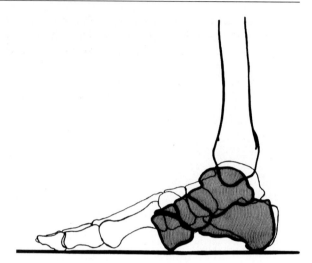

Abb. 1.17.
Winkeländerung zwischen
Tibia und Stumpf nach Vor-
fußamputation

Nachbehandlung

Zu den Aufgaben des Physiotherapeuten gehört auch die Prophylaxe von Fußdeformitäten. Um die Beweglichkeit des Restfußes zu erhalten und einer Kontraktur vor-
zubeugen, müssen der Restfußinnenrand und die Achillessehne passiv gedehnt werden. Außerdem ist die Mobilisierung der Operationsnarbe nötig, da Adhäsionen die
Gewebeelastizität und die Hautmobilität herabsetzen. Ganz wichtig sind die Belastung
des Restfußes und aktives Training. Manchmal wird zusätzlich eine Lagerungsorthese
benutzt.

Für *vorfußamputierte Patienten* eignet sich am besten ein bequemer, gut abstüt-
zender Schuh. In diesen Schuh wird ein Platzhalter eingelegt, der den Restfuß davor
bewahrt, im Schuh nach vorne zu rutschen. Der Kontakt des Restfußes mit dem Platzhalter verbessert die propriozeptive Wahrnehmungsfähigkeit des Fußstumpfes und
damit das Gleichgewichtsgefühl. Der Patient hat auf diese Weise mehr Sicherheit beim
Stehen und Gehen. Nach einer *Rückfußamputation* ist allerdings eine Prothese erforderlich.

Gangbild

Auch nach einer Vorfußamputation bleibt die Beinlänge erhalten. Die Patienten können ohne Gehhilfen gehen, da die Amputationshöhe die Funktion des Beins nur unwe-
sentlich beeinträchtigt. Die Standphase wird auf der operierten Seite verkürzt, der Patient beginnt die Schwungphase unmittelbar nach der mittleren Standphase und hebt
dabei vor dem Ablauf des kompletten Schrittzyklus sein Bein aktiv durch Hüft- und
Kniebeugung an. Die Schwungphase beginnt mit zunehmender Aktivität der betreffenden Muskelgruppen. Diese Hüft- und Kniebeugeaktivität, die nicht ein Bestandteil
des normalen Schrittzyklus ist, schränkt die Pendelbewegung des Unterschenkels in
der Schwungphase ein und verlängert dadurch die Standphase des erhaltenen Beins.
Das Gangbild wird unrhythmisch und asymetrisch.

Partielle Fußamputationen in Längsrichtung

Fußteilamputationen in Längsrichtung werden manchmal bei der Behandlung von Durchblutungsstörungen durchgeführt (Wagner 1981). Vor der Festlegung des Rehabilitationsprogrammes muß der Physiotherapeut den nach der Operation bestehenden spezifischen Funktionsverlust beurteilen. Auch durch Amputationen in Längsrichtung wird die Beinlänge nicht beeinträchtigt. Der Nachteil dieser Operation besteht darin, daß der Fuß verschmälert und die belastbare Auftrittsfläche verkleinert wird. Das Gleichgewichtsgefühl dieser Patienten nimmt stark ab, weil Eversion und Inversion gestört sind. Obwohl der Vorfuß in seiner gesamten Länge erhalten bleibt, ist der Fuß meist am Ende der Standphase kraftlos. Diese Patienten benötigen einen individuell angefertigten Schuh.

Sprunggelenkexartikulationen

Nach Syme

Bei einer Exartikulation nach Syme geht der gesamte Fuß verloren. Das distale Ende der Tibia wird durch Fersenhaut abgepolstert. Die Hautnaht wird auf der ventralen Seite angelegt, es entsteht ein vollbelastbarer Stumpf. Diese Amputationshöhe ist vorteilhaft, da die Stumpfendbelastung durch zwei Faktoren begünstigt wird: Die erhaltene Tibia bietet eine breite Auflagefläche und die gut belastbare Fersenhaut polstert den knöchernen Amputationsstumpf sehr gut ab.

Patienten beklagen sich jedoch häufig über das kosmetische Aussehen des knollenförmigen Stumpfes (Tooms 1980; Burgess 1981). Wagner empfiehlt die Resektion der Malleolen in einem zweiten Eingriff, wodurch ein kosmetisch befriedigender Stumpf geschaffen wird. Bei dieser Operation muß jedoch ein Teil der belastbaren Fläche geopfert werden.

Nach Pirogoff

Die Exartikulation nach Pirogoff ist in Europa häufiger anzutreffen als die Exartikulation nach Syme. Bei den modifizierten Operationstechniken nach Günter und nach Le Fort wird je ein schräg nach dorsal ansteigender Schnitt im distalen Tibia- und Fibulabereich und im Kalkaneus gesetzt. Die Schnittflächen stehen parallel, im Unterschenkel werden Tibia und Fibula proximal des lateralen Knöchels abgesetzt. Der Schrägschnitt verschafft eine vergrößerte Fläche für die knöcherne Fusion, wenn im nächsten Operationsschritt das vorbereitete Fersenbein durch Arthrodese an den distalen Knochenstumpf fixiert wird. Bei dieser Amputation besteht ein knöchern fixierter, dünner, ästhetischer Stumpf, der für die Verwendung eines prothetischen SACH („solid ankle cushioned heel")-Fußes kurz genug ist. Das subkutane Weichpolster und die zur Deckung verwendete Fersenhaut schaffen ein gut gepuffertes, belastbares distales Stumpfende.

Nachbehandlung

Sämtliche Bewegungen des normalen Fußes wie Inversion und Eversion, Dorsalextension und Plantarflexion gehen bei einer Sprunggelenkexartikulation verloren. Die amputierte Seite ist kürzer als das erhaltene Bein. Der Patient muß lernen die Balance zu halten, um sicher zu stehen und zu gehen. Die physiotherapeutischen Übungsbehandlungen konzentrieren sich auf die Stabilität des erhaltenen Beins sowie auf die Funktionsfähigkeit von Hüfte und Knie der amputierten Seite.

Das relativ kleine Weichteilkissen unter dem Amputationsstumpf muß während der prothetischen Standphase das Körpergewicht und die auftretenden Scherkräfte auffangen. Deshalb müssen nach der Operation Weichteilkissen und knöcherner Amputationsstumpf (Syme) sowie das Fersenbein und Knochenstumpf (Pirogoff) fest miteinander verheilen.

Nach Murdoch (1983) muß der Syme-Stumpf in einem schützenden Gipsverband fixiert werden, ansonsten können die bei der Belastung wirkenden Scherkräfte das Weichteilpolster verschieben. Desweiteren ist der Gips bei dieser Exartikulation so wichtig, weil die dicke Rückfußsohlenhaut durch die Nähte mit der dünnen Haut über der Schienbeinkante vereinigt wird. Die Verbindung dieser struktuell unterschiedlichen Gewebe muß unbedingt gut abheilen können, um das Gelingen der Operation nicht zu gefährden. An jedem Ende der Naht können überschüssige Hautbürzel (Abnäher) übrigbleiben. Wegen ihrer reichlichen Gefäßversorgung werden diese Bürzel während der Operation nicht reseziert (Tooms 1980). Die Abnäher schrumpfen in der Regel, wenn der Stumpf nach der Operation korrekt verbunden wird, und stellen somit keine Probleme dar.

Aufgrund der Stumpfendbelastbarkeit kommen die Patienten gut mit einem Exartikulationsstumpf zurecht. Deswegen gehen sie schnell kurze Strecken auch ohne Prothese (z.B. nachts zur Toilette).

 Die Amputierten müssen aber gewarnt werden, anfangs nicht ohne Prothese zu gehen, denn eine zu zeitige ungeschützte Vollbelastung kann das Weichteilpolster verschieben oder verletzen. Dadurch können auch Stumpfkomplikationen entstehen.

Gangbild
Durch die Prothesenversorgung werden die Beinlängendifferenz und der Funktionsverlust des Fußes ausgeglichen. Mit einem schmerzfreien Stumpf und einer gut passenden Prothese kann der Amputierte unabhängig von anderen Hilfsmitteln gehen. Zu Beginn werden dabei das Hüft- und Kniegelenk auf der operierten Seite vermehrt aktiv gebeugt, da der Patient sich am Ende der Standphase nicht aktiv mit dem Prothesenvorfuß vom Boden abstoßen kann und sich zusätzlich erst an das Gewicht der Prothese gewöhnen muß. Im weiteren Verlauf normalisiert sich das Gangbild jedoch nahezu vollständig, da der lange Stumpf und der bis an den Tibiakopf reichende Prothesenschaft die Kontrolle über die Hebelwirkungen garantieren.

Das Gangbild erscheint manchmal etwas ungelenk, da nur der natürliche Fuß mit seinem unteren Sprunggelenk durch Pronation und Supination auf die längsaxialen Rotationsbewegungen des Unterschenkels reagiert (Inman et al. 1981). Diese Funktion kann von den Rückfußweichteilen nicht übernommen werden.

Transtibiale Amputationen (Unterschenkelamputationen)
Bei Unterschenkelamputationen verliert der Patient nicht nur die natürliche Funktion des Fußes und der Sprunggelenke, sondern auch die guten Belastungseigenschaften des Fußes. Der Stumpf hat in der Regel eine konische Form. Obwohl er nicht voll endbelastbar ist, ist das Operationsergebnis meistens funktionell zufriedenstellend, denn die Gewichtsbelastung kann – abhängig von der Stumpflänge – auf hinreichend gute Lastübertragungsflächen verteilt werden.

Die Statistiken der frühen 60er Jahre zeigen, daß bei Gefäßerkrankungen die meisten Amputationen oberhalb des Kniegelenkes durchgeführt wurden. Damals nahm man an, daß die Komplikationsrate bei dieser Amputationshöhe geringer sei (Fernie 1981). Mit der Weiterentwicklung der chirurgischen Techniken, der Anwendung myoplastischer Operationsverfahren, der Wiedereinführung des postoperativen Stumpfgipses und der vorangeschrittenen Prothesenversorgung wurde die Komplikationsrate auch bei Unterschenkelamputationen entscheidend gesenkt. Die Erhaltung des Kniegelenkes verbessert die Aussichten auf eine erfolgreiche Rehabilitation (Burgess et al. 1969; Tooms 1980; Brückner 1992; Baumgartner u. Botta 1995). Als Folge hat die Zahl der Unterschenkelamputationen zugenommen, während gleichzeitig weniger Oberschenkelamputationen durchgeführt werden.

Der Chirurg formt einen Unterschenkelstumpf, der bestimmten physiologischen Prinzipien gerecht werden soll (Burgess et al. 1969, Burgess 1982; Tooms 1980, Waddell 1981; Brückner 1992; Baumgartner und Botta 1995). Bei der *Formung des Unterschenkelstumpfes* sind folgende Punkte von wesentlicher Bedeutung:

- Das erhaltene Segment der Tibia wird der Funktionshebel.
- Die Resektionsfläche muß auf der ventralen Schienbeinseite nach der queren Durchtrennung des Knochens zusätzlich schräg abgesägt werden. Das Wadenbein wird etwas weiter proximal durchtrennt oder manchmal entfernt. Dadurch wird verhindert, daß scharfe Knochenkanten die Weichteile durchstoßen.
- Beim Präparieren der Weichteile bleibt ein langer dorsaler Lappen aus Muskulatur und Haut stehen, der über den Knochen auf der Vorderseite des Stumpfes gezogen wird. Dieses Verfahren nutzt die gute Durchblutung der Wadenmuskulatur, das Knochenende wird gut bedeckt und abgepolstert. Um eine Retraktion der Weichteile zu vermeiden, wird die Beugemuskulatur über dem knöchernen Stumpf mit der Streckmuskulatur vernäht. Durch diese Technik wird ein funktionstüchtiger zylindrischer Stumpf geformt, wobei die Operationsnarbe auf der wenig belasteten vorderen Stumpfseite zu liegen kommt. Es entsteht ein muskelkräftiger und gut geformter Stumpf.

Nach der Operation wird entweder ein Stumpfgips, der eine ungestörte Wundheilung erlaubt und einer Schwellung des Stumpfes entgegenwirkt, oder ein postoperativer Verband angelegt, der die Möglichkeit gibt, die Wunde sofort zu prüfen.

Ohne diese Verfahren hatten die Unterschenkelstümpfe früher eine ausgeprägt konische Form mit deutlicher Atrophie der Weichteile im Bereich des Stumpfendes; die abgesetzte Muskulatur retrahierte. Die Operationsnarbe lag im Bereich des Stumpfendes. Diese Stümpfe waren oft sehr empfindlich und schmerzten bei Gewichtsbelastung. Zusätzlich war in vielen Fällen auch die propriozeptive Wahrnehmungsfähigkeit gestört (Burgess 1982).

Bei *jüngeren und ansonsten gesunden Patienten* kann zwischen der Tibia und der Fibula eine distale Knochenbrücke gebildet werden, die die Belastbarkeit des Stumpfes verbessert. Dieses Verfahren verzögert allerdings die Frühmobilisation und ist bei Patienten mit Gefäßerkrankungen nicht angebracht, da die verminderte Durchblutung die Knochenheilung beeinträchtigen kann (Burgess 1982).

Nachbehandlung

Die Übungsbehandlung konzentriert sich auf die Stabilisierung des erhaltenen Beins, auf die Beweglichkeit und Funktionsfähigkeit des Stumpfes und auf die Gleichgewichtserhaltung beim Sitzen, Stehen und Gehen. Bequemer Sitz und Funktion des Schaftes einer Unterschenkelprothese basieren auf der Kompression der Stumpfweichteile und druckresistenter Strukturen, während Knochenvorsprünge und druckempfindliche Gewebe geschützt werden (Murray u. Fisher 1982). Deswegen wird ein Schaft in Vollkontakt modelliert, der sich an knöchernen Flächen und der erhaltenen Muskulatur (in den USA/Kanada an der Patellarsehne) abstützt und gleichzeitig die Tibiavorderkante, das Fibulaköpfchen sowie die Ansätze der ischiokruralen Muskulatur und des M. gastrocnemius druckfrei läßt. Das Gewicht kann so gleichmäßig über den Stumpf verteilt werden. Der Prothesenschaft wird zusätzlich in leichter Flexion aufgebaut, das verbessert die Gewichtsverteilung und entlastet das Stumpfende. Durch die Neigung des Schafts wird auch die Überstreckung des Kniegelenks in der mittleren Standphase vermieden. Es entsteht ein flüssigeres Gangbild.

Die Befestigung (Aufhängung) des Prothesenschaftes kann nach spezifischen funktionellen Bedürfnissen gestaltet werden. Als Alternative zur Befestigung der PTB („patellar tendon bearing")-Prothese mittels Achterband können z.B. die seitlichen Schafträder zu einer suprakondylären Fassung über die Femurkondylen gezogen werden (PTB-SC-Schaft = suprakondylärer Schaft oder KBM-Schaft = Kondylenbettung Münster). KBM ist eine Schafteinbettungsmethode, die die Femurkondylen umgreift und mit Hilfe eines proximal einsetzbaren Keils die Prothesenbefestigung sichert. Neue Befestigungstechniken benutzen z.B. auch schaftexterne Neopren-, Latex- oder Silikonhüllen, die den proximalen Prothesenschaft und den distalen Oberschenkel umfassen. Weiterhin können schaftintern Silikoninnenschäfte (z.B. ICE-Ross oder 3-S Technik) mit distalem Riegelungsmechanismus eingesetzt werden. Silikon hat eine so hohe Adhäsionskraft, daß zusätzliche Befestigungsmittel nicht erforderlich sind. Diese Aufhängungen erhalten den Stumpf-Schaft-Kontakt; sie verhindern also einen Zug der Prothese (der durch das Prothesengewicht entsteht) in der Schwungphase und vermitteln dem Patienten ein größeres Sicherheitsgefühl. Eine Oberschenkelführungsmanschette, die den Stumpf stärker entlastet, wird nur bei nichtbelastbaren oder sehr kurzen Stümpfen verordnet, weil sie zu starker Atrophie der Oberschenkelweichteile und zur Randwulstbildung führt.

Gangbild

Nach einer Unterschenkelamputation belastet der Patient beim Stehen zunächst vermehrt das erhaltene Bein, da er den Körperschwerpunkt auf die nichtoperierte Seite verlagert. Deshalb muß die Muskulatur des erhaltenen Beins mehr Arbeit verrichten, um den Körper im Gleichgewicht zu halten. Beim Gehen wird der Fersenkontakt beim Aufsetzen des Prothesenfußes durch einen Fersenpuffer abgefangen. Auch eine leichte Beugung des Kniegelenks verringert die Stoßwirkung im Moment des Bodenkontakts. Der Kontakt zwischen Stumpf und Schaft wird durch die Anspannung der Restmuskulatur verbessert, während die Zusammenarbeit zwischen M. quadriceps und ischiokruraler Muskulatur die Beugung des Kniegelenks kontrolliert. Im weiteren Ablauf des Schrittzyklus nimmt die Aktivität der Kniebeugemuskulatur ab, während sich der Rest des M. gastrocnemius kontrahiert und dabei den Kontakt des Stumpfes mit dem Schaft aufrechterhält. Gleichzeitig trägt der M. gastrocnemius zur Beugung des Stumpfes im

Kniegelenk zu Beginn der Schwungphase bei. Am Ende der Prothesenstandphase ist ein aktiver Vorfußabstoß nicht möglich, kann aber mit Hilfe eines flexiblen, „energiespeichernden" Prothesenfußes simuliert werden, welches zur Beschleunigung der Prothese vom Stand zum Schwung beiträgt.

Ältere Patienten mit reduzierter Gelenkbeweglichkeit machen beim Prothesengang kleinere Schritte. Dabei setzen sie den Prothesenfuß zu Beginn der Standphase nicht mit der Ferse, sondern mit dem ganzen Fuß auf. Die reduzierte Gelenkbeweglichkeit beeinträchtigt außerdem auch die vertikale Rotationskomponente beim Gehen.

> **Merke**
>
> **Im allgemeinen können unterschenkelamputierte Patienten nach der Prothesierung wieder gut gehen; vor allem bei Jüngeren sind die auftretenden Gangabweichungen minimal. Ältere Patienten können durchaus ihre Unabhängigkeit bewahren und sind dabei häufig nur auf einen Gehstock angewiesen.**

Knieexartikulationen

Mit einer Knieexartikulation verliert der Patient sämtliche Funktionen des Fußes, der Sprunggelenke und des Kniegelenkes. Trotzdem hat ein Knieexartikulationsstumpf bestimmte Eigenschaften, die im Vergleich mit Oberschenkelstümpfen trotz des ähnlich großen funktionellen Verlustes, ein relativ leichtes Gehen erlauben (Harris 1970; Kostuik 1981; Murray u. Fisher 1982; Mensch 1983).

Der vollendbelastbare Stumpf ist lang und an seinem distalen Ende verbreitert. Das Femur bleibt intakt und trägt zur guten Belastbarkeit des Stumpfes bei. Im Vergleich zu Oberschenkelamputationen können Patienten nach Knieexartikulationen leichter das Gleichgewicht halten und verfügen über ein besseres räumliches Lagegefühl, da das muskuläre Gleichgewicht sämtlicher Oberschenkelmuskeln und die kniegelenknahen propriozeptiven Rezeptoren erhalten bleiben (Baumgartner 1979).

Durch die Länge und Belastbarkeit des Stumpfes wird auch die Rotationsstabilität zwischen Stumpf und Schaft gewährleistet. In der Regel kann die Prothese ohne zusätzliche Befestigung getragen werden, da die Konturen des Schaftes über den Femurkondylen anliegen.

Nachbehandlung

Die Stabilität des erhaltenen Beins, die Beweglichkeit und Funktionsfähigkeit des Stumpfes, das Üben der Stumpfendbelastung (darauf stehen und gehen), die Kontrakturverhütung und das Gleichgewichtstraining stehen für die Nachbehandlung im Vordergrund. Hüftbeugekontrakturen treten nach Kniegelenkexartikulationen relativ selten auf, da die Oberschenkelmuskulatur nicht durchtrennt wird. Trotzdem ist es wichtig, die Streckung der Hüfte zu trainieren, denn eine Hüftbeugekontraktur beeinträchtigt das Gehen mit einer Prothese stark. Eine Kontraktur dieses Stumpfes kann vom Orthopädietechniker nicht leicht ausgeglichen werden, da durch die dazu notwendige Neigung des Schaftes das Prothesenknie zu weit nach vorne verlagert würde, welches die Standphasenstabilität nachteilig beeinflußt (Mensch 1983).

> **Merke**
>
> **Gangfehler korrelieren mit der Länge des Stumpfes.**

Nach einer Knieexartikulation kommt die Achse eines einachsigen Prothesenkniegelenks tiefer zu liegen als die natürliche Achse (Bell 1970). Dies und der distale Gelenkeinbau als solcher führen dazu, daß auf der operierten Seite die Länge des Oberschenkels zunimmt und die des Unterschenkels abnimmt. Der Einbau eines polyzentrischen Knieexartikulationsgelenkes kann dieses Mißverhältnis teilweise ausgleichen. Trotzdem beklagen sich manche Patienten weiterhin darüber, daß sie beim Sitzen den Prothesenfuß nicht auf den Boden aufsetzen können.

Nach Kniegelenkexartikulationen nimmt die Fähigkeit, koordinierte Bewegungen durchzuführen, ab, da zwei antagonistisch wirkende Gelenke (Knie- und Sprunggelenk) fehlen. Die Bewegung des Prothesenkniegelenkes wird durch Stumpfhüftbeugung und -streckung gesteuert, während die Stellung des Prothesenfußes durch die Gewichtsbelastung und die Vorwärtsbewegung des Körpers beim Gehen festgelegt wird.

> **Merke**
> Im Vergleich zu jüngeren Patienten stellt der Verlust des natürlichen Kniegelenkes für ältere Amputierte ein größeres Problem dar, weil die allgemeine Beweglichkeit und Reaktionsfähigkeit des Körpers im Alter abnimmt. Trotzdem ist es auch für Jüngere nicht immer einfach, die Kontrolle über das Prothesenknie zu erlernen.

Gangbild

Mit einer Knieexartikulationsprothese ist das Gangbild zwar funktionell befriedigend, aufgrund des Mißverhältnisses zwischen Oberschenkel- und Unterschenkellänge hat es jedoch ein unnatürliches Aussehen. Der Beginn der Prothesenstandphase verzögert sich, die mittlere Standphase dauert länger, nach der Beugung des Prothesenkniegelenkes nimmt die Geschwindigkeit des Bewegungsablaufs zu. Die prothetische Standphase wirkt deshalb arhythmisch, gleichzeitig verlängert sich die Standphase des erhaltenen Beins.

Falls der Amputierte nicht mit einem polyzentrischen Kniegelenk versorgt wurde, muß er zur Streckung und Sicherung des Prothesenkniegelenkes den Stumpf im Hüftgelenk intensiver als auf der nichtamputierten Seite extendieren. Dies stabilisiert nicht nur den Stand, es beeinflußt auch die prothetische Schrittlänge und verlängert die Schrittdauer.

Im weiteren Ablauf des Schrittzyklus haben die Patienten häufig Schwierigkeiten die Beugung des Prothesenkniegelenkes einzuleiten. Auch dafür ist das Mißverhältnis zwischen Oberschenkel- und Unterschenkellänge verantwortlich.

> **Merke**
> Trotz dieser Probleme eignet sich die Knieexartikulation wegen der vollen Endbelastbarkeit des Stumpfes vor allem für ältere Patienten (Kostuik 1981), die nach einer Amputation dann relativ bequem stehen können. Allerdings benötigen gerade ältere Menschen häufig einen oder manchmal zwei Gehstöcke, um das Gleichgewicht beim Gehen zu halten, die Prothesenstandphase zu stabilisieren und die Prothesenkniebeugung zu steuern.

Transfemorale Amputationen (Oberschenkelamputationen)

Der funktionelle Verlust des Kniegelenks, der Sprungelenke und des Fußes vergrößern die Probleme nach Oberschenkelamputationen. Die Länge des Stumpfes beeinflußt die Kontrolle über die Hebelwirkungen, die propriozeptive Wahrnehmungsfähigkeit, das Zusammenspiel der einzelnen Muskelgruppen und den Energieaufwand beim Gehen.

Die Oberschenkelamputation führt zu einem nicht vollendbelastbaren Stumpf, der aber aufgrund seines Weichteilmantels die Einbettung in den Schaft im Vollkontakt erlaubt und auch haben muß. Durch das Anspannen der Stumpfweichteile gegen die Schaftwand kann ein Teil der Gewichtsbelastung absorbiert werden. Der größte Teil des Körpergewichts wird jedoch über den Tuberaufsitz der Prothese abgefangen, der das Tuber ossis ischii (Sitzbeinhöcker) abstützt. Bei der Konstruktion eines Oberschenkelschaftes muß davon ausgegangen werden, daß eine ausschließliche Endbelastung des Stumpfes ausgeschlossen ist.

Nachbehandlung

Bei der Übungsbehandlung für Stumpf, Rumpf und das erhaltene Bein muß der Physiotherapeut zusätzlich noch zwei wesentliche Punkte beachten:

▶ Kontrakturverhütung,
▶ Stumpf-Schaft-Kontakt.

Kontrakturverhütung. Die Verhütung einer Hüftbeugekontraktur stellt eine wichtige Aufgabe dar, deren Bedeutung nicht oft genug betont werden kann. Eine Beugekontraktur reduziert die Hüftbeweglichkeit, verändert die Schrittposition, bedingt einen verlängerten Prothesenschritt, führt zu Schwierigkeiten das Prothesenknie zu stabilisieren und behindert durch seine Bewegungseinschränkung die Abrollfunktion des Prothesenfußes. Da die Hüftstreckung wegen der Stumpfkontraktur fehlt, wird die Prothese zu Beginn der Schwungphase nachgezogen und kann nicht kraftvoll durchgeschwungen werden. Der Orthopädietechniker steht vor fast unüberwindlichen Aufbauproblemen: Ein beugekontrakter Stumpf kann nicht in die Streckstellung aufgebaut werden, da dies zu pathologischen Veränderungen der Wirbelsäule (Hyperlordosierung) führt; ein gebeugt aufgebauter Schaft bietet biomechanisch und anatomischkosmetisch keine korrekte Anschlußfläche für das Prothesenkniegelenk.

Stumpf-Schaft-Kontakt. Da die Stabilität der Prothese beim Gehen von der Qualität des Kontakts zwischen Stumpf und Schaft abhängt, muß der Physiotherapeut vor dem Gehtraining prüfen, ob der Schaft mit seinen Wänden eng am Stumpf anliegt (Radcliffe 1970, 1981). Nur die exakte Anpassung des Schaftes im ap-Durchmesser erlaubt die Steuerung der Prothese beim Beschleunigen und Abbremsen der Schwungphase, während die Stabilität des Beckens in der Standphase durch einen paßgenauen queren oder ovalen Durchmesser des Schaftes gewährleistet wird. Ein zu weiter Oberschenkelschaft ist zum Gehtraining unbrauchbar, da sich der Stumpf in der Standphase nicht an den seitlichen Schaftwänden abstützen kann. Dies führt zur Instabilität beim Gehen, zur Verkleinerung der Kontaktfläche zwischen Stumpf und Prothesenschaft und somit zu unkontrollierbaren Rotations- und Scherrotationsbewegungen der Prothese sowie zu einem verminderten propriozeptiven Feedback. Da sich während der Rehabilitation durch das Abschwellen die Form des Stumpfes wesentlich verändert, ist beim Gehtraining immer darauf zu achten, daß die Schaftanpassung erhalten bleibt. Wenn eine Lockerung entsteht, muß der Orthopädietechniker sofort benachrichtigt werden.

Das *Gehtraining* wird etwas komplizierter, weil das Amputationsniveau höher liegt. Der Patient muß lernen, das Körpergewicht über die Prothese zu verlagern und dabei die Stellung des Prothesenkniegelenkes durch Beugung und Streckung seiner Hüfte zu beeinflussen. Manche Patienten beklagen sich, daß die Prothese zu schwer ist, obwohl sie weniger wiegt als das verlorene Bein. Patienten mit kurzen Stümpfen fühlen das „Fremdkörper"-Gewicht der Prothese mehr als Patienten mit langen Stümpfen. Dieses Gefühl kann durch exakte Stumpfeinbettung und – wenn nötig – mit einem gut sitzenden Beckengurt gemildert werden. Außerdem sollte der Patient leichte Schuhe tragen, weil sich zusätzliches Gewicht um so ungünstiger auswirkt, je distaler es lokalisiert ist (Martin 1985).

Der Amputierte sollte mit folgenden Übungen auf das Gehtraining vorbereitet werden:

● *Stumpfübungen,* um die verschiedenen Muskelgruppen funktionell zu trainieren.
● *Gleichgewichtsübungen,* um den Patienten auf die durch die Amputation bedingten Veränderungen einzustellen.
● *Schrittübungen,* um zu lernen, die Prothese richtig zu belasten und zu steuern.

Gangbild

Im allgemeinen erscheint das Gangbild nach Oberschenkelamputationen ungelenk, da die vertikale Rotation des Beins eingeschränkt ist. Es resultiert ein unnatürliches Gangmuster. Neuerdings sind jedoch unterschiedliche Rotations- und Torsionsgelenke für exoskelettale (modulare) Prothesen erhältlich, die die Rotation um die senkrechte Achse im begrenzten Umfang und teilweise mit einstellbarer Rückstellkraft zulassen. Die Verordnung derartiger Gelenke bringt den Patienten neben deutlichem Funktionsgewinn auch eine Verminderung von Hautproblemen in der Stumpf-Schaft-Kontaktfläche.

Im normalen Schrittzyklus wird das Knie bei Belastung zu Beginn der Standphase leicht gebeugt gehalten. Im Gegensatz dazu (falls die Prothese kein die Standphase sicherndes Knie hat) muß der Amputierte sein Prothesenknie voll durchstrecken, um es in der Standphase zu stabilisieren. Dabei muß die Hüfte auf der operierten Seite im Vergleich zum erhaltenen Bein über einen etwas längeren Zeitraum gestreckt gehalten werden (Mensch et al. 1982).

Menschen, sowohl jüngere als auch ältere, die ihr Bein infolge eines Traumas verloren haben, können nach einer gewissen Zeit unabhängig und sicher gehen. Trotzdem kommt es zu leichten Gangabweichungen, die durch folgende Faktoren bedingt sind:

● Der Körper muß sich auf die Verlagerung des Schwerpunkts beim Prothesengang einstellen.
● Der Amputierte muß sich an das Gewicht der Prothese gewöhnen.
● Der Energiebedarf, der beim Gehen und zum Beibehalten des Gleichgewichts notwendig ist, steigt an.

Bei älteren, vor allem bei gefäßkranken Patienten, ist die Beweglichkeit der Gelenke häufig reduziert. Sie zeigen einen deutlich langsameren Bewegungsablauf. Diesen Patienten sollte man erlauben, mit einem oder zwei Gehstöcken zu gehen und die Ganggeschwindigkeit zu verlangsamen, um die zur Verfügung stehende Energie optimal zu nutzen (s. Abschn. 1.1.5, Energiebedarf beim Gehen).

Hüftgelenkexartikulation

Diese Amputationshöhe bringt in der Rehabilitation Probleme mit sich, da die gesamte Funktion des Beins mit sämtlichen Bewegungen aufgehoben ist und belastbare Oberflächen zur prothetischen Versorgung im erforderlichen Umfang fehlen. Der Patient hat keinen funktionsfähigen Stumpf, um eine Prothese zu steuern. Die Mehrzahl dieser Patienten ist jung, die häufigste Ursache für den Eingriff sind maligne Tumoren.

Nachbehandlung

Vor dem Gehtraining muß ein Übungsprogramm durchgeführt werden. Dieses umfaßt die Kräftigung des gesunden Beins, die Beweglichkeit und Kräftigung des Rumpfes (besonders der Bauchmuskulatur), die Mobilisierung des Beckens und die Kräftigung beider Arme. Auch die Mobilisierung der Operationsnarbe ist wichtig, um Verwachsungen zu verhindern. Im Operationsgebiet müssen Ödeme vermieden werden, die das exakte Anpassen eines Beckenschafts, den Tragekomfort der Prothese und deren Belastbarkeit beeinträchtigen könnten.

Der Beckenschaft wird so geformt, daß er über dem Beckenkamm anliegt und das gesamte Becken eng umschließt. Die Bewegungen der Prothese entstehen mit Hilfe des gesunden Beins, der Bewegungen der Lendenwirbelsäule und des Beckens sowie durch die Gewichtsbelastung beim Gehen.

Gangbild

Bei korrektem dynamischem Aufbau der Prothese kann der Patient sicher und stabil gehen (McLaurin 1970). Die Prothese wird durch Kippbewegungen des Beckens aktiviert. Das Gangbild ist arhythmisch und verlangsamt.

Neuerdings werden auch in der Hüftexartikulationsprosthetik „dynamische" oder „energiespeichernde" Bauteile eingesetzt. So kann z.B. die Kombination eines standphasengesicherten Prothesenkniegelenkes mit einer Karbonblattfeder, die das bisherige Oberschenkelrohr zum Prothesenhüftgelenk ersetzt, wesentlich zur Gangdynamik beitragen. Die Federwirkung der Oberschenkelkonstruktion beschleunigt die Prothese in der Schwungphase und reduziert die energieaufwendige, beckengesteuerte Beschleunigung der Prothesenbauteile erheblich. Klinische Studien über Patientenzahlen liegen noch nicht vor.

Da das Gehen an Unterarmstützen anfangs weniger anstrengend ist, erscheint es in Zweifelsfällen (Altersamputation oder schlechter Allgemeinzustand des Patienten) sinnvoll, den Erfolg der Prothesierung mittels einer Interimsprothese über einen Erprobungszeitraum zu testen. Falls der Patient die Prothese nicht akzeptiert, können die Standardbauteile (Fuß, Kniegelenk, Verbindungselemente) vom Orthopädietechniker zurückgenommen werden, und es fallen nur die Kosten der Testversorgung und der Individualbauteile (Beckenschaft) an.

> **Merke**
>
> Ein Versorgungsversuch bei Grenzfällen sollte nie unterbleiben, nur weil einige wenige Patienten bisher den Unterarmstützen oder dem Rollstuhl den Vorzug geben!

Hemipelvektomie und Hemikorporektomie

Hemipelvektomien und Hemikorporektomien sind prozentual gesehen relativ seltene amputationschirurgische Maßnahmen.

Die *Hemipelvektomie* läßt sich bei gutem Allgemeinzustand des Patienten prothetisch ähnlich versorgen wie die Hüftexartikulation. Hierbei ist zu berücksichtigen, daß die typischen Anstützflächen der Hüftexartikulation bei der Hemipelvektomie amputationsbedingt fehlen. Dies bedeutet, daß der Beckenschaft einer Hemipelvektomie auf höhere Anstützflächen (ipsilaterale Thoraxabstützung) angewiesen ist.

Die *Korporektomie* läßt eine Prothesenversorgung nicht ohne weiters zu, da es sich um eine hohe „bilaterale Amputation" handelt. Desweiteren würde sich dadurch der Energieaufwand für den amputierten Patienten so stark erhöhen, daß die prothetische Versorgung grundsätzlich fraglich ist. Der Hemikorporektierte ist sicherlich besser mit einer blumentopfartigen flexiblen Silikonfassung versorgt. Diese muß am Rollstuhl so adaptiert werden, daß eine selbständige Bedienung des Rollstuhls gewährleistet ist. Wegen mangelhafter persönlicher Erfahrung mit diesen Patienten wird diese Amputationsmethode nicht näher erläutert.

ZUSAMMENFASSUNG

Durch verschiedene Amputationshöhen und verschiedene Stumpflängen ergeben sich unterschiedliche Funktionsprobleme, die ein individuelles Behandlungsprogramm erforderlich machen. Dabei ist zu beachten, daß die Probleme um so größer werden, je kürzer der Stumpf ist. Im folgenden sind die Gründe dafür aufgelistet:

● Der einseitige Gewichtsverlust ist größer.
● Die Gleichgewichtskontrolle wird schwieriger.
● Die Prothesensteuerung wird beschwerlicher.
● Das Gewicht der Prothese nimmt zu.
● Die Befestigung der Prothese wird komplizierter.
● Die Häufigkeit der Gangabweichungen nimmt zu.
● Der Amputierte ermüdet schneller.

Nach beidseitigen Amputationen treten diese Probleme in verstärktem Umfang auf.

1.4
Prothesen und deren Aufbau für Physiotherapeuten

Gangabweichungen können viele Ursachen haben. Um das Gangbild richtig zu beurteilen und um Fehlhaltungen zu korrigieren, müssen Physiotherapeuten in der Lage sein, nicht nur alle Bewegungsphasen zu analysieren, sondern auch zu erkennen, ob die Gangfehler durch körperliche Ursachen, durch die Prothese oder durch den Prothesenaufbau hervorgerufen werden. Deshalb ist es erforderlich, daß Physiotherapeuten einen Einblick in die Prothesensysteme, in die Schaftanpassung sowie in die Grundsätze des Prothesenaufbaus haben, um die Bewegungsmöglichkeiten und die Bewegungsbeschränkungen, die durch das Tragen einer Prothese hervorgerufen werden, zu verstehen. Die folgenden Erklärungen sind nur eine generelle Einführung in die Prothetik für Physiotherapeuten. Die Prothetik der unteren Extremität sowie Beispiele für Indikationen unterschiedlicher funktioneller Bedürfnisse werden in diesem Buch im Teil „Funktionelle Indikation zur Prothetik der unteren Extremität" aus orthopädietechnischer Sicht vorgestellt.

1.4.1
Prothesensysteme

Es gibt zwei Prothesensysteme:

► die Schalenbauweise, exoskelettale Prothesen und
► die Rohrskelettbauweise, endoskelettale Prothesen.

Schalenbauweise, exoskelettale Prothesen

Bei diesen konventionellen (oder älteren) *Holz- und Hartschaumherstellungen* trägt die Prothesenwand das Körpergewicht. Diese Schalenbauweise wird auch heute noch erfolgreich angewandt. Schaft und Paßteile (Fuß, Gelenk(e) und Kniewadenpaßteil) werden miteinander verleimt. Aufbauänderungen nach der Fertigstellung der Prothese sind schwer durchzuführen (Näder u. Näder 1993).

Rohrskelettbauweise, endoskelettale Prothesen

Bei diesen Prothesen wird ein *Modularsystem* angewendet. Ein Rohrskelett verbindet Gelenk(e) und Fuß. Die Röhrenkonstruktion (wie Knochen) übernimmt die Lastübertragung. Die Prothese wird kosmetisch mit Schaumstoff und einem Strumpf verkleidet. Das System hat viele Versorgungsmöglichkeiten. Aufbauveränderungen können nach der Fertigstellung der Prothese leichter durchgeführt werden (Näder u. Näder 1993).

1.4.2
Schaftanpassungen

Jeder Schaft wird individuell zur Anatomie des Stumpfes geformt. Auf Weichteile wirkt die Schaftwand einen größeren Druck aus als auf die mehr druckempfindlichen Gewebe (Sehnen, Knochen). Auf diese Weise wird eine funktionelle Einheit zwischen Stumpf und Prothese geschaffen. Die Stumpfmuskelspannung unterstützt die Prothesenbefestigung und während der Muskelentspannung bleibt der Stumpf-Schaft-Kontakt erhalten. Das trägt zur Funktionskontrolle und somit auch zur Gangsicherheit bei.

1.4.3
Prothesenaufbau

Der Aufbau einer Prothese hat zwei Phasen, die statische und die kinetische. Es gibt verschiedene Aufbaumethoden, die sich durch die unterschiedliche Lage der Bezugslinien und -ebenen sowie nach Herstellern unterscheiden. Im folgenden wird eine klinisch bewährte Methode vorgestellt. Als Richtlinie dient hier eine der Schwerkraft entsprechende Senkrechte sowohl in der Sagittalebene wie auch in der Frontalebene (Fernie 1981; Foort 1982).

Belastungslinie
Der Verlauf und die Richtung der Belastungslinie der Prothese wird durch das Zusammenwirken folgender Kräfte bestimmt:

- der vorwärts gerichteten Beschleunigungskräfte,
- der vertikalen Belastungskräfte,
- der vom Boden auf die Prothese rückwirkenden Kräfte und
- der Muskelkraft des Stumpfes.

Die Belastungslinie der Prothese kann man sich als Verbindung zwischen dem Körperschwerpunkt und der Mitte des jeweiligen Bodenkontakts vorstellen (Radcliffe 1977). Ihr „Durchstoßpunkt" ist vom Schrittzyklus abhängig. Sie bewegt sich während der Standphase von der Ferse bis zum Ballenbereich (Abb. 1.18). Ihr Verlauf in der Sagittalebene, entweder vor oder hinter den betrachteten Gelenken, bedingt Beuge- und Streckmomente an diesen Gelenken. Diese Momente beeinflussen nicht nur das Ausmaß der Streckung und Beugung der Prothese, sondern sind verantwortlich für „Beugen" oder „Strecken" und damit für die Standsicherheit einerseits und die Möglichkeit aktiver Beugeeinleitung andererseits.

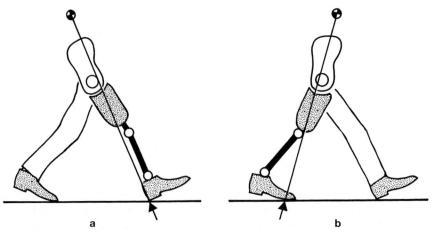

Abb. 1.18a, b. Belastungslinie beim Fersenauftritt (a) und beim Zehenabstoß (b)

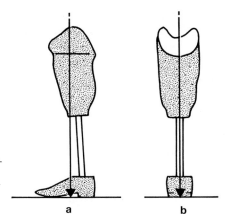

Abb. 1.19a, b.
Statischer Aufbau einer Unterschenkelprothese; Senkrechte
von der Seite (a) und von hinten gesehen (b)

a   b

Unterschenkelprothese

Statischer Aufbau. Beim Aufbau einer Unterschenkelprothese – von der Seite gesehen
– fällt die Senkrechte proximal durch die Mitte des medialen Tibiaplateaus und distal
durch das mittlere Drittel des Prothesenfußes (Abb. 1.19a). Das erlaubt ein balancier-
tes Fußabrollen während des Gangs. Die Senkrechte – von hinten gesehen – geht durch
die Mitte der tibialen Kante und distal durch die Mitte der Prothesenferse. Das erlaubt
einen stabilen und gleichmäßigen Bodenkontakt während der Prothesenstandphase
(Abb. 1.19b).

Kinetischer Aufbau. Das Verhältnis zwischen dem Schaft und den Prothesenpaßteilen
wird individuell verändert und auf den Gang des Amputierten eingestellt. Diese Justie-
rung hängt auch von der Stumpflänge und der Stumpfhebelkontrolle ab. *Beispiel:* Eine
initiale (3–5°) Beugestellung des Unterschenkelschafts verbessert die Belastbarkeit des
Stumpfes (beim Normalgang ist das Knie während der Mittstandphase nicht total
gestreckt) und erlaubt dem Stumpf zusätzlich, sich (mit Hilfe der Schaftrückwand)
besser abzustützen. Um die vollbelastbare Stabilität des Prothesenfußes und ein mühe-
loses Abheben vom Boden während der Prothesenschwungphase zu gewährleisten
wird dann der Grad der Fußdorsalextension mit der Schaftbeugung korreliert.

Aufbauprobleme
Prothesenfuß im Verhältnis zum Unterschenkelschaft zu weit dorsal justiert (Abb.
1.20a). Die Belastung während der Mittstandphase fällt auf den Vorfuß. Das verkürzt
den Vorfußhebel, verstärkt die Kniebeugung und verkürzt die Zeit vom Prothesenfersenaufsatz zur Mittstandphase. Der Schaft drückt anterior-distal und posterior-proximal auf den Stumpf. Der Amputierte kompensiert dies mit einer verkürzten Schwungphase des erhaltenen Beins.

Prothesenfuß im Verhältnis zum Unterschenkelschaft zu weit frontal justiert (Abb.
1.20b) Die Belastung während der Mittstandphase fällt auf die Prothesenferse. Das verlängert den Vorfußhebel und hemmt die Kniebeugung. Der Schaft drückt anterior-
proximal und posterior-distal auf den Stumpf. Der Amputierte kompensiert mit über-

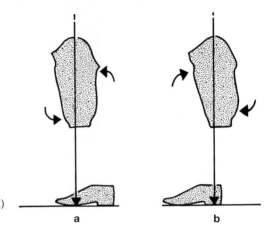

Abb. 1.20a, b.
Prothesenfuß zu dorsal (**a**)
oder zu frontal (**b**) justiert
(Bedeutung der Pfeile s. Text)

mäßigem Knie- und Hüftbeugen (er hebt also die Prothese an), um das Ende der Prothesenstandphase zu vermeiden.

Prothesenfuß im Verhältnis zum Unterschenkelschaft zu weit nach lateral justiert ist
(Abb. 1.21a). Die Belastung während der Mittstandphase fällt auf die Innenseite des
Prothesenfußes. Das Knie wird in eine Valgusstellung gezwungen. Der Schaft drückt
proximal-lateral und distal-medial auf den Stumpf. Der Amputierte zieht die Prothese
zur Körpermitte und kompensiert zusätzlich mit einem Seitwärtsneigen des Rumpfes
über die Prothese.

Prothesenfuß im Verhältnis zum Unterschenkelschaft zu weit nach medial justiert (Abb.
1.21b). Die Belastung während der Mittstandphase auf die Außenseite des Prothesenfußes. Das Knie wird in eine Varusstellung gezwungen. Der Schaft drückt proximal-
medial und distal-lateral auf den Stumpf. Die Laufspur verengt sich. Der Amputierte
kompensiert mit Hüftabduktion, um die Balance zu halten, und um den Stumpf-
druckschmerz zu reduzieren.

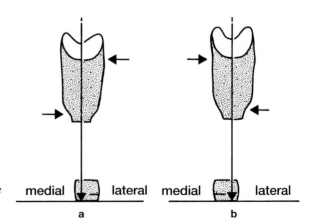

Abb. 1.21a, b.
Prothesenfuß zu weit lateral
(**a**) oder zu weit medial (**b**)
gesetzt (Bedeutung der Pfeile
s. Text)

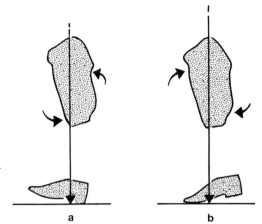

Abb. 1.22a, b.
Prothesenfuß zu dorsal extendiert (**a**) oder zu plantareflek-
tiert (**b**) (Bedeutung der
Pfeile s. Text)

a   b

Prothesenfuß im Verhältnis zum Unterschenkelschaft zu sehr dorsalextendiert (Abb. 1.22a). Das Knie wird während der Mittstandphase in die Beugestellung gezwungen. Das beschleunigt den Schritt von der Mittstandsphase zum Vorfußabstoß und verkürzt die Schwungphase des erhaltenen Beins. Durch die Kniebeugung erscheint die Prothese zu kurz. Der Schaft drückt anterior-distal und posterior-proximal auf den Stumpf. Der Amputierte kompensiert dies mit einem verkürzten Prothesenschritt und fängt die Vorwärtsbeschleunigung mit einem schnell folgenden Schritt des erhaltenen Beins ab.

Prothesenfuß im Verhältnis zum Unterschenkelschaft zu sehr plantarflektiert (Abb. 1.22b). Das Knie wird während der Prothesenbelastung in eine überstreckte Stellung gezwungen. Der Schritt wird nach der Prothesenmittstandphase gehemmt. Durch die Kniestreckung erscheint die Prothese zu lang. Der Schaft drückt anterior-proximal und posterior-distal auf den Stumpf. Der Amputierte kompensiert mit einer Schrittrhythmusstörung. Der Prothesenschritt beginnt mit vollem Bodenkontakt (der Fersenauftritt fehlt). Das erhaltene Bein folgt mit einem verkürzten Schritt.

Prothesenfuß im Verhältnis zum Unterschenkelschaft in Inversion justiert (Abb. 1.23a). Der Amputierte läuft auf der Außenkante des Prothesenfußes. Die Fußbelastungsfläche ist verkleinert und die Prothesenstandsicherheit gefährdet. Das Knie wird in eine Varusstellung gezwungen. Der Schaft drückt proximal-medial und distal-lateral auf den Stumpf. Der Amputierte kompensiert mit ungleichmäßig langer Beinbelastung. Er steht nur kurz auf der Prothese. Der Rumpf verlagert sich über die Prothese, um die Balance zu halten. Das erhaltene Bein kontrolliert die Ganggeschwindigkeit.

Prothesenfuß im Verhältnis zum Unterschenkelschaft in Eversion justiert (Abb. 1.23b). Der Amputierte auf der Innenkante des Prothesenfußes. Die Fußbelastungsfläche ist auch hier verkleinert. Die Prothesenstandsicherheit ist gefährdet. Das Knie wird in eine Valgusstellung gezwungen. Der Schaft drückt proximal-lateral und distal-medial auf den Stumpf. Der Amputierte kompensiert auch hier mit ungleichmäßig langer Bein-

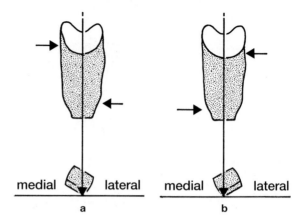

Abb. 1.23a, b.
Prothesenfuß in Inversion (**a**)
oder Eversion (**b**) justiert
(Bedeutung der Pfeile s. Text)

medial   lateral   medial   lateral

a   b

belastung. Er abduziert die Hüfte und benutzt die Prothese mehr als Stütze. Die Prothesenbelastungszeit ist verkürzt. Das erhaltene Bein bestimmt die Ganggeschwindigkeit.

Oberschenkelprothese

Statischer Aufbau. Für den Aufbau einer Oberschenkelprothese sind ebenfalls senkrechte Bezugslinien wichtig:

- von der Außenseite,
- von der Innenseite und
- von hinten.

Die Senkrechte *von der Außenseite gesehen,* fällt, etwa durch den Trochanter major, etwas vor die Prothesenknieachse (Einachsgelenk) und distal durch das mittlere Drittel des Prothesenfußes (Abb. 1.24a). Das gibt der Prothese eine anterior-posteriore Standsicherheit.

Die Senkrechte *von der Innenseite gesehen* kann direkt (muß aber nicht) durch die Kniegelenkachse fallen (Abb. 1.24b). Obwohl die Prothesenknieachse parallel zum Boden eingesetzt wird, kann sie in der Horizontalebene minimal nach außen rotiert werden, um die natürliche Außenrotation des Oberschenkels während des Ganges (Schwung und Stand) zu erleichtern.

Die Senkrechte *von hinten gesehen* fällt lateral zum Sitzbeinhöcker durch die Mitte des Kniegelenks und die Mitte der Prothesenferse (Abb. 1.24c). Dieser Aufbau ermöglicht einen bequemen Sitz des Schafts und einen stabilen medial-lateralen Fußkontakt während der Prothesenstandphase.

Kinetischer Aufbau. Hier werden die Verbindungen zwischen dem Schaft, dem Prothesenknie und dem Prothesenfuß auf den Gang des Amputierten abgestimmt. Auch der Oberschenkelschaft wird in eine initiale (5–7°) Beugestellung gesetzt. Die Standstabilität der Prothese muß dabei aber erhalten bleiben. Die leichte Schaftbeugung gibt dem Stumpf durch die Vordehnung der Hüftstreckmuskulatur, die anatomisch richtige Funktionsstellung für den Prothesenfersenaufsatz sowie während der Mittstandphase die Kraft, das Prothesenknie zu stabilisieren. Sofort nach dem Fersenauf-

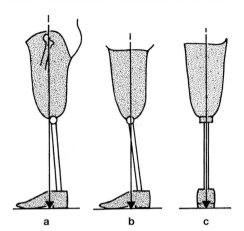

Abb. 1.24a–c.
Statischer Aufbau einer Oberschenkelprothese. **a** Von der
Außenseite gesehen, **b** von
der Innenseite gesehen, **c** von
hinten gesehen

tritt besteht nämlich die Tendenz, das Prothesenknie zu beugen, da die Belastungslinie posterior zum Gelenk verläuft. Ein kontrolliertes Stumpfhüftstrecken wirkt aber dieser Beugung entgegen und stabilisiert das Prothesenknie, sofern der Amputierte über ein hinreichendes Hüftstreckmoment verfügt (abhängig von der Streckmuskelkraft und Stumpfhebellänge).

Aufbauprobleme
Die Position des Prothesenknies zwischen dem Schaft und dem Prothesenfuß hat (in der Sagittalebene) einen entscheidenden Einfluß auf die Standsicherheit der Prothese.

Je weiter *hinten* die Knieachse im Verhältnis zur Aufbaubezugslinie liegt (Abb. 1.25a), um so stabiler wird das belastbare Gelenk. Das verbessert zwar die Standstabilität, besonders für ältere Menschen, erschwert aber andererseits das Beugen des Gelenks zum Beginn der Prothesenschwungphase.

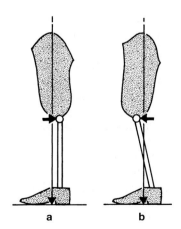

Abb. 1.25a, b.
Aufbaubezugslinie hinter (**a**)
und vor dem Kniegelenk (**b**)
(Bedeutung der Pfeile s. Text)

Wenn die Knieachse *vor* der Aufbaubezugslinie liegt (Abb. 1.25b), wird die Standsicherheit der Prothese gefährdet. Der Amputierte muß dann durch anhaltende aktive Stumpfstreckung das Prothesenknie während der Mittstandphase in Extension halten (mit einem „Sicherheitsknie" nicht erforderlich. Es gibt verschiedene Modelle, die unter Belastung minimale Kniebeugegrade zulassen). Die Beugung des Knies zum Beginn der Prothesenschwungphase ist aber wesentlich leichter zu steuern.

1.4.4
Gehen mit einer zu langen Prothese

Für Oberschenkelamputierte ist die erste Hälfte der Prothesenstandphase am schwierigsten, denn sie müssen mit Hilfe des Stumpfes nicht nur das Kniegelenk sichern, sondern den Körperschwerpunkt von seinem niedrigsten Punkt (der Doppelunterstützungsphase) auf seinen höchsten Punkt (die Prothesenmittstandphase) anheben.

Falls aber die Prothese zu lang ist, wird das Becken auf der amputierten Seite in eine höhere Position gehoben (Beckenschiefstand), daraus resultieren Körperfehlhaltungen, die den Energieverbrauch erhöhen. Nach der Mittstandphase wird durch das Sinken des Körperschwerpunkts, die zweite Hälfte der Prothesenstandphase plötzlich stärker beschleunigt. Dieser Prothesengang ist auf die Dauer sehr anstrengend und durch das „Bergauf" und „Bergab" im Schrittzyklus auch unsicher.

1.4.5
Gehen mit einer zu kurzen Prothese

Amputierte bitten manchmal, die Prothese im Vergleich zum erhaltenen Bein etwas zu kürzen (1–2 cm). Das erleichtert das Gehen auf unebenem Gelände und hilft in der Schwungphase die Prothese mühelos und frei über dem Boden zu schwingen. Wenn aber die Verkürzung größer als 1 cm ist, treten Probleme auf.

Ein Beckenschiefstand verursacht ein seitliches Rumpfneigen während der Prothesenstandphase. Diese Neigung schwächt die Abduktoren und führt zu einer einseitigen muskulären Mehrbelastung auf der gesunden Seite. Dieser Prothesengang ist anfänglich nicht anstrengend, führt aber auf Dauer zu unerwünschten Körperfehlhaltungen, ggf. auch zu Wirbelsäulenbeschwerden, besonders im lumbo-sakralen Bereich.

ZUSAMMENFASSUNG | **Die Qualität des Gangbilds wird durch die Korrelation zwischen den Stumpffunktionen, der Paßform des Schafts, dessen Haftung, des Prothesenaufbaus und den auf den Stumpf rückwirkenden Kräfte beinflußt. Eine optimale Behandlung wird durch eine enge Zusammenarbeit von Physiotherapeuten und Orthopädietechnikern erreicht.**

2 Die prä- und unmittelbar postoperative Phase

2.1
Das Behandlungsteam

„Rehabilitation ist der gemeinsame und aufeinander abgestimmte Einsatz medizinischer, sozialer, erzieherischer und beruflicher Maßnahmen, um jedem Menschen das Wiedererreichen seiner größtmöglichen Leistungsfähigkeit zu ermöglichen" (WHO, Weltgesundheitsorganisation, 1969).

Jedes Amputations- und Rehabilitationsteam sollte nach diesem Prinzip zusammengestellt werden, um jedem Patienten nach der Operation die bestmögliche Fürsorge bieten zu können. Die gemeinsamen Anstrengungen dieses Expertenteams sollen während der Behandlungen sicherstellen, daß allen medizinischen, psychosozialen und rehabilitationstechnischen Problemen Rechnung getragen wird. Dabei ist es wichtig, daß der Amputierte ein vollwertiges Mitglied dieses Teams ist und an den Behandlungsentscheidungen soweit wie möglich mitbeteiligt wird. Der beständige und sachkundige Rat aller Mitglieder des Behandlungsteams hilft dem Patienten, das Ausmaß seiner *Eigenverantwortung* während der Rehabilitation zu erkennen.

Zum *Kern des Teams* gehören Arzt, Physiotherapeut und Orthopädietechniker. Das Team wird je nach Bedarf erweitert. Der Beitrag der einzelnen Mitglieder des Teams variiert in den verschiedenen Phasen der Behandlung. So tragen z.B. Ergotherapeuten, Krankenschwestern, Sozialarbeiter, Psychologen, Diätassistentinnen, Berufsberater und Sportlehrer auch zur Rehabilitation des Amputierten bei.

Um die Rehabilitationsphase erfolgreich durchzuführen, muß das Kernteam ein gemeinsames theoretisches, fachliches und klinisches Grundwissen haben, welches folgende *Themenbereiche* umfaßt:

- die Zusammenhänge der Bewegungsphasen beim Gang,
- die Ursache(n), die zur Amputation führten,
- der Funktionsverlust der verschiedenen Amputationshöhen,
- die Wirksamkeit der Stumpfbehandlungsmethoden,
- der Einfluß der Stumpfbewegungen auf das Gangbild,
- die Grundsätze prothetischer Bauteilfunktion,
- die Grundsätze der Prothesenschafttechnik und des Prothesenaufbaus,
- die Bewegungsmöglichkeiten und -einschränkungen beim Prothesengang,
- visuelle Prothesengangfehleranalyse und -korrektur.

> **Merke**
> Nur die aufeinander abgestimmte Zusammenarbeit aller Teammitglieder ermöglicht eine erfolgreiche Rehabilitation des Patienten. Jedes Mitglied des Behandlungsteams muß sich durch Kompetenz auf seinem Fachgebiet das Vertrauen der anderen erarbeiten. Damit erkennt das Team die persönliche Erfahrung der einzelnen Mitglieder an, um die gute Zusammenarbeit auch bei fachübergreifenden Problemen zu gewährleisten.

2.2
Präoperative physiotherapeutische Behandlungen

Wenn möglich, sollte die physiotherapeutische Behandlung bereits vor der Amputationsoperation beginnen. Diese präoperative Versorgung hilft dem Patienten, postoperativ mit seiner Situation besser fertig zu werden (Mital u. Pierce 1971; Burgess u. Alexander 1973, 1981; Banerjee 1982; Gerhardt et al. 1982).

Gefäßkranke Patienten haben in der Regel eine lange Krankenvorgeschichte. Sie werden, ebenso wie Patienten mit *malignen Tumoren,* meistens im Rahmen einer geplanten Operation und nicht aus einer Notfallsituation heraus operiert. Es besteht also Zeit, diese Patienten vor der Operation zu sehen. Diese Möglichkeit entfällt, wenn unmittelbar *nach einem Trauma* eine Amputation nicht zu umgehen ist.

Die präoperative Visite des Physiotherapeuten hat zwei wesentliche Gründe:

▶ Informationsvermittlung für den Patienten und seine Angehörigen und
▶ physiotherapeutische Befundaufnahme.

Zunächst sollen der Patient und seine Familie über die bevorstehende Rehabilitation informiert werden, so daß sie Fragen über alles, was mit der Nachbehandlung zusammenhängt, stellen können. Während dieser Informationsvisite muß betont werden – ohne dem Patienten zu große Hoffnungen zu machen – daß die Amputation kein negativer Eingriff ist oder als das Ende medizinischer Bemühungen angesehen werden sollte. Durch fortschrittliche chirurgische Eingriffe und verbesserte prothetische Versorgung ist es heutzutage möglich, den funktionellen Verlust des betroffenen Beins weitgehend zu ersetzen. Die Amputation ist deshalb ein positiver Schritt in Richtung Wiederherstellung und damit der Wendepunkt zur Unabhängigkeit (Tooms 1980; Burgess 1981). Der Patient wird mit seiner Prothese, wenn auch etwas modifiziert, wieder gehen können.

Der andere Grund der präoperativen Visite ist eine physiotherapeutische Befundaufnahme, um die Kondition des Patienten festzustellen, die postoperative Behandlung vorzubereiten, und auch, um die zu erwartende Gehfähigkeit nach der Amputation im voraus zu beurteilen (Burgess u. Alexander 1973; Burgess 1981; Varghese u. Redford 1982).

2.2.1
Präoperative Informationsvisite

Bei der präoperativen Visite muß der Physiotherapeut beachten, daß der Patient bereits unter emotionalem Streß steht und daß eventuell auch seine Aufnahmefähigkeit durch Medikamentenbehandlung beeinflußt ist. Es ist deshalb wichtig, den Patienten verständnisvoll und behutsam zu informieren, ohne seinen Streß zu verstärken. Folgendes kann, jeweils der Situation entsprechend, besprochen werden:

● Die Diagnose des Arztes und die Notwendigkeit der Amputation.
● Der Sinn und Zweck des nach der Operation angelegten Stumpfverbands.
● Der Ablauf der Nachbehandlung.
● Die Funktion der vorgesehenen Prothese.
● Die Bedeutung der aktiven Mitarbeit des Patienten während der gesamten Behandlung. Dabei muß betont werden, daß der funktionelle Verlust des Beins durch eine auch noch so weit entwickelte Prothese zwar sehr gut ausgeglichen werden kann, daß aber das sichere Gehen mit einer Prothese unbedingt erlernt werden muß.

 Unrealistische Erwartungen des Patienten sollen gedämpft werden, ohne seine Motivation zu beeinträchtigen.

Zusätzlich kann bei Bedarf auch noch über folgende Themen gesprochen werden:

▶ Phantomgefühl,
▶ erhöhte Transpiration,
▶ typische Fragen des Patienten.

Phantomgefühl

Beim *Phantomgefühl* handelt es sich um das Phänomen, daß der Patient nach der Amputation das Gefühl hat, sein Bein noch zu haben. Dieses Gefühl ist natürlich und erweist sich bei Übungen sowie beim Gehen mit einer Prothese als nützlich. Um den Streß des Patienten nicht weiter zu verstärken, sollte der Physiotherapeut das Thema *Phantomschmerz* (der nicht unbedingt nach jeder Amputation auftritt) vermeiden. Sollte sich der Patient aber über postoperative Schmerzen erkundigen, dann muß man ihm die Gewißheit geben, daß ihm nach einer solchen Operation mit Medikamenten geholfen wird.

Erhöhte Transpiration

Nach einer Beinamputation vermehrt sich anfänglich, wenn der Patient aktiv wird, die *Schweißsekretion.* Das hat folgende Gründe:

▶ Durch den biomechanischen Verlust steigt der Energiebedarf beim Gehen.
▶ Da während der Operation die Zirkulation distal segmentiert wird und sich die Bildung einer Kollateralzirkulation im Stumpfbereich unmittelbar postoperativ noch nicht entwickelt hat, erfordern anfängliche Aktivitäten mehr Energie.
▶ Die Haut trägt wesentlich zur Kontrolle der Körpertemperatur bei. Durch die Amputation geht ein bedeutender Teil der Hautoberfläche verloren. Der verbliebene Hautteil reagiert mit einer vermehrten Schweißproduktion, um die Körpertemperatur konstant zu halten.

Da sich der Körper diesen Veränderungen anpaßt, normalisiert sich dieser Regelkreis verhältnismäßig schnell. Eine vermehrte Transpiration tritt bei aktiven Patienten mit einem hohen Amputationsniveau intensiver auf. Bei tiefer liegenden Amputationshöhen und nicht sehr aktiven Patienten bestehen in dieser Hinsicht seltener Probleme.

Der Physiotherapeut sollte alle Informationen so formulieren, daß sie vom Patienten und seiner Familie leicht verstanden werden. Da viele Patienten nicht in der Lage sind, die vielen neuen Informationen sofort aufzunehmen und zu verarbeiten, müssen diese oft mehrmals wiederholt werden.

Typische Fragen des Patienten
Bei einer bevorstehenden Amputation werden für gewöhnlich vom Patienten folgende Fragen gestellt:

● Wie lange wird es dauern, bis ich wieder gehen kann?
● Kann ich ohne Stock oder Krücken gehen?
● Kann ich mit einer Prothese Auto fahren?
● Kann ich weiter in meinem Beruf arbeiten?

Alle Fragen sollten ehrlich und nach bestem Wissen beantwortet werden (Friedman 1978). Die Antworten hängen von der Amputationshöhe, dem Gesundheitszustand, dem Alter des Patienten sowie von seiner Motivation ab.

2.2.2
Präoperative physiotherapeutische Befundaufnahme

Vor der Operation wird die *Kondition* des Patienten beurteilt. Dabei ist es wichtig, *Muskelkraft* und *Gelenkbeweglichkeit* zu testen, um die Fähigkeiten des Patienten nach dem Eingriff abschätzen zu können.

 Die Zuverlässigkeit der Befunderhebung hängt wesentlich vom Zustand des Patienten vor der Operation ab.

Wenn der Patient z.B. starke Schmerzen hat, ist manchmal auch eine grobe Beurteilung der Muskelkraft und Gelenkbeweglichkeit nicht möglich. Zur physiotherapeutischen Befunderhebung gehört auch die Kenntnis der Krankenvorgeschichte, obwohl natürlich der körperliche Befund des Patienten im Vordergrund steht (Burgess u. Alexander 1973; Gerhardt et al. 1982). Bei der *Befunderhebung* werden folgende Bereiche geprüft:

▶ Atemfunktion,
▶ Arme,
▶ Beine,
▶ Hautzustand und
▶ Gleichgewichtssinn.

Atemfunktion
Vor der Operation werden folgende *Funktionen* untersucht:

● Beweglichkeit des Thorax,
● Fähigkeit, tief zu atmen und zu husten,
● pathologische Atemgeräusche bei der Auskultation der Lungen.

Vorbestehende respiratorische Probleme, z.B. auf der Basis einer chronisch-obstruktiven Lungenerkrankung oder als Komplikation einer schon einmal erfahrenen Narkose, werden notiert. *Tiefes erst Aus- und dann Einatmen* wird geübt, damit es dem Patienten nach der Operation leichter fällt, den entsprechenden Anweisungen des Physiotherapeuten zu folgen.

Arme

Die *Muskelkraft* und die *Beweglichkeit* der Arme werden geprüft, da sie nach der Operation beim Umsetzen vom Bett zum Stuhl und anfänglich beim Gehtraining einen großen Teil des Körpergewichtes tragen müssen. Jede Muskelschwäche oder Einschränkung der Gelenkfunktion beeinträchtigt die Mobilität des Patienten nach der Amputation.

Bein

Die Untersuchung konzentriert sich auf *Muskelkraft, Koordination* und *Gelenkbeweglichkeit* des gesunden oder des zu erhaltenden (nicht immer gesunden) Beins, denn es muß nach der Amputation die führende Rolle übernehmen. Diese Untersuchung kann bei bettlägerigen Patienten in Rückenlage durchgeführt werden. Bei gebeugtem Hüft- und Kniegelenk hält der Physiotherapeut den Fuß des Patienten, läßt ihn das Bein gegen Widerstand strecken und beurteilt so die koordinierten Bewegungen, um zu entscheiden, ob eine Belastbarkeit des Beins nach der Operation möglich ist. Auch das Ausmaß eventuell bevorstehender Kontrakturen muß festgestellt werden.

Hautzustand

Bei der Untersuchung wird darauf geachtet, ob die Haut des zu erhaltenden Beins unverletzt ist. Jede bestehende *Hautverletzung oder Abschürfung* wird notiert. Auch der Fuß wird untersucht, wobei vor allem auf *Druckstellen* durch schlecht sitzendes Schuhwerk geachtet werden muß. Die *Hautsensibilität* wird getestet, die vor allem bei Diabetikern häufig beeinträchtigt ist. Der Patient wird darauf hingewiesen, daß auch geringfügige Stoß- und Quetschverletzungen mit oberflächlichen Hautläsionen zu erheblichen Komplikationen führen können und daß er darauf achten muß, solche Verletzungen zu vermeiden.

Gleichgewichtssinn

Das Gleichgewicht nimmt beim Gehen eine Schlüsselfunktion ein. Bei fehlendem Gleichgewichtsgefühl ist das Gehen nicht möglich. Das Gleichgewicht wird geprüft, wenn der Patient sitzt. Man versucht, ihn durch leichtes Anstoßen aus dem Gleichgewicht zu bringen. Der Physiotherapeut beobachtet die Reaktionen des Patienten, während dieser das Gleichgewicht wiederzugewinnen und beizubehalten versucht.

2.2.3
Präoperative Übungen

Viele ältere Patienten sind bereits vor der Operation in einem schlechten gesundheitlichen Zustand, da sie längere Zeit bettlägerig oder auf einen Rollstuhl angewiesen waren. Um diese Patienten auf zukünftige Aktivitäten vorzubereiten, wird bereits vor der Operation mit *isometrischen und aktiven Übungen* begonnen:

- Aktive Fußübungen des zu erhaltenden Beins tragen zur Prophylaxe tiefer Beinvenenthrombosen bei.
- Die Atemgymnastik und Hustenübungen sollen postoperative pulmonale Komplikationen verhindern.
- Wenn möglich, sollten vor der Operation auch Umsteigeübungen durchgeführt werden (vom Bett zum Stuhl), damit der Patient diese sicher ausführen kann.

Ausrüstung
Für den Amputierten sollte folgende Ausrüstung bereitgestellt sein:

▶ Gehrahmen und
▶ Schuhe.

Gehrahmen. Ein in Leichtbauweise hergestellter Gehrahmen wird auf die Körpergröße des Patienten eingestellt und mit Namen und Zimmernummer versehen. Zu Beginn darf der Gehrahmen nicht in Reichweite des Patienten sein, da der Patient anfänglich nach der Amputation nur unter Aufsicht stehen und gehen darf. Ein Gehrahmen gibt dem Patienten nach der Operation mehr Stabilität. Ein Gehwagen, ein Rahmen der Räder hat, soll anfänglich nicht benutzt werden.

Schuhe. Ein Prothesenfuß kann vom Orthopädietechniker jeder Schuhform angepaßt werden, deshalb werden Schuhe für den erhaltenen Fuß ausgewählt. Der Schuh muß absolut bequem sitzen. Flache Absätze, rutschfeste Sohlen, leicht im Gewicht und mit weitem Vorfußteil. Schuhe, die die Beweglichkeit des Fußes nicht einschränken, aber den Fuß stützen, sind angebracht. Der für die Prothese bestimmte Schuh wird mit einem Namensschild versehen und dem Orthopädietechniker übergeben.

2.2.4
Psychologische Aspekte

Vom psychologischen Gesichtspunkt aus gesehen ist es manchmal nützlich, wenn der Patient vor seiner Operation von einem Amputierten besucht wird. Der Besucher muß allerdings sorgfältig ausgewählt werden, seine Persönlichkeit ist wichtiger als sein Alter oder die Amputationshöhe. Dabei muß dem Patienten klar gemacht werden, daß die Behandlung individuell abläuft und daß direkte Vergleiche nicht möglich sind. Durch den Besuch erhofft man, den Streß des Patienten zu mindern.

 Merke Es ist wichtig, daß der Physiotherapeut während der präoperativen Visite eine gute Beziehung zum Patienten aufbaut, indem er ihm ein Gefühl der Verbundenheit gibt und besonders auf seine körperliche und seelische Situation eingeht.

Burgess u. Alexander (1973) fordern, daß der Physiotherapeut zusätzlich zur präoperativen Visite auch bei der Operation anwesend sein sollte, um folgende, auch für die Nachbehandlung relevanten Aspekte beobachten zu können:

- Ausmaß des Blutverlustes,
- Zustand der Haut und der Muskulatur,
- Lage der Hautnaht,
- Beweglichkeit des nächsthöheren Gelenkes.

Die während der Operation gewonnene Erfahrung trägt dazu bei, den postoperativen Behandlungsplan zu vervollständigen.

Die Anwesenheit des Physiotherapeuten bei der Amputation ist aber in den meisten Kliniken aus zeitlichen und finanziellen Gründen nicht möglich. Deshalb ist es notwendig, daß der Physiotherapeut exakte Informationen des operierendes Arztes bekommt und den Operationsbericht sorgfältig liest.

ZUSAMMENFASSUNG	**Bei einer präoperativen Visite (wenn möglich ist) bereitet der Physiotherapeut den Patienten auf seine Amputation vor. Die Kondition des Patienten wird beurteilt, um seine Fähigkeiten nach dem Eingriff abzuschätzen. Tiefes Aus- und Einatmen wird geübt, damit es dem Patienten nach der Operation leichter fällt, den Anweisungen des Therapeuten zu folgen. Die meisten Patienten und deren Familien reagieren auf die bevorstehende Amputation mit Angst, Sorge und Ungewißheit. Um diesen Streß zu reduzieren, werden der Patient und seine Familie über die bevorstehende Rehabilitation informiert. Alle Fragen werden beantwortet. Abschließend wird auch zum Ausdruck gebracht, daß eine aktive Mitarbeit des Patienten während seiner Rehabilitation unbedingt erforderlich ist.**

2.3
Unmittelbare postoperative physiotherapeutische Behandlungen

Die unmittelbare postoperative Phase dauert bei primärer Stumpfwundheilung ungefähr zwei Wochen. Zum physiotherapeutischen Aufgabenbereich gehören:

► Atemgymnastik,
► korrekte Lagerung,
► Übungsbehandlungen und
► Transfer.

2.3.1
Atemgymnastik

Mit Atemübungen wird direkt nach dem Aufwachen aus der Narkose begonnen, um eine statische Pneumonie zu vermeiden. Eine Vollnarkose führt zu einer zentralen Atemdepression (Whylie 1978). Tiefes Aus- und Einatmen dehnt den Thorax und fördert die Belüftung sämtlicher Lungensegmente. Regelmäßiges Husten entfernt Bronchialsekrete.

Während der Frühmobilisierung wirkt die Atemgymnastik auch orthostatischen Regulationsstörungen entgegen, da sie den Sauerstoffgehalt des Bluts erhöht und dabei Schwindelgefühle bei plötzlichen Lageveränderungen vom Liegen in die aufrechte Position mildert. Die *Erhaltung oder Verbesserung der Lungenfunktion* des Patienten nach der Amputation ist sehr wichtig, da für seine Mobilisierung ein funktionsfähiges Herz-Kreislauf-System und gut belüftete Lungen erforderlich sind.

Übung

Der Patient liegt auf dem Rücken, das erhaltene Bein wird in Beugestellung auf dem Bett abgestützt. Die Hände werden leicht auf die Bauchdecke gelegt. Die Atemübungen beginnen mit einer intensiven und hörbaren Exspiration (bis 5 zählen) gegen den Buchstaben „F". Diese Mundstellung kontrolliert die Intensität des Ausatmens. Ein flaches Ausatmen wird so vermieden. Während der Exspiration sinkt die Bauchdecke, der Patient fühlt die Bewegung. Anschließend *tief* einatmen, Luft kurz anhalten und dann wieder intensiv ausatmen. Die Atemübungen können z.B. durch folgende Armbewegungen gesteigert werden:

- *Exspiration:* Arme vor dem Brustkorb keuzen,
- *Inspiration:* Arme bis zur Kopfhöhe anheben.

2.3.2
Korrekte Lagerung

Da der Patient in der frühen postoperativen Phase nicht für längere Zeit bequem in einer Stellung liegen kann, muß er häufig umgelagert werden. Während dieser Anfangsphase gesteht man dem Amputierten eine *intuitiv eingenommene schmerzfreie Position* zu (Baumgartner u. Botta 1995). Da sich aber bereits kurz nach der Amputation Kontrakturen im nächsthöherliegenden Gelenk entwickeln, sind prophylaktische Maßnahmen notwendig (Stryker 1972).

 Die korrekte Lagerung sowohl des Amputierten als auch des Stumpfes beugen der Entwicklung von Kontrakturen vor.

Diese Lagerungstechniken werden während der gesamten Nachbehandlung fortgesetzt und gehören zu den Aufgaben des Pflegepersonals. Der Physiotherapeut hat hier eine beratende Funktion.

Das Bett

Das Bett muß eine feste Matratze haben. Eine weiche Unterlage führt in Rückenlage leicht zur Hüftbeugung, da das Becken einsinkt.

Stumpf

Die Benutzung eines Kissens zur Stumpfhochlagerung ist aus folgenden Gründen kontraindiziert:

- Die Entwicklung von Kontrakturen wird gefördert, da die benachbarten Gelenke gebeugt werden.
- Die periphere Durchblutung wird beeinträchtigt, was vor allem bei gefäßkranken Patienten zu Heilungsstörungen führen kann.

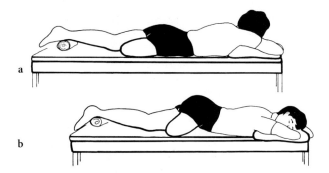

Abb. 2.1a, b.
Bauchlagerung;
a richtig, **b** falsch

Zwischen Stumpf und erhaltenes Bein sollte ebenfalls kein Kissen gelegt werden. Dies fördert die Entstehung einer Abduktionskontraktur des Stumpfes, die vor allem bei oberschenkelamputierten Patienten sehr störend ist (Troup 1982).

Bauchlagerung
Die Bauchlage, die täglich zweimal für je eine halbe Stunde als Ruhepause geplant werden kann, ist besonders für Oberschenkelamputierte wichtig. In dieser Position sind die Hüften normalerweise spannungsfrei, also in Neutralstellung gelagert. Der Kopf sollte zur nichtamputierten Seite gedreht werden, dadurch wird ein leichter Zug auf die Hüftbeuger des Stumpfes ausgeübt (Abb. 2.1a). Wenn der Kopf zur amputierten Seite gedreht wird, ist eine kompensatorische Seitwärtsneigung des Rumpfes möglich. Dadurch wird die Hüftneutralstellung gestört (Abb. 2.1b). Ein kleines Polster unter dem Sprunggelenk sorgt für eine bequeme Lagerung des Fußes. Unterschenkelamputierte brauchen in der Regel nicht auf dem Bauch gelagert zu werden, da diese Position einer Kniebeugekontraktur nicht entgegenwirkt.

Fettleibigen Patienten und Patientinnen mit großer Oberweite müssen kleine Kissen unter die Schultern gelegt werden, um den Druck auf die Thoraxwand zu vermindern. Bei Patienten, die aufgrund respiratorischer oder kardialer Probleme nicht flach in Bauchlage gelagert werden können, sollte das ganze Bett vorne angehoben, also schräg gestellt werden. Der Oberkörper des Patienten wird dadurch angehoben, ohne die korrekte Lagerung zu verändern (Mensch u. Ellis 1982). Bestimmte orthopädische Erkrankungen des Patienten, z.B. Spondylolisthesis (Wirbelgleiten), lassen die Bauchlagerung ebenfalls nicht zu, da diese Position ihre Rückenschmerzen verstärkt.

Sitzende Lagerung im Rollstuhl
Der Standardsitz eines Rollstuhls ist für einen Beinamputierten nicht geeignet, da er wie eine Hängematte durchhängt und deshalb das Becken nicht genügend abstützt. Dadurch fällt das Becken auf der operierten Seite ab. Der Amputierte kompensiert dies, indem er den Stumpf in Adduktion/Innenrotation hält. Diese Sitzhaltung verspannt aber die Muskulatur, ist ermüdend und fördert eine skoliotische Fehlhaltung der Wirbelsäule, die das Absinken des Beckens kompensiert, um den Körper aufrecht zu halten (Abb. 2.2a).

Der Sitz des Rollstuhls muß durch ein Rollstuhlbrett ersetzt werden, das für *Oberschenkelamputierte* die Größe der Stuhlsitzfläche hat (Abb. 2.2b). Für *Unterschenkelamputierte* benutzt man entweder ein einseitig verlängertes Sitzbrett mit Klapp-

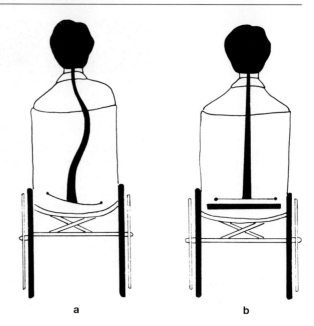

Abb. 2.2a, b.
Körperhaltung im Rollstuhl
ohne Sitzbrett (**a**) und mit
Sitzbrett (**b**)

a   b

mechanismus (Abb. 2.3) oder ein Brett mit Auszug (Abb. 2.4). Auf diese Weise wird
einer Kniebeugekontraktur und einem Stumpfödem entgegengewirkt.

 Merke Das Sitzbrett ist besonders für ältere Amputierte wichtig, da
sie bei eventueller verzögerter Wundheilung oft während des
Tages lange sitzen. Ein flaches Kissen auf dem Brett macht das
Sitzen angenehm.

2.3.3
Übungsbehandlung

Schon am ersten Tag nach der Operation wird mit *isometrischen Übungen* für alle wich-
tigen Muskelgruppen begonnen. Der Stumpf wird vorerst verschont. Der Physiothe-

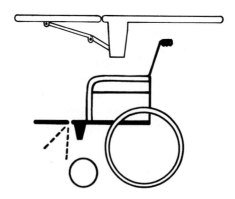

Abb. 2.3.
Verlängertes Sitzbrett mit
Klappmechanismus für
Unterschenkelamputierte;
hochgelagert zur Stumpf-
lagerung beim Sitzen, her-
untergeklappt zum Ein- und
Aussteigen

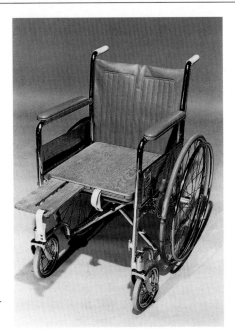

Abb. 2.4.
Universales Sitzbrett mit Aus-
zug (wie eine Schublade) für
Unterschenkelamputierte

rapeut legt anfänglich seine Hand auf die zu trainierende Muskelgruppe. Das gibt dem
Amputierten einen sensorischen Reiz und erlaubt dem Physiotherapeuten, die Qualität der Muskelanspannung zu fühlen. Diese Übungen werden während der postoperativen Phase mehrmals am Tage durchgeführt; zuerst unter Aufsicht und später selbständig.

Der Übergang zu *isotonischen Übungen* und *funktionellen Aktivitäten* (Bettmobi-
lität) sollte so schnell wie möglich (abhängig von der Stumpfwundheilung) stattfinden. Die Übungen sind auf den Amputierten abgestimmt und werden individuell
gesteigert. Sie konzentrieren sich auf die Streckmuskulatur des Rumpfes, die
Bauchmuskulatur, die Arme und das erhaltene Bein. Diese Übungen wirken sich auch
positiv durch Reiz Overflow (Irradiation) auf den Stumpf aus.

Übungen des M. quadriceps

Falls der Patient anfangs Schwierigkeiten hat, diese Muskelgruppe im Wechsel anzuspannen und zu entspannen, sollte er den Fuß des erhaltenen Beins intensiv dorsal
extendieren und dabei gleichzeitig das Knie durchstrecken. Durch diese Übung wird
der M. quadriceps sekundär angespannt. Wenn der Amputierte diesen Bewegungsablauf beherrscht, wird die Übung bei normaler Stumpfheilung auch beidseitig durchgeführt. Auf diese Weise lernt er, die Stumpfmuskulatur richtig anzuspannen. Die
Übung wird überwacht, bis der Patient die Muskulatur auf Kommando anspannen
kann.

KLINISCHER
HINWEIS

Bei einer Gritti-Stokes-Amputation wird das Femur im unteren Drittel reseziert und die Kniescheibe auf die Resektionsfläche aufgesetzt. Man will damit die Belastbarkeit des Stumpfes steigern und seine Empfindlichkeit vermindern. Nach dieser selten durchgeführten Amputation muß die Patella mit dem Femurstumpf verwachsen. Postoperative Quadrizepskontraktionen sind in dieser Situation kontraindiziert, um zu gewährleisten, daß die Patella in der Anheilposition verbleibt.

Übungen der Glutäalmuskulatur

Die Funktion der Streckmuskulatur des Stumpfes ist besonders wichtig, denn diese Muskelgruppe ist für den Vorwärtsantrieb während des Gehens verantwortlich, trägt zusätzlich zur Körperaufrechterhaltung bei und stabilisiert nach einer Knieexartikulation und Oberschenkelamputation die Prothesenstandphase. Der Amputierte kann die Qualität der Anspannung selbst überprüfen, indem er seine Hände unter die Gesäßmuskeln legt. Bei maximaler Kontraktion im Liegen wird das Becken von der Unterlage gehoben.

Übungen für den Rumpf

Die anfänglichen Rumpfübungen werden in Rückenlage durchgeführt. Der Patient wird dazu angehalten, seinen Kopf und alle Extremitäten kraftvoll in die Matratze zu pressen. Zusammen mit der Anspannung der Glutäalmuskulatur führt diese Übung zur Überstreckung der Wirbelsäule mit Bildung einer „Brücke". Diese Übung fördert die Rumpfextension. Beim Gehen ist die Aufrechthaltung des Körpers wichtig, denn der Rumpf ist teilweise für die Verlagerung des Körperschwerpunkts von einem Bein auf das andere verantwortlich.

KLINISCHER
HINWEIS

Diese Übung wird oft falsch durchgeführt, da der Patient anstelle des Stumpfes und des erhaltenen Beins sein Becken auf das Bett drückt.

Ab- und Adduktionsübungen der Hüfte

Abduktion und Adduktion der Hüfte werden anfänglich auch isometrisch geübt, indem der Physiotherapeut diesen Bewegungen durch Auflegen seiner Hände auf die Außen- und Innenseite des Oberschenkels Widerstand entgegensetzt. Sobald die Anspannungen dieser Muskelgruppen korrekt ausgeführt werden, kann der Patient diese Übungen ohne den Physiotherapeuten mehrmals täglich selbständig durchführen.

Die *Abduktion* wird trainiert, indem beide Oberschenkel entweder in Thera-Band (ein breites, in verschiedenen Stärken erhältliches, elastisches Übungsband) oder in ein Handtuch eingeschlagen werden. Die Enden des Bands oder Handtuches werden zusammengehalten. Der Patient übt so die beidseitige Abduktion gegen Widerstand, ohne dabei den Stumpf nach außen zu rotieren (Abb. 2.5).

Die *Adduktion* wird geübt, indem man ein Kissen zwischen den Stumpf und das erhaltene Bein legt. Der Patient versucht, das Kissen mit Stumpf und erhaltenem Bein zusammenzudrücken. Auch hier muß darauf geachtet werden, daß nur die Adduktion und nicht eine gleichzeitige Innenrotation im Hüftgelenk durchgeführt wird.

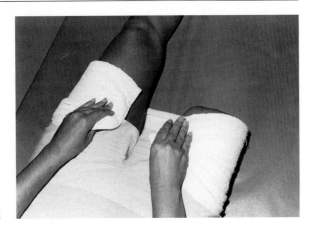

Abb. 2.5.
Selbständiges Üben – Hüftabduktion gegen Widerstand

Übungen für die Bauchmuskulatur
Die Bauchmuskulatur ist bei den meisten Patienten schwach, deshalb muß auch diese
Muskelgruppe in das Übungsprogramm miteingeschlossen werden. Das erhaltene Bein
wird in Beugestellung auf dem Bett abgestützt. Der Stumpf bleibt in Neutralstellung.
Anschließend hebt der Patient den Kopf und die Schultern und versucht im Halbsitz,
mit den Händen das Knie zu erreichen. Für *junge Patienten* wird dieses Halbsitzen
erschwert, indem die Hände hinter dem Kopf gefaltet werden. Bei *muskelschwachen,
älteren Amputierten* sollte diese erschwerte Methode aber nicht angewendet werden,
da es aufgrund der Bauchmuskelschwäche zur vermehrten Belastung der Rückenmuskulatur und dadurch zu Rückenschmerzen kommen kann.

Sobald der Patient seine Übungen exakt ausführen kann, sollte er 3- bis 4mal täglich jede Muskelgruppe 10mal für 5–10 s maximal kontrahieren und dann total entspannen. Das Krankenpflegepersonal weist den Patienten immer wieder auf die Wich-
tigkeit der Übungen hin und achtet darauf, daß er sein Übungsprogramm selbständig
und regelmäßig durchführt.

Übungen für das erhaltene Bein
Nach einer Amputation wird das erhaltene Bein zum dominanten Bein. So schnell wie
möglich sollte nach der Operation dieses Bein mit aktiven Übungen gegen Widerstand
für Fuß, Knie und Hüftgelenk trainiert werden. Beim Einbeinstand ist die Unterstützungsfläche reduziert, das erschwert das Gleichgewicht zu halten und die Verlagerung
des Körpergewichts in der Frontalebene auszugleichen. Deshalb müssen besonders die
Inversions- und Eversionsbewegungen des Fußes muskulär gut stabilisiert sein. Die
muskuläre Aktivität des Fußes steigt bei längerem Stehen enorm an. Die Gewichts-
verlagerungen in der Sagittalebene werden durch gut trainierte Unterschenkelmus-
keln (Wadenmuskulatur, Tibialis-anterior-Gruppe) ausgeglichen. Gleichzeitig muß die
Kniemuskulatur kräftig sein, um bei Gewichtsbelastung unkontrollierte Beugebewegungen zu vermeiden. Die Hüftabduktoren und die Hüftstreckmuskulatur müssen in
der Lage sein, die Verlagerung des Körpergewichts in der Standphase abzufangen. Bei
einer Schwäche der Abduktoren (Duchenne-Zeichen, positives Trendelenburg-Zeichen) versucht der Amputierte, die fehlende Beckenstabilität mit dem Fuß und Sprunggelenk auszugleichen.

Merke Die funktionelle Bedeutung des erhaltenen Beins wird während der Frühmobilisation des Amputierten häufig unterschätzt.

Man kann selbst ausprobieren, wie intensiv besonders der Fuß arbeiten muß, indem man sich auf ein Bein stellt und die Hüfte und das Knie des anderen Beins so weit wie möglich anbeugt. Das Gleichgewicht kann zunächst leicht gehalten werden. Bei längerem Stehen auf einem Bein stellt man jedoch fest, daß diese Stellung den Fuß des erhaltenen Beins viel stärker belastet.

Zusätzlich ist ein zeitiges Aufrechtstehen nach der Amputation erst in einem Gehrahmen (am Tage nach der Operation) oder mit Krücken (bei genügender Standsicherheit) psychisch und physisch für den Amputierten wichtig. Er atmet auch intensiver und kann fühlen, wie sein Bein beim Stehen reagiert. Die ersten einbeinigen Schritte hängen auch von der Armstabilität ab. Der Amputierte sollte sein Bein mit einem kurzen, aber fließenden Schwung nach vorn führen. Ein unkontrolliertes Hüpfen soll vermieden werden, damit das erhaltene Bein nicht stoßartig belastet wird.

2.3.4
Transfer

Jeder Amputierte muß das Umsetzen auf einen Stuhl, auf die Toilette, in die Dusche und später auch in ein Auto lernen. Sicheres Umsteigen ist nur bei intaktem Gleichgewichtsgefühl, erhaltener Koordination und mit belastbaren Armen möglich.

Alle Transferbewegungen müssen genau erklärt, und vor dem Übungsbeginn auch demonstriert werden, damit der Amputierte einen Überblick über den Bewegungsablauf hat. Es gibt viele Transfermethoden, die mit und ohne Hilfe bzw. mit und ohne Stützen durchgeführt werden. Dabei ist immer die Sicherheit des Bewegungsablaufs wichtig, ebenso daß der Amputierte die Methode überlegt und akkurat durchführt. Im folgenden werden drei Beispiele des Umsteigens beschrieben.

▶ Transfer vom Bett zum Rollstuhl ohne Prothese,
▶ Transfer mit Stumpfgips und Sofortprothese bei Unterschenkelamputation,
▶ Transfer mit Trapez (Triangel).

Vom Bett zum Rollstuhl ohne Prothese
Um vom Bett zum Rollstuhl umzusteigen, sind folgende Vorbereitungen nötig:

● Erst den Schuh anziehen und die Betthöhe einstellen.
● Danach den Rollstuhl mit blockierten Bremsen und hochgeklappten Fußstützen dicht neben das Bett stellen.
● Der Patient rollt zur Seite des erhaltenen Beins und stemmt sich mit den Ellenbogen und der Hand zum Sitz. Falls er dazu noch Hilfe braucht, können der Physiotherapeut oder die Schwester den Stumpf oder das erhaltene Bein mit einer Hand stabilisieren und dem Patienten mit der anderen Hand helfen, die Sitzposition zu erreichen (Abb. 2.6).
● Das erhaltene Bein wird über die Bettkante geschwungen und der Fuß bequem auf dem Boden aufgesetzt.
● Falls durch ein schnelles Sitzen orthostatische Beschwerden auftreten, muß der Patient erst eine Pause machen und dabei einige Male tief aus- und dann einatmen.

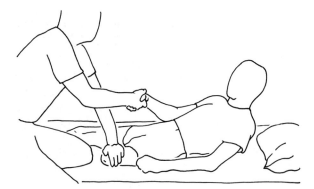

Abb. 2.6.
Mit Hilfe zum Sitz kommen

● Anschließend ergreift der Patient mit einer Hand die Armlehne des Rollstuhls, mit der anderen Hand stützt er sich am Bett ab. Durch Vorwärtsbeugen verlagert er den Körperschwerpunkt auf das erhaltene Bein, stößt sich mit beiden Armen und dem Bein ab und dreht sich in die Sitzposition. Gleichzeitig leitet der Physiotherapeut den Rumpf und stabilisiert durch Knie- und Fußkontakt das Bein des Patienten (Abb. 2.7). Dadurch wird eine unerwartete Kniebeugung und/oder ein Abrutschen des Fußes verhindert.
● Der Patient erfaßt die andere Armlehne und nimmt langsam Platz.

Diese Umsteigetechnik eignet sich für die meisten Amputationshöhen. Eine Ausnahme ist der mit einem Gipsverband und einer Sofortprothese versorgte unterschenkelamputierte Patient.

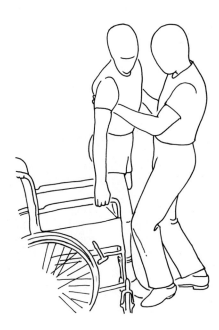

Abb. 2.7.
Beim Umsteigen stabilisiert
der Physiotherapeut Knie
und Fuß des Patienten

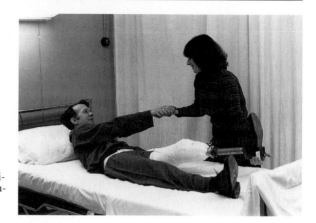

Abb. 2.8.
Umsteigen mit einem post-
operativen Gips und Sofortprothese.
(Aus S. N. Banerjee „Rehabilitation Management of Amputees" Williams & Wilkins,
Baltimore 1982)

Transfer mit Stumpfgips und Sofortprothese bei Unterschenkelamputation
(Burgess-Methode, s. Abschn. 2.4.1, Stumpfgips – Geschichtliche Entwicklung).

Bei dieser Transfertechnik wird zuerst die Sofortprothese an den Gips gekoppelt.
Dabei muß der Amputierte im Bett liegen, so daß die Prothese bei entspanntem Stumpf
leicht befestigt werden kann. Während des Umsteigens trägt der Physiotherapeut das
Gewicht der Sofortprothese (Abb. 2.8) und führt sie über die Bettkante. Gleichzeitig
kommt der Patient zum Sitzen. Auf diese Weise werden Hebelwirkungen auf das distale
Stumpfende mit entsprechendem Druck vermieden. Die Handhaltung erleichtert und
stabilisiert den Bewegungsablauf. Das erhaltene Bein erreicht den Boden, der Patient
kann dann mit einem Gehrahmen aufrecht stehen (Abb. 2. 9).

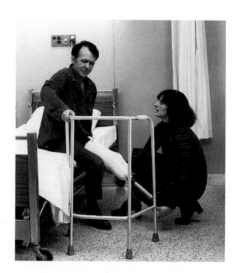

Abb. 2.9.
Mit Gehrahmen zum Stand
kommen. (Aus S. N. Banerjee
„Rehabilitation Management
of Amputees" Williams &
Wilkins, Baltimore 1982)

KLINISCHE **HINWEISE**	**Patienten mit einem höheren Amputationsniveau, die mit einem Stumpfgips versorgt sind, steigen immer ohne Sofortprothese vom Bett zum Stuhl um. Für diese Patienten ist es einfacher und sicherer, wenn die Prothese im Sitzen befestigt wird. Nach den Stand- und Belastungsversuchen muß die Prothese sofort wieder abgenommen werden, da die Länge und das Gewicht die Beweglichkeit des Patienten im Bett einschränken und auch ein bequemes Sitzen unmöglich machen.**

Transfer mit Trapez (Triangel)

Ein Triangel oder ein Trapez wird beim Umsteigen nicht routinemäßig eingesetzt, da es vermehrt den M. biceps und nicht die beim Gehen mit Stützen wichtigeren M. triceps und die Handgelenkextensoren trainiert. Trotzdem kann der Gebrauch manchmal von Nutzen sein.

- Bei bestehendem Dekubitus oder empfindlicher Haut im Sakralbereich wird beim Umsetzen das Reiben der Haut auf dem Bettlaken reduziert.
- Bei speziellen Problemen (Übergewicht, Frakturen) fördert ein Triangel die Beweglichkeit des Patienten.
- Es hilft beidseitig amputierten Patienten beim Umsetzen (Abb. 2.10) und fördert deren Beweglichkeit im Bett. Dabei wird die „Zieh-und-drück'-mich-Methode" angewandt. Die Hand am Triangel zieht den Körper nach oben, während die auf dem Bett abgestützte Hand nach unten drückt. Dadurch wird der Köper gehoben und versetzt.

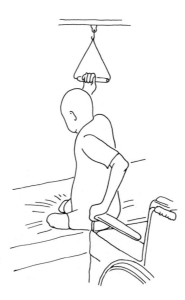

Abb. 2.10.
Beidseitig amputierter Patient
benutzt ein Trapez beim
Umsteigen

ZUSAMMENFASSUNG Der Bewegungsablauf des Umsetzens hängt von der Amputationshöhe, vom Allgemeinzustand und den Fähigkeiten des Amputierten ab. Ein unsicheres Umsetzen kann einen Sturz verursachen. Ein kontrolliertes, selbständiges Umsetzen trägt zur Unabhängigkeit des Patienten bei. Während der Behandlung stellt man häufig fest, daß manche Patienten mit zunehmender Unabhängigkeit eigene Umsteigetechniken entwickeln. Dagegen ist nichts einzuwenden, vorausgesetzt, die Methode ist sicher.

2.4
Postoperative Stumpfverbände

Nach der Amputation kann ein fester (Gips), halbfester (Zinkleim), weicher (Binde) oder pneumatischer (CET, „Controlled Environment Treatment") Stumpfverband angelegt werden. Die Art des Verbands hängt vom Arzt, von der chirurgischen Technik, von der Amputationshöhe und den Wundverhältnissen ab. Das Milieu, in dem der Stumpf heilt, variiert mit der Beschaffenheit des Stumpfverbands (Redhead 1973; Burgess 1981). Keine dieser Methoden ist perfekt. Für Physiotherapeuten ist es aber wichtig, die verschiedenen Verbandtechniken zu kennen, da sich je nach Verband der Ablauf der postoperativen Nachbehandlung ändern kann.

2.4.1
Stumpfgips – geschichtliche Entwicklung

Vor mehr als 30 Jahren führte Berlemont die routinemäßige Versorgung mit einer *Sofortprothese* unmittelbar nach der Amputation ein. Seine belastbare Sofortprothese bestand aus einem mit einer Stelze verbundenen Stumpfgips (Berlemont 1961, 1964). Weiß modifizierte diese Technik und stellte seine Ergebnisse auf dem XI. Internationalen Kurs über Prothesen und Orthesen (1963) in Kopenhagen vor. Da die physiologischen, psychologischen und ökonomischen Vorteile dieser Technik erkannt wurden, begann die „Veterans Administration" der Vereinigten Staaten (entspricht den orthopädischen Versorgungsstellen in Deutschland) eine groß angelegte wissenschaftliche Studie über Amputationschirurgie und die sich anschließende Anwendung von Sofortprothesen, bei der zwischen 1964 und 1969 280 Patienten teilnahmen, die von Burgess amputiert und unter seiner Leitung versorgt wurden. Die Ergebnisse dieser Studie führten zu weiteren Verbesserungen und betonten die Bedeutung weiterentwickelter chirurgischer Techniken bei gleichzeitiger prothetischer Sofortversorgung. Es wurde darauf hingewiesen, daß die Weiterentwicklung der Amputationschirurgie den Stumpf gut auf seine funktionelle Rolle vorbereiten kann, daß jedoch nur das exakte Beherrschen der Gipstechnik bei der prothetischen Sofortversorgung die Heilung des Stumpfes und die Frühmobilisation fördert (Burgess et al. 1969; Burgess 1981, 1982; Tooms 1980; Gerhardt et al. 1982).

> **Merke**
>
> Das Verfahren der prothetischen Sofortversorgung hatte sich anfänglich durchgesetzt, wird aber heute weniger oft angewandt, da sich an deren Stelle die *prothetische Frühversorgung* stärker durchgesetzt hat.

Anwendung des Stumpfgipses

Der Stumpfgips, der für alle Stumpfhöhen anwendbar ist, wird unmittelbar nach dem Eingriff noch im Operationssaal angelegt. Die Operationswunde wird mit steriler Gaze gedeckt. Ein paßgerechter Trikotstrumpf wird über den Stumpf gezogen. Drucksensible Regionen werden mit sterilisierten Filzpolstern geschützt. Dann wird der Gips anmodelliert (Burgess et al. 1969; Burgess 1981, 1982; Tooms, 1980; Gerhardt et al. 1982).

Sitz und Befestigung des Stumpfgipses

Der Sitz des Gipses und seine zuverlässige Befestigung sind für den Stumpf von vitaler Bedeutung. Der Gips muß durch Vollkontakt den Stumpf stützen und schützen, ohne dabei dessen Durchblutung zu beeinträchtigen oder Druckstellen zu verursachen (Abb. 2.11a). Ein *Gipsabrutschen und/oder Drehbewegungen* können den Stumpf schädigen (Abb. 2.11b). Wenn der Gips abrutscht, fehlt der gleichmäßige Druck am Stumpfende, ein distales Ödem kann entstehen. Außerdem kann es am oberen Rand des Gipses zu ringförmigen Abschnürungen kommen, die die Durchblutung des Stumpfes beeinträchtigen und zu Wundheilungsstörungen führen können.

Eine *Rotation* des Gipses ist schädlich, weil der exakte Kontakt zum Stumpf verlorengeht. Durch die falsche Druckverteilung auf die Weichteile kann es zu Druckstellen, Hautirritationen oder zum Aufbrechen der Wunde kommen.

Der Stumpf-Gips-Kontakt wird von Bändern, die in den Gips einmodelliert sind, kontrolliert. Diese Bänder werden an einem Beckengurt befestigt und müssen einen *geraden* Zug ausüben, da Zugkräfte in diagonaler Richtung den Gips gegenüber dem Stumpf verschieben. Die Befestigung muß Tag und Nacht getragen werden.

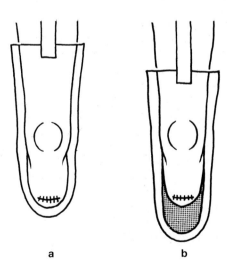

Abb. 2.11a, b.
Postoperativer Gips, Vollkontakt (a), abgerutscht (b)

a   b

Vorteile des Stumpfgipses

Der Gips ist nach einer Amputation für den Stumpf aus folgenden Gründen vorteilhaft:

- Die Ruhigstellung der Wunde und Weichteile fördert die primäre Wundheilung.
- Der gleichmäßige Druck auf die Weichteile verhindert ein Stumpfödem.
- Die Ruhigstellung reduziert den postoperativen Stumpfschmerz zu einem Minimum.
- Durch den distalen Kontakt wird die Durchblutung gefördert und die propriozeptive Wahrnehmungsfähigkeit stimuliert.
- Bei bestehender diabetischer Neuropathie wird der Stumpf gut geschützt (Helm et al. 1984).
- Mit dem Anlegen einer Sofortprothese (ursprünglich nach zwei bis drei Tagen, jetzt nach dem ersten Gipswechsel, vorausgesetzt die Wundheilung ist zufriedenstellend) ermöglicht der Gipsverband eine sofortige *Teilbelastung* des Stumpfes. Das zweibeinige Stehen ist psychologisch und physiologisch für den Patienten vorteilhaft.

Nachteile des Stumpfgipses

Das Anlegen eines Stumpfgipses führt aber zu folgenden Schwierigkeiten:

- Eine sofortige Inspektion der Wunde ist nicht möglich, ohne den Gips zu entfernen. (Nach Burgess kann das jedoch auch als ein Vorteil angesehen werden, da die Wunde im Gips ungestört heilen kann.)
- Das Wiederanlegen des Gipses kann vom Pflegepersonal nicht durchgeführt werden.

Postoperative Sofortversorgung

Die Sofortprothese besteht aus zwei Teilen:

▶ einer Grundplatte und
▶ einem gelenklosen Rohrskelett.

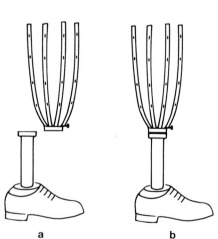

Abb. 2.12a, b.
Postoperative Versorgung;
Gerät abgekoppelt (**a**) und
verkoppelt (**b**)

a   b

Die unter dem Gips sitzende Grundplatte ist mit deren biegsamen Metallschienen im Gips verankert. Die Platte dient als Anschluß für den zweiten Teil, ein gelenkloses Rohrskelett mit SACH-Fuß (Abb. 2.12a, b). Vor dem Aufstehen werden beide Segmente verkoppelt. Für Ruheperioden wird die Sofortprothese wieder abgekoppelt.

KLINISCHE HINWEISE	
	• Sollte sich der Gips lockern oder abrutschen, darf er *in keinem Fall* zurückgeschoben werden. Der Stumpf muß sofort mit einer elastischen Binde gewickelt werden, um Stumpfschwellung zu vermeiden (Burgess 1981; Gebhardt et al. 1982). Ein neuer Gips muß so schnell wie möglich wieder angelegt werden.
	• Schwestern und Physiotherapeuten müssen Position und Befestigung des Gipses regelmäßig kontrollieren. Die vorderen und hinteren Bänder müssen gleich stark angespannt sein. Wenn das vordere Band zu stark angezogen ist, kommt es zu einer unkontrollierten Hüftbeugung. Beim Sitzen muß allerdings das hintere Band gelockert werden.
	• Wenn es trotz aller Vorsichtsmaßnahmen zu einem Stumpfödem kommt, muß damit gerechnet werden, daß die Operationswunde langsamer abheilt und daß der Stumpf längere Zeit braucht, seine endgültige Form zu bekommen. Dies führt zu einer Verzögerung der definitiven Prothesenversorgung.

Gipswechsel

Normalerweise wird der Gips nach ungefähr 10 Tagen zum ersten Mal gewechselt. Wenn aber Komplikationen auftreten, muß er vor diesem Termin entfernt werden. Ein vorzeitiger Gipswechsel ist in folgenden Situationen angezeigt:

- starke Beschwerden im Stumpfbereich,
- der Gips ist zu eng oder zu locker,
- bei „Pumpbewegungen" des Stumpfes im Gips,
- der Amputierte äußert Druckbeschwerden. Eventueller Grund: Verschobene Polsterung, nicht faltenfrei liegender Trikotstrumpf, Fremdkörper (Gipskrümmel),
- bei Fieber,
- der Gips näßt und/oder riecht (Hinweis auf eine lokale Infektion).

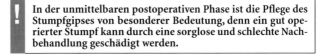

> **!** In der unmittelbaren postoperativen Phase ist die Pflege des Stumpfgipses von besonderer Bedeutung, denn ein gut operierter Stumpf kann durch eine sorglose und schlechte Nachbehandlung geschädigt werden.

2.4.2
Halbfester Stumpfverband

Der halbfeste Zinkleimverband wird meist nur nach Unterschenkelamputationen eingesetzt. Er ist aber auch bei anderen Amputationshöhen möglich. Eine Zinkleimbandage wird unmittelbar nach der Amputation angewickelt und härtet zu einem halbfesten Verband (Ghiulamila 1972; Kay 1975). Der Verband bleibt für ungefähr 10 Tage am Stumpf. Nur bei Komplikationen wird er vorzeitig entfernt.

Zinkleim ist eine Mischung von Zinkoxyd, Gelatine, Glyzerin und Wasser (Hoover 1975). Diese Zusammensetzung bietet folgende Vorteile:

- Zinkoxyd hat einen pflegenden, schützenden und entzündungshemmenden Effekt auf die Haut.
- Durch die Gelatine wird die Paste weich und formbar, zusätzlich bietet sie einen gewissen mechanischen Schutz.
- Das Glyzerin bindet Wasser und bewahrt den Verband vor dem Austrocknen. Es regelt somit den Wasserhaushalt der Wunde und verhindert, daß sie zu rasch austrocknet.
- Das Wasser wirkt als Lösungsmittel, es weicht die Gelatine auf und gestattet das formgerechte und leichte Auftragen des Verbands.

Anwendung des Zinkleimverbands
Auf die Operationswunde wird eine Kompresse aufgelegt. Die erste Zinkleimbandage wird bis zur Mitte des Oberschenkels wie ein Kornährenverband direkt auf die Haut gewickelt (Abb. 2.13a). Dabei ist darauf zu achten, daß der Druck von distal nach proximal abnimmt. Dann werden die drucksensiblen Regionen mit Filzpolstern abgedeckt (Abb. 2.13b). Eine zweite Zinkleimbandage vervollständigt den Verband (Abb. 2.14a), der anschließend mit einer elastischen Binde überwickelt wird.

Vorteile des halbfesten Verbands
Ein Zinkleimverband hat im Prinzip dieselben Vorzüge wie ein Stumpfgips:

- Er wirkt heilend auf die Haut.
- Er fördert durch die Ruhigstellung die primäre Wundheilung.
- Er schützt und stützt die Wunde.
- Er verhindert ein postoperatives Stumpfödem.
- Er wiegt nicht viel.
- Er ist leichter entfernbar als ein Gips (Ghiulamila 1972; Menzies 1978).
- Er erlaubt mit Hilfe eines Prothesenansatzes die Frühmobilisation.

Nachteile des halbfesten Verbands
Da der Zinkleim erst nach 24 h abgetrocknet ist, muß die Lagerung des Stumpfes während dieses Zeitraums sorgfältig überwacht werden. Eine Beugung des Kniegelenks führt zu Falten im Verband in der Kniekehle. Wenn dies nicht bemerkt wird und unkorrigiert bleibt, kann sich eine Kniebeugekontraktur entwickeln.

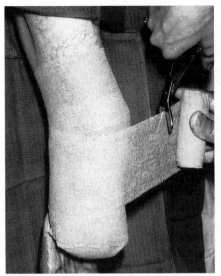 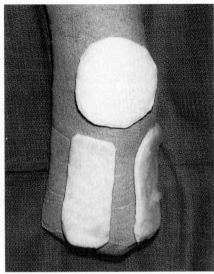

a   b

Abb. 2.13a, b. Zinkleimverband. (Fotos von Dr. R. J. Ghiulamila)

Postoperative Sofortversorgung

Der Prothesenansatz besteht aus einem PTB-Polypropylenschaft, der permanent mit einer Art Stelze verbunden ist. Aufgrund der klebrigen Eigenschaften des Zinkleimverbands werden Stumpf und Schaft beim Gehen miteinander in Position gehalten. Der Prothesenansatz muß aber zusätzlich durch ein Trägersystem befestigt werden, bei dem ein Y-förmiges, am Schaftrand befestigtes Band an einen Beckengurt geschnallt wird. Dieses Sofortversorgungssystem hat sich nicht allgemein durchgesetzt, da eine exakte Stumpfeinbettung wegen des aufgewickelten Zinkleimverbands in diesem Frühstadium nicht unbedingt gewährleistet werden kann (Abb. 2.14b).

Wie bei der Versorgung mit einen Gipsverband ist zu Beginn der Mobilisierung nur die *Teilbelastung* des Stumpfes möglich, um die primäre Wundheilung anzuregen, ohne die Wunde unnötig zu traumatisieren.

> **Merke**
>
> Der Stumpfgipsverband und der halbfeste Zinkleimverband unterscheiden sich in folgenden Punkten:
> - Eigenschaften der Materialien,
> - Kontakt zwischen Stumpf und Verband,
> - Härte des Verbands,
> - Typ und Befestigung des jeweiligen Prothesenansatzes.

2.4.3
Weicher Stumpfverband

Durch verbesserte chirurgische Operationstechniken sind in den letzten Jahren wieder weiche Verbände in den Vordergrund der Stumpfnachbehandlung getreten (Brückner 1992; Baumgartner u. Botta 1995). Der Stumpf wird operativ (z.B. durch myopla-

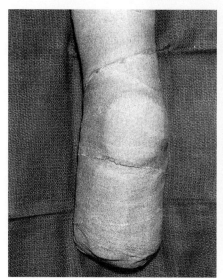
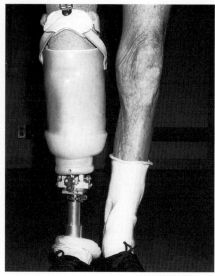

a   b

Abb. 2.14a, b. Der mit einem Zinkleimverband geschützte Stumpf (**a**) im Polypropylenschaft (**b**). (Fotos von Dr. R. J. Ghiulamila)

stische Stumpfdeckung, belastungsfreie Position der Operationsnarbe) auf seine physiologischen Funktionen vorbereitet. Man sieht aber von der sofortigen Teilbelastung des Stumpfes durch eine frühe prothetische Versorgung ab, denn es hat sich klinisch erwiesen, daß besonders ältere Menschen anfänglich die Belastung nicht entsprechend kontrollieren können. Durch Balanceprobleme wird der Heilungsprozeß der Wunde gestört. Der propriozeptive Verlust kann oft nicht sofort überbrückt werden, hinzu kommt, daß Medikamente das Stumpfgefühlsvermögen reduzieren. Heutzutage fertigen Orthopädietechniker nach entsprechender Wundheilung exakt passende Interimsprothesen an, deren Schaftform dem Amputierten ein korrektes Feedback geben. Dies ist für die Belastung des Stumpfes und für das Gehtraining sehr wichtig.

Anwendung der Binde
Die Operationswunde wird mit steriler Gaze und einem Polster aus Verbandswatte bedeckt. Danach wird der Stumpf erst mit Mullbinden und dann mit einer elastischen Binde gewickelt. Der Sinn dieser Verbandsanordnung besteht darin, den Stumpf zu schützen und zu stabilisieren und durch leichten Druck im distalen Bereich das postoperative Ödem zu vermindern. Um die Durchblutung des Stumpfes nicht einzuschränken, wird die elastische Binde niemals zirkulär angelegt, sondern in diagonalen Touren (Kornährenverband), wobei der Druck des Verbands vom Stumpfende aus nach proximal abnimmt. Eine manchmal posterior angelegte Gipsschale trägt zur Ruhigstellung des Stumpfes bei.

Vorteile des weichen Verbands
Die Anwendung des weichen Stumpfverbands ist aus folgenden Gründen vorteilhaft:

● Der weiche Verband wird regelmäßig zur Wundkontrolle entfernt.
● Nach der Wundversorgung ist der Verband verhältnismäßig leicht wieder anzulegen.

Nachteile des weichen Verbands
Folgende Probleme können durch den weichen Stumpfverband auftreten:

● Abheilende Gewebe können durch den regelmäßigen Verbandswechsel irritiert werden.
● Da die Zugspannung einer elastischen Binde nicht genau kontrolliert werden kann, kommt es nach jedem Verbandswechsel zu verschiedenen, nicht exakt meßbaren Druckverhältnissen im Stumpfbereich. Manche Ärzte betrachten den postoperativen Bindenverband als unzuverlässig (Redhead 1973; Isherwood et al. 1975; Menzies u. Newnham 1978; Burgess 1981).
● Wenn der Verband zu fest angelegt wird, kann die kapillare Durchblutung und somit die Wundheilung gestört werden (Redhead 1979). Bei zu lockerem Anwickeln der Bandage wird das Ödem unzureichend kontrolliert. Dieses Problem wird verstärkt, wenn die Binde proximal zu stark angezogen wird. Dies führt zu einem „Abschnüreffekt" mit Minderdurchblutung und Volumenzunahme des Stumpfes.
● Nach einer Unterschenkelamputation kann ein Bindenverband das Kniegelenk nicht genügend ruhigstellen. Obwohl die Beweglichkeit des Kniegelenkes als positiver Aspekt angesehen werden könnte, kann es jedoch aufgrund dieser zu zeitigen Beweglichkeit zu Wundheilungsstörungen kommen. Nach Burgess (1981) entstehen bei der Anwendung von postoperativen elastischen Stumpfverbänden auch häufiger Gelenkkontrakturen.

Merke

Untersuchungen verschiedener Autoren zeigen, daß Patienten, die nach der Amputation mit einem Stumpfgips oder Zinkleimverband versorgt werden, weniger über Stumpfschmerzen klagen (Isherwood et al. 1975; Kane u. Pollak 1980; Burgess 1981). Dies kann daran liegen, daß der Stumpf mit einer Binde nicht zuverlässig ruhiggestellt werden kann und daß die Druckverhältnisse im Stumpfbereich stark variieren (Redhead 1973; 1979; Isherwood et al. 1975).

KLINISCHE HINWEISE

Es muß betont werden, daß zwischen dem unmittelbar postoperativen Bindenverband und der später in der Rehabilitation angewandten Kompressionsbinde ein großer Unterschied besteht. Gleich nach der Amputation sind die Gewebe besonders empfindlich, besonders bei gefäßkranken Patienten. Deshalb ist die Spannung einer Kompressionswicklung während dieser Phase nicht angebracht.
Später, d.h. nach abgeschlossener Wundheilung, sind die Stumpfgewebe weniger sensibel. Der Stumpf kann dann besser elastisch gewickelt werden, um ihn für die prothetische Versorgung zu formen.
Manche Wissenschaftler bevorzugen die postoperative Versorgung mit einem Stumpfgips (Burgess et al. 1969; Burgess 1981, 1982; Tooms 1980; Gerhardt et al. 1982) oder mit einem *halbfesten Verband* (Ghiulamila, 1972;

KLINISCHE
HINWEISE

Menzies u. Newnham 1978). Die Ergebnisse klinischer Untersuchungen haben gezeigt, daß diese Verbände gegenüber der elastischen Wicklung physiologische Vorteile haben und daß die Rate der Wundheilungsstörungen niedriger liegt (Mooney et al. 1971; Gerhardt et al. 1982).

Wissenschaftler, die die *Bindentechnik* (weicher Stumpfverband) anwenden, sehen als großen Vorteil, besonders bei gefäßkranken Patienten, daß die sofortige Inspektion der Stumpfwunde möglich ist. Sie berichten über einen hohen Prozentsatz komplikationsloser Wundheilungen (Brückner 1992; Baumgartner u. Botta 1995).

2.4.4
CET, sterile Kammer („Controlled Environment Treatment")

Die sterile Kammer, ein pneumatisches System, wurde im „Biomechanical Research and Development Unit" (BRADU, Roehampton, England) entwickelt. Die Entwicklung stellt einen Versuch dar, den Stumpf unter kontrollierten Verhältnissen abheilen zu lassen. Luftdruck, Temperatur, Luftfeuchtigkeit und Sterilität können dabei überwacht werden (Kegel 1976; Burgess 1978; Troup 1980; McCollough 1981; Murdoch 1983).

CET-Anwendung
Unmittelbar nach dem Eingriff wird ein durchsichtiger Plastikbeutel direkt über den Stumpf gezogen (Abb. 2.15). In diesem Beutel zirkuliert über einen Schlauch zugeführte gefilterte Luft, deren Temperatur und Feuchtigkeit durch einen Behandlungsapparat steuerbar ist.

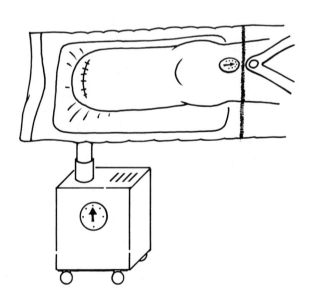

Abb. 2.15.
CET, sterile Kammer
(„Controlled Environment
Treatment")

Um die Durchblutung des Stumpfes und der Wundheilung zu fördern, wird der Luftdruck in kurzen Abständen gehoben und gesenkt. Druckwerte und Zeitabstände können variiert werden. Die *Hochdruckphase* (30–50 mm Hg) fördert den lymphatischen und venösen Rückstrom und wirkt der Ödembildung entgegen. Während der *Niederdruckphase* (10 mm Hg) wird die arterielle Durchblutung der Haut des Stumpfes verbessert. Der Operationsbereich bleibt steril, da die einströmende Luft gefiltert, temperiert (5–6 °C unter der Körpertemperatur) und feuchtigkeitskontrolliert wird. Der Plastiksack wird mit einer Klebefolie am Oberschenkel fixiert. Die Folie verhindert den Austritt der Luft (McCollough 1981). Da der Beutel durchsichtig ist, kann die Wunde jederzeit beobachtet werden. Eine Palpation des Stumpfes ist in den Niederdruckphasen möglich.

Nach der Amputation wird der Patient in der Regel für 10 Tage mit diesem System behandelt und nach primärer Wundheilung anschließend mit einem Stumpfgips versorgt (Burgess 1978). Zu diesem Zeitpunkt kann mit der Stumpfbelastung begonnen werden.

Mehrere Autoren haben über den positiven Einfluß des CET-Systems auf die Wundheilung berichtet (Kegel 1976; Burgess 1978; Troup 1980; McCollough 1981; Murdoch 1983). Die Behandlungsmethode hat sich aber aus verschiedenen Gründen nicht verstärkt durchgesetzt (Baumgartner 1989).

Vorteile der CET-Behandlung
Die Anwendung der sterilen Kammer bietet folgende Vorteile:

● Das Heilungsmilieu der Stumpfwunde ist optimal kontrolliert.
● Das Gehen mit einem Gehrahmen ist postoperativ möglich.

Nachteile der CET-Behandlung
Diese Behandlungsform hat aber auch Nachteile:

● Die Beweglichkeit des Patienten ist während der CET-Behandlung sehr eingeschränkt, denn der Patient ist Tag und Nacht mit dem Behandlungsapparat verbunden.
● Das CET-System ist geräuschvoll, was besonders nachts von den Patienten als unangenehm empfunden wird.
● Das Gehen erfordert neben dem Physiotherapeuten noch eine Hilfsperson, die den CET-Apparat hinter dem Patienten herschiebt (Kegel 1976).

| ZUSAMMENFASSUNG | **Das wichtigste Behandlungsziel der unmittelbaren postoperativen Phase ist die Primärheilung der Stumpfwunde. Alle geschilderten Verbandsarten dienen dem Schutz der Wunde, wobei jedoch Unterschiede in ihrer Wirkungsweise bestehen. Physiotherapeuten müssen die verschiedenen Behandlungsabläufe kennen und deren Regeln bei der postoperativen Behandlung beachten.** |

2.5
Schmerzen nach der Amputation

Schmerzen sind subjektive Empfindungen, deren Intensität nicht gemessen werden kann. In vielen Fälen sind sie auch schwer zu identifizieren (Jeans et al. 1979). Ein Amputierter kann mit Schmerzen im Stumpf oder in dem erhaltenen Bein nicht gehen. Zusätzlich verursachen Schmerzen Körperfehlhaltungen, die Fehlhaltungen im Stumpfbereich zu Kontrakturen führen können. Schmerzen reduzieren auch die körperlichen und psychischen Kräfte und verlängern somit die Rehabilitationszeit. Es ist auch zu beachten, daß die Ursache der Schmerzen die Nachbehandlung des Stumpfes beeinflußt.

Als *Schmerzursache* kommen in Frage

► intern bedingte Schmerzen,
► extern bedingte Schmerzen,
► Phantomschmerz.

Die *intern* bedingten Schmerzen, die durch einen pathologischen Zustand verursacht werden, können im Stumpf oder im erhaltenen Bein auftreten. Die *extern* bedingten Schmerzen werden durch einen äußeren Einfluß (z.B. Druck) hervorgerufen. Der Phantomschmerz wird durch das zentrale Nervensystem ausgelöst und von dem Amputierten in dem nicht mehr existierendem Körperteil empfunden.

2.5.1
Intern bedingte Schmerzen

Zu dieser Schmerzursache zählen:

► Knochenschmerzen,
► Gefäßschmerzen,
► Nervenschmerzen,
► Neurom,
► Wundschmerzen.

Knochenschmerzen
Knochenschmerzen sind intensiv und tiefsitzend. Man kann sie mit heftigen Zahnschmerzen vergleichen. Diese Schmerzen können nach einer Röhrenknochendurchtrennung unmittelbar postoperativ auftreten. Sie werden duch die Verletzung des sensiblen Periostes ausgelöst. Nach Exartikulationen entsteht dieser Schmerz selten.

Physiotherapeutische Behandlung bei Knochenschmerzen. Lagerung und Ruhigstellung sind indiziert. Eine vorzeitige Stumpfbelastung muß vermieden werden. Ein Gipsverbandwechsel ist meistens nicht angebracht, da die Empfindlichkeit des Periostes sich mit der Zeit reduziert. Wenn aber die Intensität der Beschwerden konstant bleibt und auch während der Ruhe nicht abnimmt, muß veranlaßt werden, daß der Gips zur Wunduntersuchung entfernt wird.

Gefäßschmerzen

Gefäßschmerzen sind pulsierend, pochend und beißend. Sie verursachen einen ischämischen Krampfschmerz, der gelegentlich mit einem Kältegefühl verbunden ist. Sie treten durch unzureichende Blutversorgung, meistens im erhaltenen Bein, manchmal aber auch im Stumpf, auf. Der Amputierte ist unruhig, da er zur Schmerzlinderung die Stumpflage häufig ändert. Der Schmerz nimmt bei Belastung zu und bei Entlastung ab. Eine Entfernung des Stumpfverbands in der postoperativen Phase ist in der Regel nicht angebracht, da es sonst zum Anschwellen des Stumpfes und dadurch zur Zunahme der vaskulären Schmerzen kommt.

Physiotherapeutische Behandlung bei Gefäßschmerzen. Man beginnt mit leichten isometrischen Übungen für Bein und Stumpf. Leichte Bewegungs- und Belastungsübungen folgen. Längere Übungspausen sind angebracht. Die Lagerung des Stumpfes ist wichtig, um die Zugkräfte auf seine Weichteile (z.B. im Bereich der ischio-kruralen Muskulatur nach Unterschenkelamputation) neutral zu halten. Diese Zugkräfte können zu muskulären Verspannungen führen, die die ischämischen Schmerzen verstärken.

Nervenschmerzen

Nervenschmerzen werden als ausstrahlende, brennende, einschießende und schneidende Schmerzen, die auch Muskelkrämpfe hervorrufen können, beschrieben. Manche Patienten sprechen von einem elektrisierenden Schmerz. Neuralgische Schmerzen entstehen durch Druck oder Irritationen auf sensorische Nerven. Ein Gipswechsel ist meistens nicht angezeigt.

Physiotherapeutische Behandlung bei Nervenschmerzen. Zur Behandlung benutzt man *milde* Wärme, dosierte Übungen und kontrollierte Lagerungen.

Neurom

Ein Neurom ist eine abnormale Narbe des durchschnittenen Nervs, der, wenn lokal irritiert, scharf stechende Schmerzen auslöst (Mital u. Pierce 1971). Da sich ein eventuelles Neurom erst während der Heilung entwickelt, treten diese Beschwerden erst später auf, manchmal auch nur während oder nach der Rehabilitation. Ein oberflächlich liegendes Neurom kann im Stumpf-Schaft-Bereich erhebliche Schmerzen auslösen. Ein tief in die Weichteile eingebettetes Neurom bleibt in der Regel problemfrei.

Physiotherapeutische Behandlung gegen Neuromschmerzen. Milde Wärme wirkt beruhigend. TENS-Applikationen (transkutane elektrische Nervenstimulation) sind nach klinischen Erfahrungen in dieser Situation nicht erfolgreich.

Ultraschall zur Neurombehandlung. Die Anwendung des Ultraschalls hat physikalisch betrachtet hauptsächlich eine mechanische Wirkung auf die Gewebe, die auf der Reflexion und Brechung der einstrahlenden Wellen (Schallwechseldruck) an den verschiedenen Gewebsschichten beruht. Dabei entsteht Wärme, deren Ausmaß durch die Frequenz, die applizierte Intensität und die Gewebsdichte bestimmt wird (Callies 1990).

Die Behandlung eines Neuroms mit Ultraschall kann erfolgreich sein. Wenn ein Neurom in den oberflächlichen Muskelschichten verbacken ist, wird es mit jeder Muskelkontraktion irritiert. Ultraschallbehandlungen vermindern den Reiz auf das Nervengewebe. Der Erfolg ist allerdings begrenzt, da eine niedrige Intensität gewählt werden muß, um die Überwärmung tiefer liegender Strukturen zu vermeiden.

Manchmal ist ein Neurom so empfindlich, daß der Patient das Aufsetzen des Schallkopfes nicht toleriert. Der Ultraschall muß dann über ein Wasserkissen appliziert werden. Bei eingeschränkter Hautsensibilität im Stumpfbereich sind Ultraschallbehandlungen kontraindiziert.

Wundschmerzen

Wundschmerzen können oberflächlich oder tiefsitzend auftreten. Ein oberflächlicher Wundschmerz, ein Hautkneifen oder -brennen kann sich beim Verbandwechsel bemerkbar machen, wenn Gewebsflüssigkeit und Gaze verklebt sind. Ebenso können Muskelkontraktionen einen leichten Zug am Verband veranlassen, durch den der Wundschmerz verstärkt wird. Der Stumpf ist belastungsempfindlich. Die Abnahme eines Stumpfgipses ist nicht nötig.

 Ein tiefer Wundschmerz, brennend und anhaltend mit Hitzegefühl, kann auf eine Sepsis hinweisen. Ein Gipsverband muß sofort entfernt werden. Über weitere Behandlungsmethoden entscheidet der Arzt.

2.5.2
Extern bedingte Schmerzen

Extern bedingte Schmerzen sind *Druck- und Reibungsschmerzen.* Dieser Schmerz kann entweder von einem Stumpfgips bei unzureichender Polsterung, durch einen Fremdkörper im Schaft (z.B. Krümel), durch eine Falte im Stumpfstrumpf oder von einem schlecht passenden Schuh verursacht werden. Durch falschen Druck und anhaltende Reibungen können Hautverletzungen und Nervenschädigungen entstehen.

Behandlung bei extern bedingten Schmerzen. Entfernung des Reizkörpers.

2.5.3
Phantomschmerzen

Der *Phantomschmerz,* der im amputierten Teil des Beins empfunden wird, variiert in Stärke und Charakter. Der Schmerz wird von Patienten als anhaltend schneidend oder brennend beschrieben, manchmal befindet sich das amputierte Segment auch in einer verkrampften Position (Melzack 1971). Ein intensiver Phantomschmerz tritt nicht nach jeder Amputation auf und betrifft hauptsächlich Patienten, die vor der Amputation starke Schmerzen hatten (Melzack 1971; Mital u. Pierce 1971). Wenn Phantomschmerzen postoperativ auftreten, dann klingen sie meistens verhältnismäßig schnell ab und transformieren sich in ein *Phantomgefühl.* Das Phantomgefühl, welches viele Amputierte empfinden, ist klinisch unbedingt wertvoll, denn es hilft dem Patienten, seine Körperhaltungen und -bewegungen besser zu kontrollieren.

Physiotherapeutische Behandlung bei Phantomschmerzen. Beidseitige, gleichseitige und abwechselnde, aktive Bewegungsübungen (auch Schattenübungen genannt) für das Phantom und das erhaltene Bein mildern den Phantomschmerz. Auch die Behandlungstechnik Anspannen/Entspannen hat sich bewährt. Dies fördert das Gefühlsempfinden und dadurch auch die Propriozeption. TENS Behandlungen gegen anhaltende Phantomschmerzen haben sich als erfolglos erwiesen.

ZUSAMMENFASSUNG	**Jeder Patient hat seine individuelle Schmerzschwelle, und emotionaler Streß kann vorbestehende Schmerzen verstärken. Patienten haben oft Schwierigkeiten, die Natur des Schmerzes zu erklären.**

Die hier nur *klinisch* beschriebene Einteilung der Schmerzen (neurophysiologische und biochemische Ursachen wurden nicht in Betracht gezogen) ist für den Physiotherapeuten eine *Orientierungshilfe,* um:

- **die Belastungsfähigkeit von Stumpf und Bein zu beurteilen,**
- **die Notwendigkeit für einen Gipswechsel zu erkennen und zu veranlassen,**
- **den weiteren Verlauf der physiotherapeutischen Behandlung zu planen,**
- **dem Arzt und anderen Teammitgliedern genaueren Bericht zu erstatten.**

2.6
Frühmobilisierung

Sobald der Amputierte seine Übungen beherrscht, mit seinem erhaltenen Bein und den Armen sein Körpergewicht tragen kann und das Stumpfbelastungstesten (abhängig von der Wundheilung) problemfrei ist, wird mit dem Gehtraining begonnen.

2.6.1
Belastungstest des Stumpfes

Vor der eigentlichen Gewichtsbelastung muß die Belastungsfähigkeit des Stumpfes geprüft werden. Ein dosierter leichter Druck am Stumpfende wird als Test und auch als Behandlungmethode benutzt. Dieser Druck trägt dazu bei, den Stumpf abzuhärten, das Gefühl des Stumpfes für das Ausmaß der Gewichtsbelastung zu fördern und Mißempfindungen zu reduzieren, die vor allem dann auftreten, wenn der Patient in der postoperativen Phase den Stumpf beim Sitzen über einen längeren Zeitraum nach unten hängen läßt.

Belastungstest – harter oder halbfester Verband
Man gibt einen leichten, nach proximal gerichteten manuellen Druck auf das untere Ende des Gips- oder Zinkleimverbands, der intermittierend oder konstant ausgeübt werden kann. Das Gefühl des Patienten dient dabei als Dosierungshilfe. Die meisten

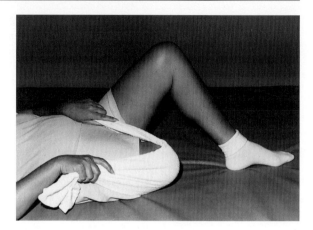

Abb. 2.16.
Belastungstest,
weicher Verband

Patienten sagen, daß sie den leichten Druck als angenehm empfinden. Das ist ein Zeichen dafür, daß der Stumpf zumindest minimal belastet werden kann.

Belastungstest – weicher Verband

Der Patient kann selbständig die Belastbarkeit seines Stumpfes verbessern, indem er mehrmals täglich mit Hilfe eines Thera-Bands oder eines Handtuches (als „Steigbügel" benutzt) einen leichten Druck auf den Stumpf ausübt (Abb. 2.16). Auch hier bestimmt das Gefühl des Patienten, wann mit einer minimalen Stumpfbelastung begonnen wird.

2.6.2
Zeitplanung der Gewichtsbelastung

Hier muß der Unterschied zwischen einer Sofortversorgung und einer Frühversorgung beachtet werden.
▶ Eine *Sofortversorgung* ermöglicht eine Teilbelastung mit Hilfe einer Sofortprothese (Rohrskelettkonstruktion) die bereits 48 h nach der Operation beginnen kann, aber nicht muß. Bei älteren Amputierten wird die Sofortprothese meistens nach dem ersten Gipswechsel (10 Tage postoperativ) eingesetzt.
▶ Unter einer *Frühversorgung* versteht man das Anlegen einer Interimsprothese (individuell angefertigter Schaft und endoskelettale Komponente) mit darauffolgender Teilgewichtsbelastung ungefähr drei Wochen nach der Amputation.

Sofortversorgung

Die Sofortversorgung (48 h nach der Amputation) wird mittlerweile fast nur noch für jüngere Patienten (Amputationsgrund: Tumor oder Verletzungsfolgen), die mit einem Gips- oder Zinkleimverband versorgt wurden, angewandt. Die Wundheilung verursacht in der Regel keine Probleme. Durch die Anspannung der Muskulatur wird die Durchblutung verbessert und die Wundheilung gefördert. Zusätzlich entwickelt sich die propriozeptive Wahrnehmung des Stumpfes schneller. In dieser frühen postoperativen Phase beginnt die Gewichtsbelastung mit Stehübungen in einem Gehrahmen, wobei die Prothese den Boden nur leicht berührt. Dieses Stehen wird 2mal täglich für

5 min durchgeführt. Die Gewichtsbelastung sollte bis zum ersten Verbandswechsel nicht gesteigert werden, da man sich erst von der primären Wundheilung überzeugen sollte.

Interimsversorgung

Die Versorgung mit einer Interimsprothese steht zur Zeit im Vordergrund. Sie bewährt sich ausgezeichnet als „Therapieprothese" für Frühaktivitäten. Durch aktive Muskelarbeit wird das Stumpfheilen, -formen und -abhärten auf natürliche Art angeregt, und dadurch die Funktion des Stumpfes gefördert. Eine Interimsprothese kann für jede Amputationshöhe eingesetzt werden und ist auch für jedes Alter anwendbar (s. Abschn. 3.4.5, Interimsprothese).

Ein späterer Übergang zur Belastung ist angezeigt, wenn der Stumpf postoperativ mit der Bindentechnik versorgt wurde, wenn der Stumpf schmerzt und auch, wenn mit Wundheilstörungen zu rechnen ist. Diese Patienten erhalten eine Interimsprothese, wenn die Operationswunde zufriedenstellend abgeheilt ist. Die Steigerung der Belastung, besonders in der älteren Patientengruppe, verläuft sehr individuell und hängt vom Zustand des Stumpfes und der Belastbarkeit des erhaltenen Beins ab.

2.6.3
Überprüfung der Prothese

Vor dem Gehtraining muß der Therapeut *immer* darauf achten, daß die Prothese richtig angezogen und befestigt ist. Das gilt für die Sofortprothese, die Interimsprothese und später für die definitive Prothese.

Kopplung zwischen Gips- und Sofortprothese

Unabhängig von der Art der Kopplung zwischen dem Rohrskelett und dem Gips (z.B. Keilschiene, Schraubensystem), muß die Verbindung dieser beiden Teile vor jedem Gehtraining unbedingt gesichert sein. Eine unzureichende Kopplung kann zu Gleitbewegungen oder axialen Rotationsbewegungen zwischen Rohrskelett und Gips führen, die die Belastung unsicher machen. Dadurch kann auch ein Sturz verursacht werden.

Stumpf-Schaft-Kontakt

Die Aufhängung muß jederzeit straff sitzen, um den engen Kontakt zwischen Stumpf und Gips oder zwischen Stumpf und Interimsprothesenschaft zu garantieren. Auf diese Weise wird ein Reiben der Weichteile oder ein Pumpen des Stumpfes vermieden. Außerdem wird durch eine gut passende Aufhängung die Hebelwirkung des Stumpfes auf die Prothese verbessert und ihr Gewicht günstiger verteilt, so daß der Patient sie als weniger schwer empfindet.

Längenkontrolle

Man prüft die Länge beider Beine entweder mit einer Beckenwaage oder mit Hilfe des manuellen Untersuchungsverfahrens. Ein Beinlängenausgleich wird zwar angestrebt, klinisch gibt es aber Ausnahmen. So wird z.B. bei geriatrischen Patienten, die mit einem Feststellknie versorgt sind, eine etwas kürzere Prothese toleriert. Auch das Gefühl des Amputierten ist mit ausschlaggebend für die „richtige" Länge.

Beckenwaage

Die Beckenwaage ist eine spezielle „Wasserwaage" mit anatomisch geschwungener Kontur und zwei beweglich angebrachten Schenkeln, die sich von dorsal oder ventral auf die Beckenkämme auflegen lassen. Bei Gleichstand beider Beckenkämme und richtiger Anwendung des Geräts (was besonders bei adipösen Patienten nicht ganz einfach ist) soll sich die Luftblase im Schauglas zwischen den Markierungsstrichen befinden, ansonsten besteht kein Beckengleichstand.

Manuelles Untersuchungsverfahren

Manuell wird der Patient sowohl von frontal als auch von dorsal untersucht. Der Untersucher führt seine Hände waagrecht von frontal-lateral rechts und links auf die Beckenkämme und tastet gleichzeitig mit seinen Daumen die vorderen Darmbeinstachel (Abb. 2.17). Bei der dorsalen Untersuchung geht er gleichermaßen vor und tastet mit den Daumen die Grübchen der Iliosakralgelenke. In beiden Fällen (frontal und dorsal) wird er entscheiden, ob die Beckenkämme gleich oder unterschiedlich hoch stehen.

Längendifferenzen lassen sich im Test durch Unterlegen von Brettchen unterschiedlicher Stärke ausgleichen. Solche Differenzen werden an der Prothese durch Längenjustierung oder Austausch von Modulen korrigiert. Dieses mehr oder weniger genaue Verfahren erlaubt es, große Beinlängendifferenzen festzustellen, die zu Haltungsfehlern und Gangabweichungen führen können.

| KLINISCHER HINWEIS | Die genannten Verfahren geben Auskunft über den Gleichstand der Beckenkämme, aber nicht zwangsläufig über gleiche Beinlängen. Es gibt Fälle von unterschiedlicher Entwicklung der Darmbeine oder von Torsion im Gesamtbecken. Beides verfälscht die Untersuchungsergebnisse. In Zweifelsfällen kann nur ein Röntgenbild Klarheit schaffen. |

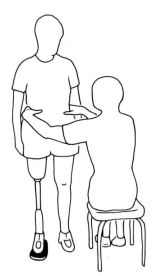

Abb. 2.17.
Manuelle Beinlängenkontrolle

Aufbaukontrolle

Um den statischen Aufbau der Prothese zu überprüfen, steht der Patient im Gehrahmen. Die Fußposition ist parallel bzw. in natürlicher Außenrotation von 8°–12°. Das Körpergewicht wird vom erhaltenen Bein, der Prothese und den Armen getragen. Von der Seite aus gesehen sollte in lockerer Normalhaltung das Konstruktionsaufbaulot durch die Mitte des Hüftgelenkes, vor dem anatomischen Kompromißdrehpunkt des Kniegelenkes und vor dem einachsigen Prothesenkniegelenk (falls ein solches in der Prothese vorhanden ist) in das mittlere Drittel des Prothesenfußes fallen. Neuere polyzentrische und hydraulisch gesicherte Kniegelenke haben andere (individuelle) Aufbauwerte. Zur klinischen Kontrolle dieser Aufbauwerte ist der Orthopädietechniker das bestgeschulteste Teammitglied.

2.6.4
Stumpfgipse – verschiedene Amputationshöhen

Der Stumpfgips ist für jedes Amputationsniveau anwendbar (Burgess et al. 1969). Das Verfahren richtet sich nach der Amputationshöhe und der Stumpfform.

Stumpfgips nach Sprunggelenkexartikulation

Ein Gipsverband nach einer Sprunggelenkexartikulation wird bis unter das Knie angelegt. Das ermöglicht die freie Kniebeweglichkeit und hält gleichzeitig das Weichteilkissen des Rückfußes in Position. Die Tibiavorderkante wird durch Filzpolster abgedeckt, der Gips wird über den Malleolen gut anmodelliert. Normalerweise reicht dies aus, um den Gips zuverlässig in Position zu halten, da sich der Stumpf durch seine Knochenkonstruktion distal erweitert und der Muskelbauch des M. gastrocnemius in angespanntem Zustand den Stumpfgips zusätzlich fixiert.

Wenn jedoch aus kosmetischen Gründen die Malleolen reseziert wurden oder der Gips bei Stümpfen mit dickem Weichteilmantel nicht formschlüssig anmodelliert werden kann, ist eine zusätzlich Befestigung nötig. Ein Y-förmiges Band wird auf der Vorderseite in den Gips eingearbeitet und dann mit einem Beckengurt verbunden (Abb. 2.18).

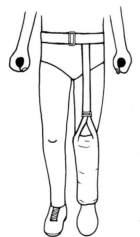

Abb. 2.18.
Stumpfgips nach Sprung-
gelenkexartikulation

Um den Stumpfgips zu belasten wird ein SACH-Fuß oder eine Abrollhilfe am Gips befestigt. Falls ein SACH-Fuß angesetzt wird, muß er in leichter Dorsalextension angebracht werden, um ein fließendes Abrollen des Prothesenfußes zu ermöglichen. Eine Abrollhilfe gleicht auch die Beinlängendifferenz aus, beim Gehen fehlt aber die Hebelwirkung des Vorfußes. Der Amputierte kompensiert dies mit verstärkter Kniebeugung am Anfang der Schwungphase.

Stumpfgips nach Unterschenkelamputation

Nach einer Unterschenkelamputation reicht der Stumpfgips bis über die Mitte des Oberschenkels. Diese Gipslänge ist wichtig, denn es handelt sich hier um den einzigen Stumpfgips, der das nächst höhere Gelenk (Kniegelenk) immobilisiert. Diese Ruhigstellung ist für die ungestörte Wundheilung im Stumpfbereich notwendig. Bei einem zu kurz angelegten Gips kommt es zu Minimalbewegungen des Kniegelenkes. Bei einer Beugung schneidet der hintere Rand des Gipses in die Oberschenkelweichteile ein. Zusätzlich kann es zu Druckstellen über dem Kniegelenk und auf der Rückseite des Stumpfendes kommen.

Um die ischiokrurale Muskulatur nicht zu überdehnen, wird der Gips bei leicht gebeugtem Knie (3°–5°) anmodelliert. Das erlaubt dem Patienten, den Stumpf in Ruhepausen vollständig zu entspannen (Gerhardt et al. 1982). Diese Gelenkstellung ist auch während der Belastung im Stand anatomisch vorteilhaft (abhängig von der Stumpflänge).

Oft wird über der Patella ein Fenster in den Gips geschnitten, um den Druck auf dieser Stelle zu vermindern (Abb. 2.19). Durch das Fenster kann der Physiotherapeut während des Muskeltrainings die Kontraktionen des M. quadriceps beobachten und auch fühlen.

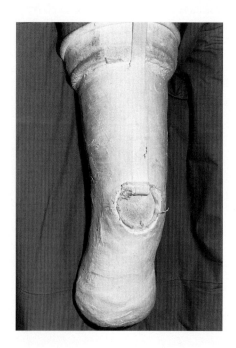

Abb. 2.19.
Stumpfgips nach Unterschenkelamputation mit
Gipsfenster

Der Gips wird zur besseren Fixierung leicht über den Femurkondylen anmodelliert. In die Vorder- und manchmal auch zusätzlich in die Rückwand des Gipses wird ein Befestigungsband eingearbeitet. Die Bänder werden an ein Beckenband geschnallt.

Der Prothesenansatz muß im Aufbau etwa 5 mm kürzer als das erhaltene Bein sein. Dadurch wird der Druck auf die Weichteile des Stumpfes während der Prothesenfußabrollphase reduziert. Der Patient darf bei den ersten Schrittversuchen nur *kleine* Schritte machen, denn lange Schritte mit einem fixierten Kniegelenk verursachen Körperfehlhaltungen wie Abduktion der Prothese, Seitwärtsneigen des Rumpfes oder ein Anheben der Hüfte.

Stumpfgips nach Knieexartikulation und Oberschenkelamputation

Bei beiden Amputationshöhen ist die Gipstechnik identisch. Der Gips bedeckt den gesamten Stumpf (Vollkontakt), wobei der obere Teil mit Hilfe eines Schaftformrings modelliert wird. Diese Formgebung lagert die Weichteile des Stumpfes bequem in den Gips und entspricht weitgehend der Schaftform der definitiven Prothese.

Knieexartikulation

Bei Knieexartikulationen wird der Stumpfgips auch über den Femurkondylen anmodelliert. Die Modellierung und die zusätzlichen Haltebänder verhindern ein Abrutschen des Gipses. Eine Abrutschgefahr besteht aber nur bei Stümpfen mit einem dicken Weichteilmantel.

Nach einer Knieexartikulation liegt die horizontale Prothesenknieachse (bei Einsatz eines Einachsgelenkes) unterhalb der Knieachse des erhaltenen Beins (Abb. 2.20). Deshalb muß sich der Patient auf ein völlig neues Ganggefühl einstellen (s. S. 35 Knieexartikutationen). Um Unsicherheiten dieser Art zu vermeiden, werden heute nur noch spezielle polyzentrische Gelenke eingesetzt, die auf die Kniegelenkexartikulationen abgestimmt sind. Bei Bedarf sind sie mit einer zusätzlichen Sperre erhältlich.

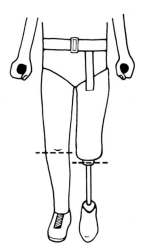

Abb. 2.20.
Stumpfgips nach Knieexartikulation, die Knieachse liegt tiefer

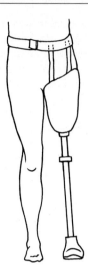

Abb. 2.21.
Stumpfgips nach Ober-
schenkelamputation

Oberschenkelamputation
Bei Oberschenkelamputationen werden der vordere und der laterale Rand des Gipses, ähnlich wie beim endgültigen Schaft, weit nach oben gezogen, während der hintere Rand des Gipses distal des Tuber ossis ischii im Sinne eines Tuberaufsitzes anmodelliert wird. Die Sehne des M. adductor longus wird ausgespart. Der Gips wird mit drei Bändern und einem Leibgurt fixiert (Abb. 2.21).

Der Prothesenansatz hat ein Kniegelenk, das manuell gesperrt werden kann, um während der Frühphase ein sicheres Stehen und Belasten zu gewährleisten. Auf die Benutzung dieses Sperrmechanismus sollte man aber, wenn möglich, bald verzichten (eventuell das Gelenk durch ein standphasensicheres ersetzen), da nur der funktionelle Gebrauch des Prothesenkniegelenkes das Feedback zwischen Stumpf und Prothese fördert.

In unserer Klinik werden nach Oberschenkelamputationen keine Gipsverbände mehr angelegt, da deren Befestigung schwer zu kontrollieren ist. Der Gips kann schon bei leichten Bewegungen vom Stumpf abrutschen oder um ihn rotieren. So kommt es z.B. vor, daß die proximalen Weichteile des Stumpfes auf der Innenseite des Gipses aus dem Schaft rutschen, wenn der Patient direkt postoperativ beim Benutzen der Bettpfanne die Hüfte anhebt und den Stumpf abduziert. Andere Kliniken haben aber den Stumpfgips nach Amputationen in diesem Bereich erfolgreich eingesetzt (Burgess et al. 1969).

Auch nach Knieexartikulationen und Oberschenkelamputationen werden nur kleine Schritte geübt. Bei zu
großen Schritten mit dem prothetisch versorgten Bein
verläuft die Belastungslinie zu weit hinter dem Prothesenkniegelenk, für dessen Streckung der Stumpf mit
großem Kraftaufwand in der Hüfte extendiert werden
muß, aber in diesem Frühstadium noch nicht in der
Lage dazu ist. Die physiologische Vorwärtsbewegung
des Beckens beim Gehen wird dadurch unterbrochen
und trägt deshalb nicht zur Streckung des Prothesenkniegelenkes bei. Das erhaltene Bein kann nach einem
großen Prothesenschritt nur nachgeführt, aber nicht
mit einem gleich großen Schritt vor dem Prothesenfuß aufgesetzt werden. Die Fähigkeit, beim Gehen
einen Fuß vor den anderen zu setzen, geht dadurch verloren.

Stumpfgips nach Hüftexartikulation

Der Gips umfaßt wie ein „Korb" das gesamte Becken. Der proximale Rand sitzt über
beiden Beckenkämmen und trägt dadurch zur Befestigung des Gipses bei. Die Darm-
beinkämme werden mit Filzpolstern abgedeckt. Alle Ränder des Gipses müssen glatt
sein, um Hautirritationen zu vermeiden. Zwei Befestigungsgurte werden posterior in
den Gips eingearbeitet; sie kreuzen sich, werden über die Schultern geführt und vorne
verschnallt. Diese hosenträgerähnliche Anordnung garantiert einen gleichmäßigen
Zug am Gips.

Die Anschlußplatte für den Prothesenansatz wird so in den Gips eingesetzt, daß der
mediale Plattenrand direkt unter dem Tuber ossis ischii sitzt (Burgess et al. 1969). Diese
Position bestimmt die Schrittweite (Abb. 2.22). Der Prothesenansatz besteht nur aus
einem Rohrskelett mit Fußteil ohne zusätzliche Gelenke. Diese statische Anordnung

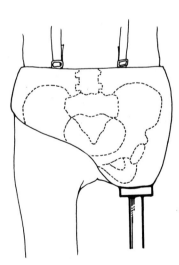

Abb. 2.22.
Gips nach Hüftexartikulation

gestattet zwar eine Gewichtsbelastung sowie die Durchführung von Gleichgewichtsübungen, der Patient erhält jedoch kein Gefühl für das Gehen mit seiner späteren Prothese. Burgess (1969) akzeptiert, daß diese einfache Konstruktion zu Lasten der Funktion geht. Den Einbau einer dynamischen, mit Gelenken versehenen Prothese würde
der postoperative Gipsschaft rein mechanisch nicht aushalten. Anstelle eines Gipses
kann hier ein Polyäthylenbeckenkorb als Basis für eine Frühmobilisierungsprothese
mit beweglichen Gelenken dienen.

2.6.5
Gewichtsverlagerung

Mit zunehmender Belastbarkeit des Stumpfes wird das Übungsprogramm gesteigert.
Die Verlagerung des Körpergewichtes wird anfänglich mit nebeneinander gesetzten
Füßen und anschließend in Schrittposition in einem Gehrahmen oder im Barren
geübt. Dabei wird der Vorfuß der Prothese neben der Ferse des erhaltenen Beins aufgesetzt. Durch die kurze Schrittlänge kann der Patient die Gewichtsverlagerung besser kontrollieren.

2.6.6
Belastungskontrolle

Die Stumpfbelastung muß zu Beginn der Behandlung sorgfältig überwacht werden, da
der Stumpf leicht verletzt werden kann. Das Ausmaß der Belastung kann durch unterschiedliche Methoden kontrolliert werden.

Fühlen
Der Physiotherapeut kann die Intensität der Belastung abschätzen, indem er seine
Hände unter die auf dem Gehrahmen oder dem Barren abgestützten Hände des Pati-
enten legt. In demselben Maße wie die Belastbarkeit des Stumpfes zunimmt, wird das
Körpergewicht weniger intensiv über die Arme abgestützt. Der vom Physiotherapeut
empfundene Handdruck ist deshalb reduziert.

Belastungskontrolle mit Hilfe von zwei Personenwaagen
Der Patient wird auf zwei Personenwaagen gestellt und steigert die Belastung des prothetisch versorgten Beins so weit, bis der Stumpf mit dem erwünschten Gewicht belastet ist. Anschließend wird das Belasten ohne Waagen geübt. Obwohl dieses Verfahren
einfach erscheint, ist sein Wert im klinischen Gebrauch beschränkt. Vor allem bei geringer Gewichtsbelastung ist diese Methode ungenau und schwer abstufbar. Das Verfahren stellt den Patienten vor Probleme, da er die angezeigten Werte nur im Stehen able-
sen kann und beim Gehen auf seine eigene Schätzung angewiesen ist.

Belastungsmonitor
Eine andere Möglichkeit das Ausmaß der Stumpfbelastung zu kontrollieren, bietet ein
Belastungsmonitor (s. S. 201 „Limb Load Monitor"). Sobald das operierte Bein mit dem
eingestellten Hochgewicht belastet wird, ertönt ein Signal, das den Patienten davor
warnt, die axiale Belastung nicht weiter zu steigern. Der Belastungsmonitor wird in
der frühen postoperativen Phase jedoch nur sehr selten angewandt. Er kommt mei-

stens erst während der späteren Rehabilitationsphase zur Anwendung, wenn der Patient dazu neigt, das operierte Bein zu wenig zu belasten.

KLINISCHER HINWEIS	Bei der Entscheidung, die Belastung zu steigern, sollte man sich nicht nur auf die Angaben des Patienten verlassen. So können z.B. die sensiblen Empfindungen bei einem Patienten mit peripherer Neuropathie so stark vermindert sein, daß er das Ausmaß der vom Stumpf tolerierten Gewichtsbelastung nicht abschätzen kann.

2.6.7
Frühmobilisierung ohne Prothese

Wenn der Stumpf nicht belastet werden kann (Wundheilungsstörungen), ist eine Mobilisierung des Patienten in einem Gehrahmen trotzdem möglich. Dabei muß er lernen, sich mit beiden Armen gut abzustützen und das erhaltene Bein mit einer fließenden Schwungbewegung nach vorne zu führen. Eine stoßartige Belastung des erhaltenen Beins kann bei gefäßkranken Patienten Beinkrämpfe verursachen.

ZUSAMMENFASSUNG	Das unmittelbar postoperative physiotherapeutische Übungsprogramm bereitet den Amputierten auf seine Rehabilitation vor. Die Qualität dieser Frühbehandlungen hat damit einen entscheidenden Einfluß auf den Erfolg der gesamten Rehabilitation.

3 Rehabilitative Behandlungen

3.1
Verlauf der Rehabilitation

Nach Abschluß der unmittelbar postoperativen Phase beginnt die Rehabilitations-phase, die den Amputierten auf seine Prothese vorbereitet und einschließlich des Geh-trainings eine Dauer von zwei bis sechs Monaten haben kann. Nicht alle Amputierten können sofort mit diesem Intensivbehandlungsprogramm beginnen.

3.1.1
Rehabilitationsfähigkeit

Die Überweisung des Patienten zur Rehabilitation hängt von einer *Befundaufnahme* ab, die vom Behandlungsteam durchgeführt wird.

- Der Arzt beurteilt die Krankengeschichte des Amputierten, prüft seine postopera-tive Kondition und entscheidet, ob er rehabilitationsfähig ist.
- Anschließend untersuchen der Arzt und der Physiotherapeut gemeinsam den Stumpf sowie das erhaltene Bein, deren Durchblutung und Hautzustand, testen die Sensibilität und Motorik, messen den Gelenkausschlag sowie den Stumpfumfang und seine Länge (American Academy of Orthopedic Surgeons 1965).
- Die Gleichgewichtskontrolle wird im Sitzen und im Stand geprüft.
- Die Mobilität und die Kraft der Arme und des Rumpfes werden ebenfalls unter-sucht.

Die *physiotherapeutische Untersuchung* ist so umfassend, um die Behandlungen indi-viduell auf die Bedürfnisse des Amputierten ausrichten zu können:

- Die *Haut des Stumpfes* muß abgehärtet werden, um das Körpergewicht und die Scherkräfte beim Gehen aushalten zu können. Hautschäden verzögern die Nach-behandlung.
- Das *Gefühl im Stumpf* ist wichtig, um Druck, Temperatur, Lage und Bewegungen interpretieren zu können. Wenn die Sensibilität gestört ist und die propriozeptive Wahrnehmungsfähigkeit vermindert ist, müssen bei Übungen mehr visuelle und taktile Stimulationstechniken angewandt werden.
- Der Amputierte muß üben, die *Balance* zu halten, da er sonst nicht gehen kann.
- *Stumpfschmerzen* können zu Kontrakturen führen. Kontrakturen beschränken aber die Belastungsfähigkeit, reduzieren die Gelenkbeweglichkeit und verursachen Kör-perfehlhaltungen.

- Die *motorische Funktionsfähigkeit* hilft, die Prothese zu kontrollieren, und beeinflußt die Ganggeschwindigkeit und Ausdauer.
- Auch die *Form des Stumpfes* hat einen großen Einfluß auf den Tragekomfort der Prothese.

3.1.2
Befundaufnahme

In Anhang 3.1–3.3 wird erläutert, wie die Befundaufnahme durchgeführt werden kann. Folgende Bereiche werden berücksichtigt:

▶ medizinische Untersuchung (Anhang 3.1, s. S. 167)
▶ Sozialanamnese (Anhang 3.2, s. S. 168)
▶ physiotherapeutische Untersuchung (Anhang 3.3, s. S. 169).

Anhang 3.1–3.3 stellt auch die engen Beziehungen zwischen den Befunden und deren Einfluß auf die Behandlungen übersichtlich dar. Dadurch erhält der Physiotherapeut zusätzlich einen Überblick über Probleme auf anderen Gebieten (medizinische, soziale), deren Betrachtung im Rahmen der Gesamtrehabilitation auch für die physiotherapeutische Therapie wichtig ist.

In den einzelnen Spalten werden die relevanten Daten unter Berücksichtigung aller möglichen Aspekte gesammelt. Trotzdem muß betont werden, daß auch das detaillierteste Dokumentationssystem einen gesunden Menschenverstand und exakte klinische Beurteilungen nicht ersetzen kann, um die erhobenen Befunde richtig zu interpretieren und einen realistischen Behandlungsplan aufzustellen.

Die beschriebenen Richtlinien sollten deshalb nicht wie ein Kochbuch verwendet werden, wie hier an einem Beispiel illustriert wird:

- Das Problem: Stumpfödem.
- Die Behandlung: Bandagieren.

Dieser einfache Rückschluß ist meistens berechtigt. Wenn aber der Patient anhaltende ischämische Stumpfschmerzen hat, kann die Wicklung des Stumpfes zur Zunahme der Beschwerden führen. In diesem Fall ist das Bandagieren kontraindiziert. Stattdessen sollte der Patient *häufig* und für *kurze* Perioden den Stumpf aktiv bewegen und nach jeder Anspannung *total* entspannen. Die dadurch betätigte Muskelpumpe soll zur Verbesserung der venösen Abflußverhältnisse führen und damit zum Abschwellen des Stumpfes. Nach Beendigung der Übungen sollte dieser Patient einen warmen Wollstumpfstrumpf anziehen und beim Sitzen darauf zu achten, daß der Stumpf nicht nach unten hängt.

Nur die Auswertung der *klinischen Zeichen und Symptome* und die Kenntnis des zugrundeliegenden *pathologischen Prozesses* ermöglichen dem Physiotherapeuten, die Schwellung eines Stumpfes angemessen zu behandeln.

3.1.3
Stumpfbeurteilung

Die im Anhang 3.3 dargestellte physiotherapeutische Untersuchung bedarf keiner weiteren Erklärung; im foglenden wird lediglich der Abschnitt, der sich auf die Untersuchung des Stumpfes bezieht, ausführlicher behandelt.

Eine Stumpfbehandlungsliste (Anhang 3.4, s. S. 173) registriert die klinisch möglichen Befunde, gibt den jeweiligen Behandlungsvorschlag und die Behandlungs-
begründung an.

Nach Abschluß der Befundaufnahme werden die Resultate bei einer darauffolgen-
den Teamkonferenz diskutiert. Der Behandlungsplan wird aufgestellt und mit dem
rehabilitationsfähigen Amputierten, der aktiv an seiner Wiederherstellung mitarbeiten muß, besprochen. Der Amputierte kann sich dann für oder gegen die vorgesehenen Behandlungen entscheiden.

Sämtliche Untersuchungsbefunde werden notiert. Die Aufzeichnungen müssen
genau und vollständig geführt werden. Erstens, um die Fortschritte des Amputierten
zu dokumentieren, und zweitens, um die Effektivität der verschiedenen Behandlungsmethoden festzustellen (Day 1981).

ZUSAMMENFASSUNG	**Die Ergebnisse der medizinischen Untersuchung, der Sozialanamnese, der physiotherapeutischen Untersuchung und auch die Bereitschaft des Amputierten sind bestimmend, ob er mit seinem Rehabilitationsprogramm beginnen kann.**

3.2
Patientenschulung

Jeder Patient muß sich körperlich und seelisch mit seiner Amputation auseinander-
setzen. Die Schulung, die parallel zur physiotherapeutischen Behandlung läuft und
einen wesentlichen Bestandteil der Gesamtrehabilitation bildet, soll dem Amputierten
helfen, seine Probleme durch Wissen zu verstehen, seine persönliche Unabhängigkeit
zu entwickeln, seine Gesundheit so weit wie möglich zu erhalten und das Ausmaß seiner Eigenverantwortung zu erkennen.

Der Amputierte und seine Familie werden aufgefordert, auf freiwilliger Basis an
den Unterrichtsstunden teilzunehmen. Verschiedene Experten behandeln folgende
Themen:

▶ den Verlauf der zur Amputation führenden Erkrankung;
▶ die Pflege von Stumpf und erhaltenem Bein;
▶ die Erhaltung und Pflege der Prothese;
▶ die Bedeutung der Ernährung;
▶ Hilfe und Einrichtungen für Körperbehinderte
  – örtliche Selbsthilfegruppen,
  – Regulationen zur Fahrerlaubnis für Autofahrer,
  – finanzielle Unterstützung,
  – Behindertensport,
  – rollstuhlgerechte Straßen und Gebäude.

Die Gruppenstunden dienen nicht nur der Fortbildung, sie regen auch zum Erfah-
rungsaustausch der Patienten und ihren Familien an. Die Gruppendiskussionen fördern soziale Kontakte in einer Umgebung, in der Probleme in allgemeinerer Form
besprochen werden können, und sie animieren die Patienten, ihre Gefühle offen aus-
zutauschen.

Zur Förderung des Lernprozesses fungiert der Physiotherapeut hier als Berater. Die individuellen Anweisungen werden während der Übungsbehandlungen wiederholt diskutiert. Wichtige Punkte werden dabei besonders betont, und auch alle anderen Fragen und eventuellen Sorgen des Patienten werden behandelt.

Es gibt auch, wenn nötig, Hilfe für emotionale Probleme. Unter sachkundiger Anleitung (zuerst in Einzelbehandlung) kann der Patient seine psychische Reaktion zur Amputation zum Ausdruck bringen. Individuelle Reaktionen auf den vollständigen oder teilweisen Verlust der Extremität hängen immer von der Persönlichkeit und den persönlichen Umständen des Patienten ab. Die Bandbreite umfaßt:

- Kummer über den Verlust des Beins,
- Minderung des Selbstwertgefühls,
- Sorge über die Entwicklung persönlicher Beziehungen,
- Depressionen,
- Zukunftsängste (Verwoerdt 1972; Friedmann 1978),
- Verdrängung von Problemen,
- Akzeptieren der Amputation als unumgängliche Tatsache.

 Merke

> Alle Informationen sollen dazu beitragen, das Selbstvertrauen des Amputierten zu stärken und ihm das nötige Wissen zu geben, um selbständig zurechtzukommen und den am Ende der Rehabilitation erreichten Leistungsstandard beizubehalten.

3.3
Stumpf-, Fuß- und Beinpflege

Die Hautpflege für den Stumpf und für das erhaltene Bein ist äußerst wichtig. Die Grundprinzipien dieser Pflege, die für alle Amputierten gelten, sind für Patienten mit peripheren Gefäßerkrankungen und/oder Diabetes von noch größerer Bedeutung.

Die Haut ist ein elastisches und widerstandsfähiges Organ, das ohne Schäden zu nehmen beträchtliche Belastungen aushalten kann (Levy 1983). Schlecht durchblutete Haut ist jedoch nicht in der Lage, kontinuierliche Belastungen oder Reibungen zu tolerieren. Um Probleme im Bereich des Stumpfes und des erhaltenen Beins zu vermeiden, muß die Haut gepflegt werden. Die Richtlinien dieser Pflege gelten für alle Amputierten und sind leicht zu befolgen.

3.3.1
Stumpfpflege

Der Stumpf ist ein Gefühls- und Bewegungsorgan (Burgess 1981, 1982), er steuert als solches die Prothese und trägt des Körpergewicht beim Gehen. Da der Stumpf in einem nichtventilierten Schaft arbeitet und dabei die Haut unter Spannung und Druck steht, vermehrt sich die Schweißabsonderung. Tägliche Stumpfhygiene ist deshalb erforderlich. Der Amputierte lernt und praktiziert die *Stumpfpflege* unter Anleitung:

- Der Stumpf wird abends mit milder Seife in warmen Wasser gewaschen. Warmes Wasser führt zum Aufquellen der Haut. Wenn der Stumpf morgens gewaschen wird, ist wegen der Hautschwellung das Anlegen der Prothese oft etwas schwieriger.

- Hautfalten oder eingezogene Narben werden mit Wattetupfern gereinigt, um mögliche Hautinfektionen zu vermeiden.
- Die Haut wird gespült und sorgfältig getrocknet, manchmal trockengetupft. Lufttrocknen alleine (ohne zusätzliches Abtrocknen) macht die Haut rauh und schuppig.
- Der Stumpf kann eingecremt werden. Lasttragende Gewebe wie die Patellarsehnenregion werden jedoch nicht eingecremt, da sich dies ungünstig auf die Abhärtung auswirkt.
- Der Stumpf muß jedesmal sorgfältig auf Hautverletzungen, Druckstellen, Quetschungen, Hautblasen oder Abschürfungen untersucht werden. Wenn die Sensibilität der Haut gestört ist, hilft ein Handspiegel, die Rückseite des Stumpfes zu überprüfen.

 Die Temperatur des Wassers muß vor dem Waschen *immer* kontrolliert werden, denn die Zirkulation des heilenden Stumpfes ist noch nicht in der Lage, größere Temperaturunterschiede (heiß, kalt) auszugleichen (Shipley 1979).

Der Amputierte lernt auch, ausschließlich trockene Stumpfstrümpfe oder Bandagen anzulegen, da feuchte Materialien zum Wundreiben der Haut führen können. Stumpfstrümpfe und Binden sollten stets frisch gewaschen sein, da sich in ihnen Salze aus dem Schweiß ablagern, die Reibungsschäden und Infektionen begünstigen. Alle auftretenden Probleme werden dem behandelnden Arzt gemeldet.

3.3.2
Pflege der erhaltenen Extremität

Das erhaltene Bein übernimmt die führende Rolle, das Körpergewicht zu tragen und die Balance zu halten, vor allem anfänglich, wenn der Stumpf nur minimal belastbar ist. Um funktionsfähig zu sein, gehört auch die *Pflege des erhaltenen Beins* zur täglichen Routine, die während der Rehabilitation und später zu Hause durchgeführt werden muß:

- Das Bein wird mit milder Seife in warmem Wasser gewaschen. Dadurch werden Sekrete von der Haut entfernt und die Möglichkeit von Infektionen vermindert.
- Bein und Fuß werden getrocknet, wobei besondere Aufmerksamkeit auf den Zwischenzehenbereich gelegt werden sollte.
- Das Bein wird eingecremt, um das Aufbrechen der verletzlichen Haut vor allem im Bereich der Knöchel und der Ferse zu vermeiden (Wagner 1981).
- Der Amputierte untersucht dann Fuß und Bein auf gerötete Bezirke, Quetschungen oder Schnitte, damit jede Verletzung sofort behandelt werden kann.

Das Schneiden der Fußnägel muß vorsichtig erfolgen, um Verletzungen oder ein Einwachsen der Nägel zu verhindern (Berkman 1979). Wenn möglich, sollte diese Aufgabe sowie die Entfernung von Hornhautschwielen von einem *Fußpfleger* übernommen werden.

3.3.3
Vermeidung von Problemen

Bei einem schlecht durchbluteten, neuropathischen Bein treten vor allem im Bereich der Zehen, der Ferse und der Knöchel Verletzungen und Entzündungen auf, die oft durch äußeren Druck ausgelöst werden. So kann es z.B. bei einem schlecht sitzenden Schuh, beim Reiben des Fußes auf dem Bettlaken, durch Fehler beim Schneiden der Zehennägel oder durch zu heiße Bäder zu Verletzungen kommen (Brand 1979), die dann schlecht abheilen und Angriffspunkte für bakterielle Infektionen bieten. Es ist wichtig, das Bewußtsein des Amputierten und auch das seiner Angehörigen für mögliche Risiken und für die Ergreifung von Präventivmaßnahmen zu stärken, um zusätzliche, unnötige Probleme zu vermeiden.

Schuh
Während des Tages sollte ein gut sitzender, bequemer Schuh getragen werden, der den Fuß optimal schützt und stützt. Manchmal sind orthopädische Einlagen notwendig, die die Metatarsalköpfchen entlasten und die Fußgewölbe abstützen. Neuerdings sind auch Schuheinlagen aus Silikonkautschuk auf dem Markt, die sowohl stützen, entlasten, stoßabsorbieren und durch Volumenskompression/Dekompression die Durchblutung fördern. Wenn Verletzungen im Fußbereich das Tragen von normalen Schuhen nicht erlaubt, sollte der Amputierte einen Hausschuh oder einen Weichschaumtherapieschuh tragen. Die Prothese ist auf die niedrigere Absatzhöhe einzustellen.

 Barfuß umsteigen, barfuß im Rollstuhl sitzen wie auch barfuß stehen oder gehen müssen *absolut* vermieden werden.

Strümpfe
Strümpfe aus Wolle oder Baumwolle saugen den Fußschweiß auf. Socken mit einem engen elastischen Bund hemmen die Durchblutung des Fußes. Der Strumpf muß immer faltenfrei sitzen, da Falten unter dem Fuß Druckstellen verursachen können. Die Socken sollten nach eintägigem Tragen gewaschen werden, um Salzablagerungen zu entfernen.

Ferse und Knöchel
Ferse und Knöchel können während der Lagerung im Bett gepolstert werden, um örtliche Druckstellen zu vermeiden. Ein unter dem Knöchel zusammengerolltes Handtuch oder ein spezieller Schaumstoffring heben den Druck auf die Ferse auf. Bei Gefäßpatienten kann auch ein Wattestiefel die gefährdeten Regionen gut schützen.

KLINISCHER HINWEIS | **Es ist wichtig, den Amputierten und seine Angehörigen über die Gefährlichkeit kleiner Verletzungen aufzuklären. Quetschungen, Druckstellen und sonstige Läsionen sind möglichst zu vermeiden. So müssen z.B. sichere Umsteigetechniken geübt werden (Rollstuhlbremsen sichern, Fußplatten hochstellen), um Hautabschürfungen oder auch andere Verletzungen während des Umsteigens zu verhindern.**

Ödem

Bei Schwellungen größeren Ausmaßes im erhaltenen Bein ist die Gelenkbeweglichkeit eingeschränkt und die Spannung der Haut erhöht. Elastische Binden oder ein angepaßter Kompressionsstrumpf vermindern die ödematöse Schwellung. Der Kompressionsstrumpf ist am effektivsten, wenn er gleich morgens angezogen wird, da die Schwellung des Beins während des Tags zunimmt.

Claudicatio intermittens

Bei Klaudikationsbeschwerden sollte der Patient nur bis zum Auftreten der Schmerzen gehen. Bei ischämischen Beschwerden muß das Bein entlastet werden. Das Gehen kurzer Strecken mit dazwischen liegenden Ruhepausen verlängert allmählich die schmerzfreie Gehstrecke (deWolfe 1973). Bei ischämischen Schmerzen ist der Versuch, die Stehtoleranz zu verbessern, kontraindiziert. Deswegen müssen Stehübungen dieser Patientengruppe sorgfältig überwacht werden. Der Physiotherapeut oder der Ergotherapeut demonstriert, wie man unnötigen Energieaufwand vermeiden und die Stehzeiten verkürzen kann.

| ZUSAMMENFASSUNG | Während der gesamten Rehabilitationszeit wird auf die Hautpflege des Stumpfes und des Beins besonderer Wert gelegt. Da manche Patienten Schwierigkeiten haben, die ihnen vermittelten Informationen und Instruktionen aufzunehmen und im Gedächtnis zu behalten, müssen die Anweisungen durch häufige Wiederholungen in den automatischen Tagesablauf des Patienten eingegliedert werden. Manche Kliniken verteilen schriftliche Anweisungen.

Zur Zeit der Entlassung sollte der Patient in der Lage sein, die Hautpflege selbständig durchzuführen. Stark sehbehinderte oder ältere Patienten, deren motorische Fähigkeiten eine Selbstversorgung nicht zulassen, sind auf ein Familienmitglied, das über die notwendigen Maßnahmen informiert ist, angewiesen. Es können auch Hausbesuche durch zuständige Sozialdienste arrangiert werden.

3.4
Formung des Stumpfes

Nach einer Beinamputation entwickelt sich fast immer ein Stumpfödem. Ausgeprägte und anhaltende Stumpfschwellungen hemmen die Stumpfwundheilung (Menzies u. Newnham 1978; Manella 1981; Brady 1982), reduzieren die Stumpfbeweglichkeit und verzögern damit die Prothesenversorgung. Das Ausmaß des Ödems variiert:

- Bei einem *hohen Amputationsniveau* und nach Knochenresektionen ist die Schwellung meistens intensiver ausgeprägt.
- Bei *tiefer liegenden Amputationsebenen* und nach Gelenkexartikulationen kommt es seltener zu starken Ödemen.

Die Reduzierung des Stumpfödems ist während der Rehabilitationsphase sehr wichtig, um die Wundheilung, die Stumpfformung und die Stumpfstabilisierung zu fördern. Es gibt mehrere Methoden, die Stumpfabschwellung und die Formgebung des Stumpfes zu unterstützen. Dazu gehören:

▶ Stumpfbandagieren,
▶ Tragen eines Stumpfkompressionsstrumpfes,
▶ Behandlung mit einer Druckpumpe,
▶ Benutzung einer pneumatischen Hilfsprothese,
▶ Gehen mit einer Interimsprothese.

3.4.1
Stumpfbandagieren

Das Stumpfbandagieren beginnt sofort nach Beendung der unmittelbaren postoperativen Phase. Das Bandagieren ist einfach, effektiv und ökonomisch, muß aber *akkurat* ausgeführt werden. Das Pflegepersonal muß das Stumpfwickeln beherrschen, aber auch der Patient muß diese Technik erlernen und dabei anfänglich überwacht werden (Holliday 1981).

 Merke | Es gibt keine einheitliche Wickelmethode für die verschiedenen Stümpfe; jede Wicklung richtet sich nach dem individuellen Zustand und der Länge des Stumpfes.

Man bandagiert den Stumpf aus folgenden Gründen:

● Verminderung des Ödems,
● Formung des Stumpfes,
● Verhinderung von Kontrakturen,
● Stützung der Operationswunde,
● Schutz und Komfort des Stumpfes,
● Reduzierung von Hautbürzeln (Abnäher) bei Stümpfen mit dickem Weichteilmantel,
● Verminderung des Adduktorenwulstes (bei Oberschenkelstümpfen).
Das Abschwellen und das Formen des Stumpfes werden durch distalen Druck der Bandage, der nach proximal abnehmen muß, angeregt. Durch diese Spannungskontrolle des Verbands werden der venöse und lymphatische Rückstrom gefördert. Anfänglich reduziert sich das Ödem verhältnismäßig schnell, das Restödem nimmt dann nur noch schrittweise ab.

Vorteile der elastischen Wicklungen
Elastische Binden bieten mehrere Vorteile:

● Durch ihre Längs- und Diagonalelastizität passen sich die Binden jeder Stumpfform an, sie sind deshalb praktisch und leicht anwendbar.
● Der Stumpf wird gut gestützt und geschützt.
● Die Binde kann jederzeit und schnell zur Stumpfpflege und zur klinischen Kontrolle abgenommen werden.
● Elastische Binden sind in allen Größen leicht erhältlich.

Nachteile der elastischen Wicklungen

Manche Kliniken verzichten auf das Bandagieren, um die möglichen Nachteile zu vermeiden. Dazu gehören:

- Eine zu straff angelegte Bandage kann die Haut und Stumpfweichteile beschädigen und auch die Zirkulation gefährden.
- Das Bandagieren fordert anfänglich viel Personalzeit.
- Ältere Patienten haben oft Schwierigkeiten, den Verband korrekt anzulegen.
- Bei aktiven Patienten besteht die Gefahr, daß die Binden abrutschen. Durch den distalen Druckverlust wird die Bandage dann wirkungslos.
- Der Bindendruck kann nur geschätzt werden.

Struktur der Binden

Es gibt mehrere elastische Binden verschiedener Länge und Breite. Sie müssen längs und diagonal dehnbar sein, um sich den Konturen des Stumpfes anpassen zu können. Eine elastische Binde muß individuell für jeden Patienten ausgewählt werden.

> **Die Auswahl der Binde hängt von der Länge, dem Umfang und dem Zustand des Stumpfes ab.**

Zur Auswahl stehen folgende elastische Binden:

- ▶ Netzbinden und
- ▶ elastische Standardbinden.

Netzbinden

Die locker gewebten elastischen Netzbinden sind luftdurchlässig und üben nur einen minimalen Druck auf das Stumpfgewebe aus. Sie werden hauptsächlich anfangs über einen Stumpfverband (bei einer noch heilenden Wunde) angelegt, um die überlappenden Wicklungen einer Bindenkompression zu vermeiden. Beim Waschen dieser Binden geht allerdings die Elastizität zu einem großen Teil verloren.

Elastische Standardbinden

Die regulären elastischen Binden (Kurzzugbinden, Langzugbinden) haben eine größere Spannungskapazität und sind deshalb effektiver als die Netzbinden, um das Stumpfödem zu reduzieren und den Stumpf zu formen.

Bindenspannung

Es ist nicht möglich, bei jeder Wicklung einen gleich starken Druck auf den Stumpf auszuüben. Das gilt besonders dann, wenn der Bandagenwechsel von verschiedenen Pflegepersonen durchgeführt wird. Folgende Faktoren wirken sich auf den Kompressionsdruck des Verbands aus:

- ▶ Elastizität der Binde (Kurzzug-, Langzugbinde),
- ▶ Intensität, mit der die Bandage angelegt wird,
- ▶ Anzahl der überlappenden Wickelungen.

> **Merke**
> Alle Wicklungen müssen immer *angenehm, bequem und korrekt* sitzen und die Weichteile des Stumpfes gut abstützen. Das Gefühl des Amputierten ist bei der Beurteilung mit ausschlaggebend.

Pflege der Binden

Die Bandagen saugen Schweiß auf und sollten deshalb regelmäßig mit einer milden und hautschonenden Seife (z.B. Feinwaschmittel) gewaschen werden. Nach dem Spülen – in ein Handtuch eingerollt – wird das Wasser entfernt. Zum Trocknen werden die Binden flach ausgelegt. Sie dürfen nicht aufgehängt oder in einem elektrischen Trockner gegeben werden, weil dabei die Elastizität verlorengeht. Der Amputierte und seine Familie müssen über die Pflege der Binden informiert und darauf hingewiesen werden, daß eine Bandage ohne ihre Elastizität nutzlos ist und ersetzt werden muß.

Allgemeine Richtlinien

Folgende Regeln müssen beim Stumpfbandagieren beachtet werden:

- Der Stumpf muß *sofort* nach Entfernung des postoperativen Stumpfgipses elastisch gewickelt werden, da sich sonst durch den Verlust der Abstützung, so kurz nach der Operation, schnell ein Ödem entwickelt (Burgess et al. 1969; Horne u. Abromowicz 1982).
- Ein nach der Operation angelegter *Bindenverband* schützt die Operationswunde ohne einen Kompressionsdruck auszuüben. Das Bandagieren, um den Stumpf zu formen, beginnt erst nach dem Abheilen der Wunde.
- Die Binde wird *Tag und Nacht getragen* und nur zum Waschen, zur Kontrolle der Wundverhältnisse und zum Gehen mit einer Interimsprothese abgenommen.
- Durch die Binde hervorgerufene blasse *Druckstellen,* die man vor allem auf stärker geschwollenen Stümpfen sieht (Abb. 3.1), zeigen, daß der Verband das Ödem erfolgreich reduziert. Diese Markierungen, die in der Regel schnell verschwinden, dürfen jedoch nicht mit den dunklen oder geröteten Druckstellen verwechselt werden, die durch zu straff sitzende Binden verursacht werden.
- *Gefäßkranke Patienten* haben oft ein länger anhaltendes Stumpfödem als Patienten, deren Gefäßsystem intakt ist.
- *Ältere Patienten* benötigen mehr Zeit, das Selbstbandagieren zu lernen. Deshalb sind sie länger auf Hilfe und Überwachung angewiesen, bis sie ihren Verband mit der richtigen Wickeltechnik und Spannung anlegen können. *Unterschenkelamputierte* lernen schneller, ihren Stumpf zu wickeln. *Oberschenkelamputierte* haben anfänglich Schwierigkeiten, die Beckentouren des Verbands richtig zu kontrollieren.
- Sollte ein Patient die Wickeltechnik gar nicht oder unzuverlässig durchführen, ist ein *Stumpfkompressionsstrumpf* (in der richtigen Größe nach den Stumpfmaßen zu bestellen) angebracht.

Wann ist das Stumpfbandagieren kontraindiziert?

Das Stumpfbandagieren wird niemals routinemäßig angewendet; es ist in manchen Fällen sogar kontraindiziert:

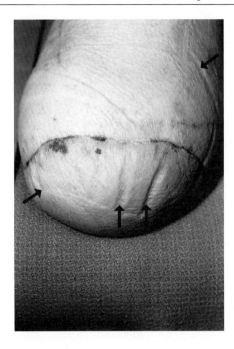

Abb. 3.1.
Durch die Binde hervorge-
rufene blasse Druckstellen

- Wenn der Amputierte anhaltend ischämische Stumpfschmerzen hat.
- Wenn der Amputierte ein dauerndes Gefühl der Stumpfkälte hat.
- Wenn sich die Stumpfhaut immer kalt anfühlt.
- Wenn die Stumpfhaut entweder überempfindlich oder gefühllos ist.
- Wenn Hautverletzungen über Knochenvorsprüngen bestehen.
- Wenn der Patient nach dem Wickeln ein Taubheitsgefühl empfindet oder pulsierende Stumpfschmerzen auftreten.

Wann und wie lange wird der Stumpf gewickelt?
Die Bandage wird *bis zur Abheilung* des Stumpfes ständig getragen. Wenn der Amputierte seine Prothese den ganzen Tag trägt und die Umfangmaße des Stumpfes nicht mehr schwanken, kann man davon ausgehen, daß sich der Stumpf stabilisiert hat. Es kann dann versucht werden, die elastischen Wicklungen zu beenden.

Während der Abgewöhnungsphase sollte der Amputierte zunächst eine Nacht ohne Bandage schlafen (Zimnicki 1981). Sollte der Stumpf während der Nacht wieder etwas anschwellen und dadurch das Anlegen der Prothese am Morgen beschwerlich werden, ist die Stumpfstabilisierung noch nicht erreicht, und der Stumpf muß weiterhin gewickelt werden.

Wenn der Amputierte die Prothese nur ein- oder zweimal am Tag für kurze Zeit anzieht, muß der Stumpf die restliche Zeit gewickelt werden, um seine Form zu erhalten. Ansonsten kommt es zu Umfangsschwankungen, die die endgültige Formgebung verzögern und das Anlegen der Prothese erschweren oder gar unmöglich machen.

Während der Anprobezeiten (Wartezeiten) beim Orthopädietechniker ist der Stumpf *immer* zu wickeln. Die Feinanpassung des Schafts ist nicht möglich, wenn der

Orthopädietechniker mit schnell wechselnden Stumpfvolumenschwankungen konfrontiert wird.

Grundregeln für elastische Wicklungen

Die Wickeltechniken für die verschiedenen Amputationshöhen haben mehrere gemeinsame Grundregeln:

- Vor dem Wickeln wird der Stumpf entweder mit einem milden, parfürmfreien Hautpflegemittel eingecremt, oder es wird ein spezielles Stumpfpflegeöl mit gerbenden Substanzen (PC30V) verwendet, um ein Abrutschen der Binde zu verhindern (lasttragende Gewebe werden ausgespart, da diese abhärten müssen).
- Die Bandage wird immer in *diagonalen* Touren (Kornährenverband) angelegt. Zu straffe zirkuläre Touren sind gefährlich, denn sie können durch einen „Abschnüreffekt" die Durchblutung hemmen. Dadurch kann es zu Wundheilungsstörungen kommen.
- Die Operationsnaht wird schräg von hinten nach vorne überwickelt. Dadurch werden die Wundränder zusammengezogen, und die Naht wird entspannt.
- Falten müssen vermieden werden, da sie zu Hautirritationen oder Druckstellen führen können.
- Zum Abschluß der Applikation wird die Binde mit einem Klebestreifen oder einer Sicherheitsnadel befestigt. Um den Stumpf nicht zu stechen, schiebt der Physiotherapeut zwei seiner Finger unter den Verband, während er die Nadel sichert. Metallklipse, wie die sog. „Schwiegermutter", sollten nicht verwendet werden, da sie die Haut verletzen können. Außerdem verrutschen sie leicht, und der Druck des Verbandes geht dann verloren.
- Um den Verband in Position zu halten, kann über den fertigen Verband ein elastisches Schlauchnetz gezogen werden.

Obwohl es vorrangig die Aufgabe des Physiotherapeuten ist, dem Amputierten das richtige Stumpfbandagieren beizubringen, sind auch die anderen Teammitglieder für den korrekten Sitz der Wicklungen mitverantwortlich.

Bandagentechniken für verschiedene Amputationshöhen

Da sich die Eigenschaften der Stümpfe und die Art der prothetischen Versorgung mit der Amputationshöhe verändern, werden für jedes Amputationsniveau spezielle Bandagentechniken angewandt. Das Team sollte sich auf eine bestimmte Wickelmethode einigen, um dem Amputierten dieselben Anweisungen geben zu können. Damit ist es für den Betroffenen leichter, das Anlegen der Binde zu erlernen. Im folgenden wird für jede Amputationshöhe eine Methode, die sich in unserer Klinik bewährt hat, vorgestellt. Andere Methoden sind ebenfalls akzeptabel, solange sie die gewünschten Resultate bringen.

Elastische Wicklung nach Vorfußamputationen (Abb. 3.2)
Folgende *Ziele* werden angestrebt:

- Abschwellung und Formung des Restfußes,
- Verhinderung einer Inversionskontraktur.

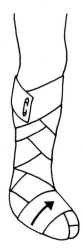

Abb. 3.2.
Elastische Wicklung nach
Vorfußamputation (Bedeu-
tung d. Pfeils s. Text)

Die Wicklung beginnt über dem Fußrücken und ist nach medial gerichtet. Die einzelnen Lagen werden diagonal übereinander über den Restfuß gewickelt und schließen
die Ferse ein. Die nach medial ausgerichtete Zugwirkung hebt den lateralen Fußrand
und bringt den Restfuß in Neutralstellung. Damit wird versucht, einer Inversionsten-
denz entgegenzuwirken. Durch diese Verbandstechnik wird auch die Operationsnarbe
optimal unterstützt. Um das Abschwellen des Stumpfes zu fördern, sollte der Verband
mindestens 25–30 cm über das obere Sprunggelenk reichen.

KLINISCHER HINWEIS	Nach Vorfußamputationen sind Schwellungen in der Regel wenig ausgeprägt. Wenn es jedoch zu Ödemen kommt, sind sie häufig schwer zu reduzieren. Der ver- bundene Vorfuß darf nicht mit Gewalt in einen Schuh gezwungen werden, man sollte stattdessen einen Schuh aus Weichmaterial (z.B. PE-Schaum) anziehen.

Elastische Wicklung nach Sprunggelenkexartikulationen (Abb. 3.3)
Folgende *Ziele* werden angestrebt:

● Abschwellung und Formung des Stumpfes,
● Zentrierung und Fixierung des Fersenpolsters.

Diese Stümpfe haben durch ihre knöcherne Struktur und durch das Fersenpolster ein
knollenähnliches Aussehen. Der Bereich, der postoperativ am meisten von einer
Schwellung betroffen ist, liegt oberhalb des Knöchelbereiches. Der Verband wird bis
zur Kniehöhe gewickelt, um einen distalen und dann einen gleichmäßig abnehmenden Druck auf den gesamten Stumpf auszuüben. Bei einer Sprungelenkexartikulation
ist neben der Abschwellung und Formung des Stumpfes auch die Fixierung des Fer-
senweichteilpolsters äußerst wichtig. Deshalb beginnt das Wickeln über dem medialen Stumpfende und fixiert das Fersenpolster mit mehreren 8er-Touren. Der anfänglich ausgeübte Druck muß über dem Knöchelbereich und dann auch weiterhin nach
proximal reduziert werden.

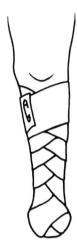

Abb. 3.3.
Elastische Wicklung nach
Sprunggelenkexartikulation

KLINISCHER HINWEIS	Der bandagierte Stumpf darf selbstverständlich nicht belastet werden. Die elastische Wicklung kann das Fersenpolster zwar zentrieren, aber nicht genügend stabilisieren, um das Körpergewicht zu halten.

Elastische Wicklung nach Unterschenkelamputationen
Folgende *Ziele* werden angestrebt:

- Abschwellung und Formung des Stumpfes,
- Verhinderung einer Kniebeugekontraktur.

Ein Unterschenkelstumpf kann auf zwei verschiedenen Arten bandagiert werden:
► Die eine umfaßt das Kniegelenk,
► die andere läßt das Kniegelenk frei.

Knie umwickelt (Abb. 3.4a). Bei dieser im allgemeinen häufiger angewandten Methode beginnt man am Stumpfende mit 8er-Touren, die bis zur Mitte des Oberschenkels durchgeführt werden. Dabei wird das Kniegelenk umwickelt, so daß der gesamte Stumpf unter schrittweise abnehmenden Druck gebracht wird. Dieser Verband muß tagsüber mehrmals gewechselt werden, um das Knie durchzubewegen.

KLINISCHER HINWEIS	Wenn der Verband über der Kniekehle zu straff sitzt, kann es zu Durchblutungsstörungen kommen. Das gilt besonders dann, wenn der Amputierte das Knie gebeugt hält und der Stumpf für längere Zeit nach unten hängt (s. S. 57, Sitzende Lagerung im Rollstuhl). Druckgefährdete knöcherne Strukturen, z.B. die Tibiakante und evtl. auch das Fibulaköpfchen, kann man durch seitliches Abpolstern schützen.

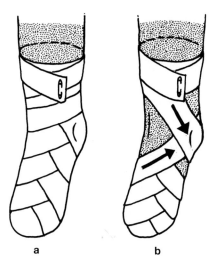

Abb. 3.4a, b.
Elastische Wicklung nach
Unterschenkelamputation.
a Knie umwickelt,
b Kniekehle frei
(Bedeutung der Pfeile s. Text)

a   b

Kniekehle frei (Abb. 3.4b). In selteneren Fällen wird das Kniegelenk nicht mitgewickelt, die Binde wird dann diagonal vor dem Knie zum Oberschenkel geführt und auch von der proximalen Position wieder diagonal vor dem Knie nach distal geleitet. Die Bindenkreuzung vor dem Gelenk fördert die Kniestreckung. Die Kniekehle bleibt frei und ermöglicht dadurch die Beweglichkeit des Gelenkes. Diese Technik wird für jüngere und aktive Patienten angewendet, bei denen der Stumpf nur mäßig geschwollen ist. Bei ödematösen Stümpfen mit Schwellungen im Kniekehlenbereich ist diese Methode nicht indiziert.

Elastische Wicklung nach Knieexartikulationen (Abb. 3.5)
Folgende *Ziele* werden angestrebt:

● Abschwellung und Formung des Stumpfes,
● Verhinderung einer Hüftbeugekontraktur.

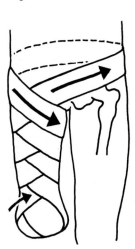

Abb. 3.5.
Elastische Wicklung nach
Knieexartikulation
(Bedeutung der Pfeile s. Text)

Wegen seiner knöchernen Struktur hat der Stumpf eine kolbenartige (aufgetriebene) Form. Die wichtigste Funktion des Verbands besteht darin, das Ödem oberhalb der Femurkondylen zu reduzieren, da dieser Bereich für die Anpassung der Prothese von Bedeutung ist. Auch nach Kniegelenkexartikulationen gibt es zwei Bandagentechniken:

▶ Wicklung mit Beckentour,
▶ Wicklung ohne Beckentour.

Wicklung mit Beckentour. Bei einem Adduktorenwulst, bei dicken Stümpfen oder einer bestehenden Hüftbeugekontraktur beginnt das Bandagieren am Stumpfende mit nach medial gerichteten 8er-Touren. Der Druck wird nach proximal vermindert. Das Becken wird in die Wicklung miteinbezogen. Die Richtung des Bindenzugs bringt den Stumpf in Neutralstellung. Vom Becken kommend, wird der Adduktorenbereich bedeckt. Zum Abschluß wird das Becken noch einmal umwickelt und der Verband befestigt.

Wicklung ohne Beckentour. Bei freier Hüftbeweglichkeit, normal strukturierten Adduktoren und normalen Weichteilverhältnissen wird der Stumpf auf gleiche Weise bandagiert, die Beckentouren sind jedoch nicht nötig.

KLINISCHER HINWEIS	Wegen der geringen Weichteildeckung und Druckgefahr an den Femurkondylen werden Knieexartikulationsstümpfe nur manchmal gewickelt. Zusätzlich kommt es bei diesen Stümpfen selten zu Kontrakturen. Auch Adduktorenwülste treten nicht so häufig auf wie nach Oberschenkelamputationen, weil nach einer Exartikulation das muskuläre Gleichgewicht des Stumpfes erhalten bleibt (Baumgartner 1979).

Elastische Wicklung nach Oberschenkelamputationen (Abb. 3.6)
Folgende *Ziele* werden angestrebt:

● Abschwellung und Formung des Stumpfes,
● Verhinderung einer Abduktions-Außenrotationskontraktur,
● Prophylaxe und Abschwellen eines Adduktorenwulstes.

Die Wicklung beginnt frontal und zieht sich schräg über das Stumpfende nach medial. Diese Zugrichtung ist hier besonders wichtig, da sie später, beim Wickeln in Beckenhöhe, der Abduktion und Außenrotation des Stumpfes entgegenwirken soll. Bei umgekehrter Zugrichtung würde der Stumpf in eine Fehlstellung gezogen. Die 8er-Touren werden nach proximal fortgesetzt. Das Becken wird mit zwei Touren in den Verband miteinbezogen, wobei der Stumpf *aktiv gestreckt* gehalten wird, um eine Beugung der Hüfte durch den Zug der Binde zu vermeiden. Ein Adduktorenwulst kann vermieden werden, indem die Bandage nach der ersten Beckentour von oben schräg über die Leistengegend geführt wird (Alexander 1978). Dabei ist darauf zu achten, daß sich der obere Bindenrand nicht einrollt, um ein Einschneiden in die Weichteile zu vermeiden. Nach einer zweiten Beckentour wird die Bandage befestigt.

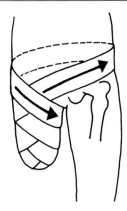

Abb. 3.6.
Elastische Wicklung nach
Oberschenkelamputation
(Bedeutung der Pfeile s. Text)

KLINISCHER HINWEIS	Bei sehr kurzen Oberschenkelstümpfen beginnt man das Bandagieren in Beckenhöhe. Man kann so den distalen Druck auf den Stumpf besser kontrollieren. Auch hier ist es wichtig von außen nach innen zu wickeln, um die Abduktion und Außenrotation des Stumpfes einzuschränken.

Elastische Wicklung nach Hüftexartikulationen (Abb. 3.7)
Folgende *Ziele* werden angestrebt:

- Abschwellung und Formung des erhaltenen Weichteilmantels,
- Schutz der Operationsnarbe.

Für diese Bandagentechnik sind breite Binden nötig. Die erste Tour wird über dem Beckenkamm angelegt, anschließend bedeckt man in diagonaler Richtung den Amputationsbereich, um ihn distal und lateral zu schützen. Der fertige Verband wird mit langen Klebestreifen gesichert. Solange die Gewebe im Operationsbereich noch nicht abgehärtet sind, wird ein Polster unter die Narbe gelegt. Auch hier müssen zur Prothesenversorgung die Weichteile vollständig abschwellen.

Modifikation der Wickeltechniken
Für besondere Stumpfverhältnisse sind *individuelle Anpassungen* nötig; die Bandagentechnik muß dementsprechend geändert werden.

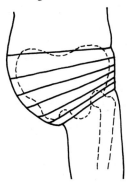

Abb. 3.7.
Elastische Wicklung nach
Hüftexartikulation

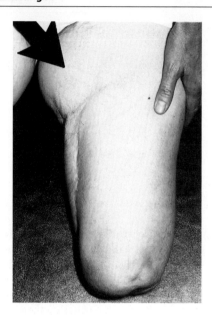

Abb. 3.8.
Adduktorenwulst (s. Pfeil)

Modifikation bei ausgeprägtem Adduktorenwulst
Das Wickeln von fettreichen und schlaffen Adduktorenwulsten (Abb. 3.8), die vor allem bei älteren Frauen auftreten, ist schwierig. Die Binde rutscht in die Falten des subkutanen Fettgewebes, ein gleichmäßiger Druck geht damit verloren. Um das zu verhindern, kann eine leicht herstellbare individuell angepaßte PE-Schaumpelotte auf den Wulst gelegt und dann überwickelt werden. Dadurch wird ein gleichmäßiger Druck auf die Stumpfweichteile ermöglicht (Mensch u. Ellis 1982).

Die Form der Pelotte ist annähernd oval (Abb. 3.9). Der obere Rand muß so geschnitten werden, daß der Amputierte bequem sitzen kann, d.h. medial etwas tiefer als frontal. Für die Sehne des M. adduktor longus wird eine Mulde geformt. Der mediale Oberrand wird leicht nach außen modelliert, um keinen Druck auf den Schambeinast auszuüben. Um den Adduktorenbereich gleichmäßig zu komprimieren muß die Pelotte vorne und seitlich gut anliegen. Das distale Ausmaß richtet sich nach der Stumpflänge. Wenn die Pelotte bei kurzen Stümpfen über das Stumpfende hinausragt, kann der Stumpf nicht richtig gewickelt werden. Die Herstellung und das Anlegen der Pelotte sind einfach durchzuführen.

Merke	Die Adduktorenpelotte ist ein effektives Mittel, um den Wulst in seiner Größe zu reduzieren.

Modifikation bei kolbigen Stümpfen
Manche Unterschenkel- und Oberschenkelstümpfe sind distal aufgetrieben, was zu Schwierigkeiten beim Anpassen des Prothesenschafts führen kann. Diese Art der Schwellung kann reduziert werden, wenn die distal kolbigen Weichteile durch mehrere diagonal nach oben gerichteten Bindenzüge gut abgestützt werden.

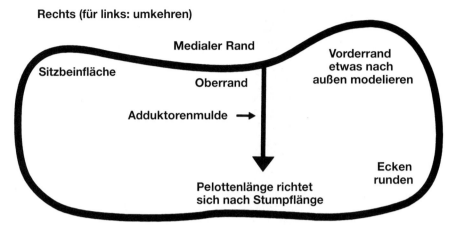

Rechts (für links: umkehren)

Medialer Rand

Sitzbeinfläche

Oberrand

Vorderrand etwas nach außen modelieren

Adduktorenmulde →

Pelottenlänge richtet sich nach Stumpflänge

Ecken runden

Abb. 3.9. Pelottenmuster

Modifikation bei Abnähern (überschüssige Hautbürzel)
Nach einer Amputation können an beiden Enden der Operationsnarbe überschüssige Hautbürzel, sog. Abnäher, stehenbleiben. Nach dem Abschwellen des Stumpfes stehen diese Abnäher noch deutlicher hervor. Sie reduzieren sich manchmal zu Hautlappen, die störend beim Anlegen der Prothese sind. Man kann ihnen entgegenwirken, indem man sie beim Wickeln unter zentralen Druck setzt (Abb. 3.10a, b). Wenn sich das als schwierig erweist, kann das Bürzel mit Micropore-Tape fixiert werden, um somit das korrekte Überwickeln zu erleichtern. Auf diese Weise schrumpfen die meisten Abnäher erfolgreich.

3.4.2
Stumpfkompressionsstrümpfe

Strumpfkompressionsstrümpfe haben ein längs-quer elastisches Gewebe. Sie sind im Handel in verschiedenen Kompressionsklassen erhältlich. Für Gefäßkranke und für Traumapatienten sind unterschiedliche Kompressionsstärken anzuwenden. Es gibt verschiedene Fertiggrößen, die aber nicht für alle Stumpfformen geeignet sind. Die Paßform muß in jedem Falle genau sein, denn wie beim Bandagieren soll der Kompressionsstrumpf vom Stumpfende aus nach proximal in seinem Druckgradienten abnehmen. Wenn vorgefertigte Größen nicht vorhanden sind (s. Maßvergleichstabelle der Hersteller), müssen die elastischen Stumpfstrümpfe individuell nach Maß angefertigt werden, um den Therapieerfolg zu gewährleisten.

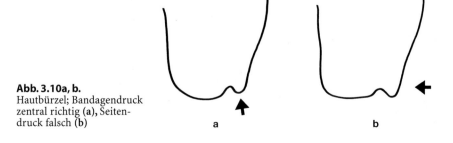

Abb. 3.10a, b.
Hautbürzel; Bandagendruck zentral richtig (**a**), Seitendruck falsch (**b**)

a

b

Vorteile der Stumpfkompressionsstrümpfe
Stumpfkompressionsstrümpfe bieten folgende Vorteile:

- Stumpfstrümpfe kann man schnell an- und ausziehen.
- Das Anlegen ist unkomplizierter als das Bandagieren.
- Klinische Stumpfkontrolle sowie die Stumpfpflege können jederzeit stattfinden.
- Amputierte empfinden den von unten nach oben reduzierenden Druck als angenehm.

Nachteile der Stumpfkompressionsstrümpfe
Folgende Kriterien können sich für den Patienten nachteilig auswirken:

- Amputierte, die Handprobleme haben (Schwäche, Arthritis), können diese elastischen Stumpfstrümpfe nicht immer allein anziehen.
- Fertigstrümpfe eignen sich nicht für knollenförmige Stümpfe.
- Die Befestigung bereitet oft Schwierigkeiten, denn ein Einrollen der Strumpfoberkante kann die Zirkulation stören.

Anpassung
Wenn der Fertigstrumpf zu lang ist und distal nicht anliegt, ist seine Anwendung sinnlos. Der Zug der Längsspannung fehlt, während der laterale Druck erhalten bleibt. Dieses Problem kann manchmal gelöst werden, indem man das distale Ende des Strumpfes formgerecht abnäht und somit den notwendigen Kontakt herstellt (s. Abb. 3.11, links unten).

Weitere Formkorrekturen, besonders im proximalen Bereich, sollte man nicht vornehmen, da sie keinerlei Kontrolle über die Änderung der Zug- und Druckverhältnisse oder der Kompressionsklasse zulassen. In diesem Fall ist eine passende Lagergröße oder die Maßanfertigung dringend vorgeschrieben.

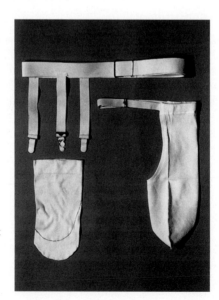

Abb. 3.11.
Stumpfstrümpfe und deren Befestigungsmethoden. Stumpfhalter mit Beckengurt *(links oben)*, Stumpfbefestigung mit Beckenband *(rechts)*, Stumpfstrumpf formgerecht angenäht *(links unten)*

Befestigung
Es gibt zwei Möglichkeiten, den Stumpfstrumpf zu befestigen:

- Wenn der Oberrand des Stumpfstrumpfes einrollt und in die Weichteile des Stumpfes einschneidet, kann man *Strumpfhalter* (Abb. 3.11 links oben), die mit einem Beckengurt verbunden sind, benutzen.
- Die Strumpfbefestigung für Oberschenkelstrümpfe mit einem *Beckenband* ist besser als mit Stumpfhaltern. Das Band wird durch einen verlängerten Abschnitt, der seitlich über das Becken reicht, mit dem Stumpfkompressionsstrumpf verbunden (Abb. 3.11, rechts). Bei diesem Strumpfmodell werden Druck und Zug gleichmäßig und bequem verteilt und der Strumpf wird zuverlässig gehalten.

Amputierte, die genügend Selbstvertrauen haben (und das ist eines der Rehabilitationsziele), öffentliche Schwimmbäder zu besuchen oder am Strand zu liegen, tragen gern einen Stumpfkompressionsstrumpf (eine „Badehose" für den Stumpf), um die Stumpfweichteile zu komprimieren und ihren Stumpf nicht den Blicken der Öffentlichkeit auszusetzten.

| KLINISCHER HINWEIS | Ein Stumpfkompressionsstrumpf sollte nicht über einer angelegten Stumpfbandage getragen werden, weil der Druck auf die Weichteile des Stumpfes zu stark ist. Auch für Patienten, die nicht prothetisch versorgt werden können, ist die Anwendung von Stumpfkompressionsstrümpfen nützlich. Der Strumpf gibt dem Stumpf Halt und kontrolliert das Ödem. Einen anhaltend geschwollenen Stumpf empfindet der Amputierte als schwer und wird dadurch in seiner allgemeinen Beweglichkeit gehindert. Deshalb sollte man auch bei diesen Patienten auf die abschwellende Behandlung nicht verzichten. Diese Strümpfe müssen, ebenso wie elastische Binden, regelmäßig mit milder Seife gewaschen, gut ausgespült und zum Trocknen ausgelegt werden, damit ihre Elastizität nicht verlorengeht. |

3.4.3
Intermittierende Druckpumpe

Die Behandlung mit einer intermittierenden Druckpumpe hat sich bei der Therapie von Lymphödemen als erfolgreich erwiesen. Bei ausgeprägtem Stumpfödem kann diese Pumpe, die ansonsten nicht routinemäßig eingesetzt wird, eine lymphatische Schwellung deutlich vermindern. Ihr Einsatz beschränkt sich auf Stümpfe (meistens Oberschenkelstümpfe), deren Haut unverletzt und frei von Infektionen ist. Die Operationswunde muß voll abgeheilt sein, der Stumpf muß schmerzfrei sein und Gefühl haben.

Vorteile der Pumpe
Die intermittierende Druckpumpe bietet zwei Vorteile:

- Anfänglich geht das Ödem schnell zurück.
- Die Kompression kann dosiert werden.

Nachteile der Pumpe

Folgende Faktoren gelten als Nachteile der intermittierenden Druckpumpe:

- Die Behandlung dauert täglich mehrere Stunden, dabei liegt der Amputierte im Bett und ist inaktiv.
- Die Behandlungsmethode eignet sich nicht für alle Patienten, denn die pneumatische Stumpfmanschette (Verbindung zur Pumpe), ist nur in einer Größe erhältlich. Sie wird über den Stumpf gezogen und aufgeblasen. Dadurch werden zwar die Stumpfwände gleichmäßig komprimiert, die Druckverhältnisse am Stumpfende sind jedoch nicht exakt kontrollierbar.
- Da der Umfang der Manschette im aufgeblasenen Zustand relativ groß ist, wird während der Behandlung das Hüftgelenk stundenweise in Beugestellung gehalten. Diese Position fördert jedoch das Entstehen einer Kontraktur.

KLINISCHER HINWEIS	Um die Reduktion der Schwellung aufrechtzuerhalten, muß nach dem Pumpen sofort eine Bandage angelegt werden. Manche Kliniken gehen bei der Druckpumpenbehandlung noch einen Schritt weiter und koppeln die aufgeblasene Manschette von der Pumpe ab, so daß der Manschettendruck konstant bleibt. Diese Methode erlaubt jungen, aktiven Patienten mehr Beweglichkeit. Der Amputierte kann das gesunde Bein belasten, mit Krücken gehen, Hüpfen und Balancieren. Die Stumpfmuskulatur spannt bei diesen Aktivitäten innerhalb der Manschette an und unterstützt dabei zusammen mit dem konstanten Druck das Abschwellen des Stumpfes. Beim Sitzen mit einer abgekoppelten Manschette muß ein Kissen unter den gesunden Oberschenkel gelegt werden, da die luftgefüllte, grobvolumige Manschette sonst einen Beckenschiefstand verursachen würde.

> **!** Ein konstanter Druck eignet sich nicht für ältere Patienten. Sie haben oft Gleichgewichtsprobleme, außerdem kann hier die aufgeblasene Manschette zu Krämpfen im Stumpf führen.

3.4.4
Pneumatische Gehhilfe

Die pneumatische Gehhilfe wurde in Roehampton in England entwickelt. Sie besteht aus einem kleinen inneren Luftkissen, das den Stumpf umschließt, einer äußeren pneumatischen Hülle und einem mit einer Abrollhilfe verbundenen Metallrahmen. Der Amputierte legt zunächst den inneren Luftsack an, zieht die pneumatische Hülle über und steigt dann in den Metallrahmen. Mit Hilfe einer Fußpumpe wird die pneumatische Hülle auf einen Druck von 40 mmHg aufgeblasen (Troup u. Wood 1982; Redhead 1983). Das stabilisiert Stumpf, Lufthülle und Metallrahmen. Der Amputierte kann so seinen Stumpf belasten (Abb. 3.12). Zum Anlegen braucht der Amputierte Hilfe.

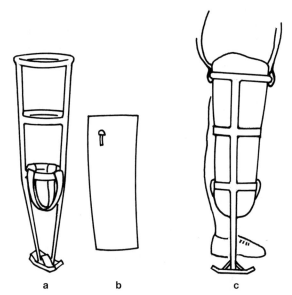

Abb. 3.12a–c.
Pneumatische Gehhilfe,
a Gehrahmen,
b pneumatische Hülle,
c Gehhilfe belastet

a   b   c

Vorteile der pneumatischen Hilfsprothese

Die pneumatische Gehhilfe hat folgende Vorteile:

- Das System erlaubt eine eingeschränkte Frühmobilisation und eine Stumpfteil-belastung.
- Durch die Teilbelastung wird die Stumpfabschwellung angeregt.
- Das Stumpfkissen gibt einen bequemen Stumpfendkontakt.
- Die Kompression kann dosiert werden.
- Man kann das Gerät für mehrere Patienten einsetzen.

Nachteile der pneumatischen Hilfsprothese

Beim Einsatz der pneumatischen Gehhilfe können folgende Schwierigkeiten auftreten:

- Der Metallrahmen einer pneumatischen Hilfsprothese verhindert jegliche Kniebe-wegung, das gilt für Unterschenkel- wie für Oberschenkelamputierte.
- Die Hilfsprothese eignet sich bei Oberschenkelamputierten nur, wenn der Stumpf sehr lang ist. Bei einem kurzen Stumpf hat der Patient nicht genügend Halt.
- Der Fuß besteht aus einer Kufe, die durch Gewichtsverlagerung ein passives Fußabrollen erlaubt. Der Prothesenschritt wird also zum Teil passiv gesteuert.
- Die steifbeinigen Schritt- und Balanceübungen geben dem Stumpf, besonders während der anfänglichen Übungszeit, ein falsches, propriozeptives Feedback.
- Einseitig steife Schritte fördern Gangfehler, die später zur Gewohnheit werden.
- Das Gerät gibt besonders dem Oberschenkelamputierten eine falsche Standsicher-heit, denn es erlaubt ihm während der Prothesenmittstandphase ohne aktive Stumpfhüftextension zu stehen, er lernt also nicht das später eingesetzte Prothe-senknie zu sichern. Zusätzlich hemmt das Gerät die aktive Einleitung der Prothe-senschwungphase.

● Weitere Gangabweichungen bestehen darin, daß der Patient das Becken auf der amputierten Seite anhebt, um die Hilfsprothese nach vorne zu setzen. Gleichzeitig kommt es zur vermehrten Hüftabduktion und seitendifferenten Schrittlängen.

● Die korrekte Länge der Hilfsprothese ist beim Anlegen auch schwierig zu kalkulieren.

KLINISCHER HINWEIS	Man muß die Vor- und Nachteile einer pneumatischen Hilfsprothese sorgfältig abwägen. Bei Patienten, die später selbständig mit einem beweglichen Prothesenknie gehen sollen, sollte man dieses Gerät nicht anwenden. Das trifft besonders für das frühe Gehtraining zu. Wenn ein Amputierter nicht in der Lage ist, ein Prothesenknie zu steuern und die Standphase zu stabilisieren, kann die pneumatische Gehhilfe manchmal von Nutzen sein. In dieser Situation hilft sie dem körperlich geschwächten Patienten, zweibeinig zu stehen, und die Stumpfbelastung fördert das Abschwellen des Stumpfes. Seine definitive Prothese bekommt dann voraussichtlich ein standphasenkontrollierendes Prothesenknie (mit manueller oder lastabhängiger Blockierung der Knieflexion).

3.4.5
Interimsprothese

> **Merke**
> Das Gehen mit einer Interimsprothese ist die *beste* Art, den Stumpf zu formen, abzuhärten und ihn auf seine Funktion vorzubereiten.

Eine Interimsprothese besteht aus einem individuell angefertigten, also stumpfspezifischen Schaft, und modularen Komponenten. Damit kann der Frühamputierte gut die ersten Steh- und Gehversuche machen.

Vorteile der Interimsprothese
Eine Interimsprothese hat nur Vorteile:

▶ Die Stumpfmuskulatur wird bei den Gangübungen aktiv und abwechselnd angespannt und entspannt, also natürlich stimuliert. Diese Stumpfmuskelaktivität fördert den venösen und lymphatischen Rückstrom, dadurch wird das Stumpfödem reduziert. Propriozeption, Koordination und Balance werden auf eine funktionelle Weise angeregt. Der Stumpf empfindet Belastung und Entlastung und härtet dadurch ab.

▶ Falls eine Kontraktur besteht, entweder im Kniegelenk oder in der Hüfte, wird diese, während der Stumpf die Prothese steuert, intermittierend aktiv gestreckt. Der Amputierte „läuft die Kontraktur aus".

KLINISCHER
HINWEIS

Wenn beim Gehen mit einer Interimsprothese der Umfang des Stumpfes abnimmt, müssen zusätzlich Stumpfstrümpfe angezogen werden, damit der Kontakt zwischen Stumpf und Schaft erhalten bleibt. Thermoplastische Interimsprothesenschäfte erlauben mit Hilfe eines Warmluftföhns ein Nachschrumpfen des Schafts und eine kontinuierliche Nachformung des sich reduzierenden Stumpfvolumens. Diese Nachformung ist *immer* vom Orthopädietechniker durchzuführen. Hier sind zusätzliche Trikotstrümpfe nicht erforderlich, was die Haftung zwischen Stumpf und Schaft positiv beeinflußt und damit ein funktionelles Gehtraining und die Stabilisierung der Prothese im Schrittzyklus wesentlich vereinfacht.

Eine Interimsprothese ist für jede Amputationshöhe erhältlich. Wenn sie nach dem Gehtraining abgelegt wird, muß der Stumpf sofort wieder gewickelt werden, um die erreichte Stumpfform zu erhalten.

ZUSAMMENFASSUNG

Man kann die vorgestellten Behandlungsmethoden einzeln oder kombiniert anwenden. Dabei gibt es nur eine Ausnahme: Ein Stumpfkompressionsstrumpf darf *nicht* über dem gewickelten Stumpf getragen werden, da der Kompressionsdruck beider Methoden zu stark ist. Alle hier vorgestellten Methoden reduzieren das Stumpfödem, müssen aber *korrekt* angewandt werden. So kann z.B. ein falsches Bandagieren Komplikationen verursachen (Abschnüren der Zirkulation, Heilungsstörungen).

Das Gehtraining mit einer Interimsprothese ist die beste Methode, die Stumpfformung und die Stumpfstabilisierung zu fördern. Nur ein ausgereifter, nicht geschwollener Stumpf kann das endgültige Ausmaß seiner Funktionsfähigkeit erreichen.

3.5
Kontrakturen

Stumpfkontrakturen haben einen negativen Einfluß auf die Dynamik des ganzen Körpers. Sie verursachen Fehlhaltungen und Gangfehler, reduzieren die Stumpfhebelkontrolle und erhöhen den Energiebedarf beim Gehen mit einer Prothese. Eine sehr ausgeprägte Kontraktur kann auch die Prothesenversorgung problematisch machen. Es ist deshalb eine wesentliche Aufgabe der Physiotherapeuten Kontrakturen so weit wie möglich zu verhindern (Mital u. Pierce 1971; Holliday 1981). Falls sich trotzdem eine Stumpfkontraktur entwickeln sollte, muß die Bewegungseinschränkung möglichst begrenzt werden. Nur so kann der Amputierte kraftsparend, ohne größere Gangabweichungen gehen und ein biomechanisch günstiges und natürliches Gangbild entwickeln.

Um zu beurteilen, ob eine bestehende Kontraktur auf eine konservative Behandlung anspricht, ob sie klinisch akzeptiert werden muß oder ob zur Behandlung eventuell sogar ein chirurgischer Eingriff erforderlich ist, muß man die Eigenschaften und Ursachen der Bewegungseinschränkung(en) kennen. Anhang 3.5 (s. S. 175) gibt einen Überblick über die Vielschichtigkeit dieser Problematik und registriert:

► die Art der Kontraktur (betroffene anatomische Strukturen),
► die Ursachen von Kontrakturen,
► den Einfluß der Kontraktur auf die benachbarten Gelenke und
► das Ausmaß der Kontraktur (fixiert oder nicht fixiert).

3.5.1
Eigenschaften und Ursachen von Kontrakturen

Eine Kontraktur nach einer Amputation beeinflußt in der Mehrzahl der Fälle das nächst höher liegende Gelenk. So kann sich nach einer Unterschenkelamputation eine Kniegelenkkontraktur entwickeln, und nach einer Oberschenkelamputation kann eine Kontraktur im Hüftgelenk auftreten. Meistens ist nur ein Gelenk betroffen, es können aber auch mehrere Gelenke in Mitleidenschaft gezogen werden, z.B. eine Hüft- und Kniegelenkbeugekontraktur nach einer Unterschenkelamputation. Eine Kontraktur kann auch schon vor der Operation existieren.

Kontrakturen können in der Haut, im Muskelgewebe oder in den Gelenken entstehen. Es kann auch eine Kombination dieser Möglichkeiten auftreten. Die Behandlungen werden von dem klinischen Befund bestimmt.

Kontrakturen sind entweder fixiert oder nicht fixiert. Bei einer *fixierten Kontraktur* endet die Bewegungsphase beim Testen mit einem exakten Stopp, während bei einer *nicht fixierten* Kontraktur das Ende der Bewegungsphase leicht dehnbar ist (Kaltenborn 1976).

Muskelkontrakturen
Bei Muskelkontrakturen wird der Bewegungsbereich der betroffenen Gelenke durch eine Verkürzung der Weichteile eingeschränkt. Der Muskel kann an seinem Ursprung oder Ansatz, aber auch im Bereich des Muskelbauches verkürzt sein. In der Regel sind Muskelkontrakturen nicht fixiert.

Vor der Amputation bestehende, nicht fixierte Muskelkontrakturen und Muskelverkürzungen reagieren oft sehr langsam auf Dehnungsbehandlungen. Die Behandlung von Muskelkontrakturen, die sich nach der Amputation im Stumpfbereich entwickeln, sind meistens erfolgreich. Die Behandlungen sind nicht immer erfolgreich, wenn mehrere Gelenke in ihrer Beweglichkeit eingeschränkt sind, da die Dehnung des einen Gelenkes oft die Kontraktur des Nachbargelenkes verstärkt.

Vor der Amputation bestehende Muskelkontraktur aus orthopädischer Sicht
Bei Patienten, die an chronischen Kreuzschmerzen leiden, kann eine Verkürzung des M. iliopsoas entstehen, die die Hüftbeweglichkeit reduziert. Nach einer dann folgenden Oberschenkelamputation ist die eingeschränkte Streckung des Hüftgelenkes besonders problematisch. Der Amputierte geht entweder gebeugt oder hyperlordosiert die Lendenwirbelsäule, um den Körper aufrecht zu halten.

Wenn vor einer Unterschenkelamputation schon eine Verkürzung im Bereich der Hüftbeuger und der ischiokruralen Muskulatur bestanden hat, entsteht durch die Gelenkbeugung von Knie und Hüfte eine deutliche Verkürzung der betroffenen Extremität. Dies führt beim Gehen während der Prothesenmittstandphase zu einer Seitwärtsneigung des Rumpfes zur kontrakten Seite.

Eine Knie- und Hüftgelenkkontraktur mit Einbeziehung der Lendenwirbelsäule kann nur selten korrigiert werden. Das Gehen mit dieser Kontrakturenkette ist sehr anstrengend, da sich der Körper während der prothetischen Standphase erst vorwärtsseitlich beugt und anschließend, um die Schwungphase zu starten, stark zurückneigt.

Therapeutische Maßnahmen. Man versucht, diese Kontrakturen mit passiven und aktiven Dehnungen zu behandeln. Auch das Gehen mit der Interimsprothese in entsprechendem statischen Aufbau, ist eine sehr wirksame Kontrakturbehandlung.

Vor der Amputation bestehende Muskelkontraktur aus neurologischer Sicht

Bei Amputationen auf der von einem Schlaganfall betroffenen Seite kann es postoperativ dazu kommen, daß sich das Stumpfgewebe weiter als intraoperativ vorhergesehen zurückzieht. Dies liegt an der manchmal gesteigerten Spastik nach einer Amputation. Je nach Zugrichtung der Spastik wird das Gelenk in Streck- oder Beugerichtung in seinem Bewegungsumfang eingeschränkt, was zu starken Störungen des Gangbildes führt.

Therapeutische Maßnahmen. Die noch nicht fixierten Kontrakturen betreffen sämtliche Gelenke des Stumpfes. Man versucht durch die Behandlung, die existierende Gelenkbeweglichkeit zu erhalten, denn eine Verbesserung der Beweglichkeit ist nicht zu erwarten. In dieser Situation kann selbst das Anspannen der Muskulatur ein zusätzlicher Stimulus sein. Deshalb sollte jeder plötzliche, intensive Reiz, der die Spastik verstärkt und manchmal auch funktionelle Bewegungen unmöglich macht, vermieden werden. Eine ganz langsam durchgeführte, passive und anhaltende Dehnung (nicht intermittierend), in einem schmerzfreien Dehnungsbereich, vermindert die Muskelspannung und wird von den meisten Amputierten als angenehm empfunden.

Nach der Amputation auftretende Muskelkontraktur aus orthopädischer Sicht

Nach der Resektion haben die Stumpfweichteile eine Tendenz, sich zu retrahieren, während der Knochen nach dem Absetzen seine Länge behält. Während der Operation wird die Elastizität der Haut und der Muskulatur beurteilt, und die Weichteile werden so präpariert, daß sie spannungsfrei das Knochenende decken (Burgess et al. 1969; Tooms 1980). Myoplastische Operationsverfahren und die richtige Spannung geben dem Amputierten die Möglichkeit, die Stumpfmuskulatur kontrolliert zu bewegen. Diese Verfahren fördern auch die propriozeptive Funktion (Burgess et al. 1969; Tooms 1980). Wenn sich die Stumpfweichteile intensiver als vorgesehen retrahieren, kann es aufgrund der dadurch erhöhten Gewebespannung zu Bewegungseinschränkungen in den benachbarten Gelenken kommen.

Therapeutische Maßnahmen. Die entstehende Kontraktur ist nicht fixiert und läßt sich, falls kein ausgeprägtes Stumpfödem vorliegt, konservativ gut behandeln. Ein stark geschwollener Stumpf darf nicht passiv gedehnt werden; erst das Ödem mit einem Fingerdruck testen und sehen, ob oder wie langsam die Mulde schwindet.

Nach der Amputation auftretende Muskelkontraktur aus neurologischer Sicht
Eine Spastik, die nach der Operation entweder auf der amputierten Seite oder im erhaltenen Bein entsteht, erfordert rehabilitative Behandlungen sowohl für die Apoplexie als auch für die Amputation.

Aktive und passive Stumpfbewegungen führen oft zur Überregbarkeit der einzelnen Muskelspindeln und erhöhen dabei den Tonus der betroffenen Muskulatur, wobei kontrollierte Bewegungen schwer für den Amputierten zu steuern sind. Zusätzliche Reize wie Bewegungen gegen Widerstand und Gewichtsbelastung, können typische spastische Bewegungsmuster auslösen (Brunnstrom 1970). Das Ausmaß der Spastik hängt von der Intensität der Apoplexie und dem Grad der Genesung ab.

Therapeutische Maßnahmen. Anfänglich sind die durch eine Spastik hervorgerufenen Kontrakturen nicht fixiert. Die Bewegungseinschränkungen werden mit einer langsam durchgeführten Dehnung so lange konstant gehalten, bis der Physiotherapeut ein Nachlassen der Muskelspannng fühlen kann. Plötzliche oder ruckartige Bewegungen erhöhen den Muskeltonus und damit den spastischen Zustand. Auch Behandlungstechniken, die auf neurophysiologischen Grundlagen basieren (z.B. Bobath, PNF), werden zur Reduzierung des Muskeltonus eingesetzt.

Gelenkkontrakturen

Bei Gelenkkontrakturen entsteht die Bewegungseinschränkung durch knöcherne Veränderungen, intraartikuläre Verklebungen oder auf Schrumpfungsvorgängen im Bereich des Kapsel-Band-Apparats. Beim Testen des Gelenkbereiches kommt die Bewegung beidseitig zu einem festen Stopp. Gelenkkontrakturen sind fixiert und existieren, besonders bei älteren Patienten, bereits vor der Amputation.

Jegliche *passive Dehnung* zur Lockerung einer fixierten Gelenkkontraktur kann zu einem Reizzustand oder einer Begleitsynovialitis des Gelenkes führen, die die Gelenkreichweite weiterhin einschränkt. Dehnungen sind deshalb kontraindiziert. Hier müssen *statische Muskelarbeit*, d.h. Muskelanspannung ohne Gelenkbewegung, und *aktive Übungen* zur Stärkung der gelenkumgreifenden Muskulatur durchgeführt werden.

Chronische Polyarthritis

Eine chronische Polyarthritis, die nahezu alle Gelenke befallen kann, führt zu Deformitäten und Kontrakturen, die in ihren frühen Stadien nicht fixiert sind. Später kommt es zur Versteifung der betroffenen Gelenke.

Therapeutische Maßnahmen. Die Behandlung eines amputierten Patienten, der zusätzlich an chronischer Polyarthritis leidet, ist schwierig. Zu den Behandlungszielen gehört die Erhaltung der Gelenkfunktionen und der Beweglichkeit des Stumpfes, um eine funktionelle Prothesenversorgung zu ermöglichen. Eine leichte Prothese ist hier angebracht, da das Gewicht einer Prothese vorgeschädigte Gelenke negativ beeinflußt.

Arthrose

Die Arthrose ist eine degenerative Gelenkerkrankung, die häufig nur ein gewichttragendes Gelenk (Hüftgelenk, Kniegelenk) betrifft. Die Gelenkdegeneration verursacht Schmerzen und eine fixierte Kontraktur, die in ihren Spätstadien durch physiotherapeutische Übungen und andere konservative Behandlungen nicht mehr zu beeinflussen ist. Mit einer Arthrose ist das Gehen erheblich erschwert, gleichgültig, ob die Versteifung auf der amputierten Seite liegt oder nicht.

Therapeutische Maßnahmen. Jegliche Gelenkdehnungen sind kontraindiziert. Statische Muskelarbeit und aktive Übungen auch gegen Widerstand können die Muskelkraft um das fixierte Gelenk stärken.

Verletzungen

Nach schweren Verletzungen, die zu einer Beinamputation führen, haben die Frakturheilung und/oder die chirurgische Stabilisierung sowie die internen Behandlungen den Vorrang. Um Kontrakturen zu vermeiden, wird der Patient fachgerecht gelagert.

Therapeutische Maßnahmen. Die sich dann anschließende Mobilisation der verletzten Gelenke richtet sich nach der Art des chirugischen Eingriffes und den röntgenologischen Verlaufskontrollen. Passive Dehnungen sind während der primären Behandlungsphase kontraindiziert, da sie zu intra- und extraartikulären Schäden führen können.

Auswirkungen lang andauernder neurologischer Störungen auf die Gelenke

Nach einem Schlaganfall kann es zu chronischen Spastiken kommen, die die Gelenkbeweglichkeit so stark einschränken, daß eine Fibrose der Gelenkkapsel mit Kontraktur entsteht. Eine zusätzliche Ursache für die Kontraktur besteht darin, daß die Spastik zusammen mit dem Verlust der normalen Willkürmotorik in der betroffenen Extremität die Gelenke inaktiviert.

Therapeutische Maßnahmen. Die Kontrakturen haben einen negativen Einfluß auf die Gefühlswahrnehmung, den Bewegungsablauf und die Reflexreaktion. Diese Kontrakturen können durch leichte, passive, kontinuierliche Dehnung des Gelenkes als Präventivmaßnahme manchmal vermindert, aber nicht verhindert werden.

Hautkontrakturen

Narbenbedingte Kontrakturen können während der Wundheilung in den verschiedenen Hautschichten entstehen. Sie haben manchmal die Tendenz, mit den tiefliegenden Gewebsschichten wie Faszien und Muskeln zu verkleben. Bei einer nur oberflächlichen Vernarbung bleiben die Weichteile elastisch. Wenn aber die Vernarbung tiefere Schichten betrifft, kann die Mobilität der Weichteile eingeschränkt werden, weil die fibrösen Adhäsionen zwischen den einzelnen Gewebsschichten weniger elastisch sind.

Kontraktur der Operationsnarbe

Die meisten Stümpfe verheilen komplikationslos. Das durchtrennte Hautgewebe wird durch Bindegewebe ersetzt.

Therapeutische Maßnahmen. Obwohl Narbenkontrakturen die Gelenkbewegung nicht einschränken, werden sie trotzdem behandelt, denn bewegliche Stumpfweichteile erlauben einen engeren Kontakt zum Prothesenschaft und somit ein besseres funktionelles Ergebnis. Außerdem steht eine mobilisierte Narbe weniger unter Spannung, so daß Hautschäden seltener beobachtet werden.

Keloidformation

Nach Verbrennungen können sich hypertrophische Narben und Keloide entwickeln. Sie sind stark vaskularisiert und heben sich deutlich von der Haut ab (Larson et al. 1974).

Im allgemeinen treten unmittelbar nach der Verbrennung und Amputation keine Kontrakturen auf. Die Narbenbildung entwickelt sich sehr langsam. Sie braucht manchmal ein Jahr, ist aber in der Zeit vom 3. bis zum 6. Monat nach der Verbrennung am ausgeprägtesten (Larson et al. 1971, 1974). Die Bewegungseinschränkungen sind zunächst nicht fixiert. Später können Keloide die Gelenkbeweglichkeit erheblich reduzieren und damit die Stumpffunktion einschränken.

Therapeutische Maßnahmen. In dieser Phase müssen passive und aktive Gelenkdehnungen und Narbenmobilisierungen *äußerst vorsichtig* durchgeführt werden. Die Behandlung soll einer Kontrakturbildung entgegenwirken. Sie darf aber nicht zu Mikrotraumen führen, die durch eine zu intensive Behandlung am Narbengrund entstehen können und das Wachstum von Bindegeweben stimulieren und damit die Kontraktur verstärken.

3.5.2
Kontrakturbehandlungen

Während der physiotherapeutischen Übungsbehandlungen können nicht fixierte Kontrakturen und die gelenkumgreifenden Muskelgruppen unterschiedlich behandelt werden. Dazu gehören:

- Prophylaxe (s. Abschn. 2.3.2, Korrekte Lagerungen),
- nichtmedikamentöse Schmerzlinderung,
- manuelle Dehnungsmethoden,
- aktive Übungen,
- Gehtraining mit einer Interimsprothese,
- Schienenbehandlung.

Die verschiedenen Behandlungmöglichkeiten und deren Behandlungsgründe sind im Anhang 3.6 (s. S. 177) übersichtlich dargestellt.

Gelenkmessungen

Am Anfang der Kontrakturbehandlung wird das Bewegungsausmaß des Gelenkes gemessen. Dazu wird entweder ein Winkelmesser oder ein Bandmaß benutzt. Die Ausführung der Messung wird hier am Beispiel der Oberschenkelstumpf-Hüftbeuge-Kontraktur erläutert.

Oberschenkelstumpf-Hüftbeuge-Kontraktur. Zum Messen dieser Stumpfkontraktur wird die Thomas-Testposition angewandt. Das heißt, der Patient liegt auf dem Rücken und zieht das erhaltene Bein so weit wie möglich an seinen Körper. Durch die intensive Hüft- und Kniebeugung wird die Lendenwirbelsäule entlordosiert. Die Hüftbewegung des Stumpfes ist somit isoliert. Der Physiotherapeut mißt dann entweder mit einem Winkelmesser den Grad der aktiven Stumpfstreckung oder mit einem Bandmaß die senkrechte Entfernung vom Stumpfende zum Behandlungstisch. Wenn sich nach einer gewissen Behandlungsperiode der Hüftextensionswinkel vergrößert oder sich die Bandmaßentfernung verkürzt, bedeutet das eine Verbesserung der aktiven Hüftstreckung.

Beim Messen ist es wichtig, die normalen Werte der Gelenkreichweite zu kennen. Es müssen auch immer wieder dieselben anatomischen Referenzpunkte als Maßbezugsgrößen benutzt werden, um die Fortschritte der Behandlung zuverlässig zu kontrollieren. Alle Meßwerte werden notiert.

Schmerzlinderung

Um Stumpfschmerzen zu vermindern, kann man mäßige Wärme, desensibilisierende Techniken und transkutane elektrische Nervenstimulation (TENS) anwenden. Ultraschall hat sich bei der Behandlung von Kontrakturen auch teilweise als nützlich erwiesen, da er die Gelenkkapsel leicht erwärmt und sie dadurch dehnfähiger macht (Mital u. Pierce 1971). Sämtliche Behandlungsmethoden, die die Temperatur der Gewebe verändern, müssen bei Gefäßpatienten mit Vorsicht angewandt werden, da besonders die heilenden Weichteile des Stumpfes und manchmal auch das erhaltene Bein, plötzliche Temperaturschwankungen nicht mehr ausgleichen können. Dadurch können leicht Gewebeschäden entstehen.

> **Merke**
>
> **Die genannten konservativen Behandlungsmethoden wirken schmerzlindernd, entspannend und durchblutungsfördernd. Ein schmerzfreier Stumpf kann Dehnungen und Übungen besser tolerieren. Ernstere Schmerzen müssen vom Arzt medikamentös behandelt werden.**

Dehnungen

Es gibt verschiedene manuelle Dehnungsmethoden (passive, aktiv-assistierte und maximale An- und Entspannungen) die in verschiedenen Positionen (Rückenlage, Bauchlage, Seitenlage) durchgeführt werden können. Wichtig dabei ist, daß der Amputierte entspannt gelagert wird und daß durch die Lagerungsposition kompensatorische Bewegungen in anderen Körpersegmenten ausgeschaltet werden. Alle Dehnungen müssen schmerzfrei sein, um eine Traumatisierung der Weichteile zu vermeiden, und auch, um nicht unbeabsichtigt die Gelenkbeugung zu verstärken, die aus einem Schmerzreiz heraus entstehen kann (Kottke et al. 1966, Mensch u. Ellis 1982). Dehnungen sind am effektivsten, wenn sie mit gleichmäßigem Druck/Zug (passiv) oder gleichmäßig anhaltender Muskelspannung (aktiv) über einen längeren Zeitraum hinweg gehalten werden. Sie sollten sanft, also nicht ruckartig sein. Druck und Zug sollten über die Handfläche übertragen werden, denn ein Fingerdruck kann von dem Amputierten als unangenehm empfunden werden. Dehnungen werden, wenn möglich, mehrmals täglich durchgeführt.

Passive Dehnungen

Passive Dehnungen werden vom Physiotherapeuten ausgeführt. Patient und Stumpf müssen entspannt sein. Dehnpausen sollten ebenso lang andauern wie die Dehnung selbst.

Passive Dehnung des Kniegelenkes in Rückenlage. Der Physiotherapeut fixiert mit einer Hand den Oberschenkel proximal-anterior des Kniegelenkes, während er mit der ande-

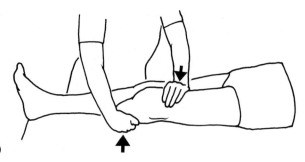

Abb. 3.13.
Passive Dehnung des Knie-
gelenkes in Rückenlage
(Bedeutung der Pfeile, s. Text)

ren Hand distal-posterior des Gelenkes die sich steigernde Dehnung kontrolliert. Die Intensität der Dehnung richtet sich nach der Toloranz des Patienten. Er darf nicht gegen die Dehnung anspannen (Abb. 3.13).

Passive Dehnung des Knie- und Hüftgelenkes in Bauchlage. Bei einer gleichzeitigen Knie-/Hüftgelenkbeugekontraktur werden die Dehnungen in der Bauchlage prakti-ziert. Die Bauchlage bringt die Hüftgelenke in Neutralstellung. Um das erhaltene Bein zu entspannen, unterstützt ein gerolltes Handtuch den Fußrücken. Der Physiothera-peut lehnt sich über das Becken und fixiert die Hüftgelenke mit dem Unterarm. Die andere Hand streckt den Unterschenkelstumpf. Auf diese Weise wird auch die ischio-krurale Muskulatur gedehnt. Der Physiotherapeut muß deshalb den Druck über dem Becken konstant halten, um eine Hüftbeugung, die sich gegen die Dehnung entwickeln will, zu verhindern. Bei Stümpfen mit schwach ausgebildeten Weichteilen sollte ein kleines Kissen unter die Patella gelegt werden, da die Patienten sonst beim Dehnen Druckschmerzen über der Kniescheibe empfinden und deshalb die Muskulatur dage-gen anspannen (Abb. 3.14).

Passive Dehnung des Hüftgelenkes in Bauchlage. Die Bauchlagerung bringt beide Hüft-gelenke in Neutralstellung. Der Fußrücken des erhaltenen Beins wird auf einer Hand-tuchrolle gelagert, das bringt den Fuß in Neutralstellung und beugt das Knie leicht an. Dadurch wird das Bein entspannt und die Lendenwirbelsäule entlordosiert. Der Phy-siotherapeut stabilisiert dann mit einer Hand das Becken. Mit der anderen umgreift er den Stumpf, den er aus dieser Position im Hüftgelenk überstrecken kann (Abb. 3.15).

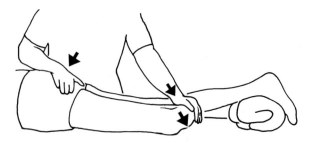

Abb. 3.14.
Passive Dehnung des Knie-
und Hüftgelenkes in Bauchlage (Bedeutung der Pfeile,
s. Text)

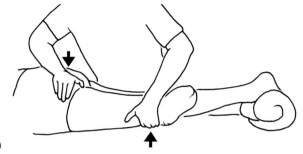

Abb. 3.15.
Passive Dehnung des Hüft-
gelenkes in Bauchlage
(Bedeutung der Pfeile, s. Text)

Passive Dehnung des Hüftgelenkes in Seitenlage. Die Seitenlagerung wird durch die
aktive Hüft- und Kniebeugung des erhaltenen Beins stabilisiert. Der Physiotherapeut
kniet sich hinter dem Patienten gegen sein Becken, lehnt sich über ihn und fixiert mit
einer Hand das Bein, die andere Hand führt die Stumpfstreckung durch. Die fixierte
Lagerung garantiert, daß nur das Hüftgelenk gedehnt wird und daß Bewegungen in
der Lendenwirbelgegend ausgeschaltet werden. Da der Physiotherapeut die Bewegung
kontrolliert, kann er auch mögliche eingeschränkte Rotationskomponenten mit-
behandeln. Diese Seitlagerung erlaubt es, die betroffene Hüfte *intensiv* zu dehnen
(Abb. 3.16).

Aktiv-assistierte Dehnungen
Bei dieser Methode arbeiten Patient und Physiotherapeut gemeinsam. Der Amputierte
bewegt sein Gelenk selbst soweit er kann, während der Physiotherapeut gleichzeitig
die aktive Stumpfbewegung fördert.

Aktiv-assistierte Dehnung des Kniegelenkes in Bauchlage. Der Amputierte liegt auf dem
Bauch und streckt seinen Unterschenkelstumpf so weit wie möglich. Wenn er seinen
maximalen Gelenkausschlag erreicht hat, wird er dazu angehalten, intensiv zu versuchen, sein Gelenk noch weiter zu strecken. Gleichzeitig stabilisiert der Physiotherapeut die Lagerungsposition und unterstützt durch dosierten Druck die aktive Bewe-

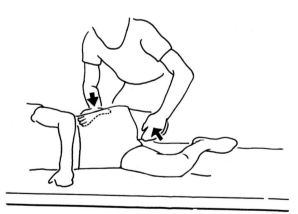

Abb. 3.16.
Passive Dehnung des Hüft-
gelenkes in Seitenlage
(Bedeutung der Pfeile, s. Text)

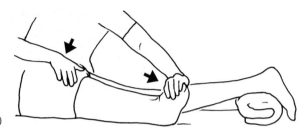

Abb. 3.17.
Aktive Dehnung des Kniege-
lenkes in Bauchlage mit Hilfe
(Bedeutung der Pfeile, s. Text)

gung. Man versucht dadurch, die Gelenkbeweglichkeit zu stimulieren oder zu erweitern (Abb. 3.17).

Muskelentspannung nach maximaler Anspannung
Diese Technik vermindert den Widerstand der Antagonisten. Sie werden zunächst
kraftvoll angespannt und dann vollständig entspannt. Dadurch nimmt ihr Tonus ab,
so daß sie anschließend den Agonisten weniger Widerstand entgegensetzen (Gardiner
1981).

Entspannung nach Anspannung des Kniegelenkes in Rückenlage. Der Amputierte liegt
mit leicht gebeugter Hüfte auf dem Rücken. Der Oberschenkel wird so unterstützt, daß
sich das Kniegelenk ungehindert bewegen kann. Vor der Dehnung beugt und streckt
der Patient sein Knie mehrmals so weit wie möglich. Dann stabilisiert der Physiotherapeut den Oberschenkel und gibt starken manuellen Widerstand gegen aktive, intensive *Kniebeugung*. Es kommt zur isometrischen Anspannung der ischiokruralen Muskulatur, die der Patient bis zur Muskelermüdung halten muß. Dann wird die
Muskulatur total entspannt. Anschließend versucht der Patient, sein Knie maximal zu
strecken. Da die Antagonisten, in diesem Falle die ischiokrurale Muskulatur, nunmehr
entspannt sind, ist eine Zunahme der Streckfähigkeit zu erwarten (Abb. 3.18).

Patellamobilisierung
Wenn die Patella mit den tiefliegenden Gewebsschichten durch die postoperative
Ruhigstellung des Stumpfes verklebt und dadurch die Beweglichkeit des Kniegelenkes
eingeschränkt ist, kann sie passiv mobilisiert werden. Der Patient liegt auf dem Rücken;
der Unterschenkelstumpf ist gestreckt und entspannt gelagert. Durch wechselnden
Fingerdruck wird die Patella erst nach beiden Seiten (medial und lateral) mobilisiert

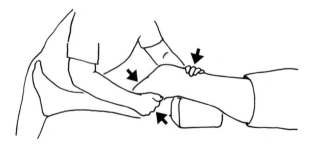

Abb. 3.18.
Entspannung nach Anspan-
nung des Kniegelenkes in
Rückenlage (Bedeutung der
Pfeile, s. Text)

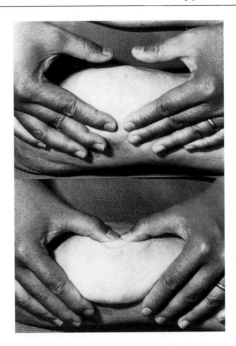

Abb. 3.19.
Patellamobilisierung.
Mediale und laterale Ver-
schiebung

(Abb. 3.19). Wenn das erfolgreich ist, versucht man auch diagonale Verschiebungen. Nach der passiven Mobilisation soll der Amputierte das Kniegelenk mehrmals gut durchbewegen.

Narbenmobilisierung
Eine Narbenmobilisierung kann aus zwei Gründen notwendig sein:

▶ Kontraktur der Operationsnarbe,
▶ Keloidbildung.

Kontraktur der Operationsnarbe. Zur *Behandlung* der Narbenkontraktur stehen Ultraschall und Friktionen zur Verfügung. Friktionen können Adhäsionen im Narbenbereich lösen, und Ultraschall wirkt sich günstig auf die Dehnbarkeit der Muskelfaszien aus (Mital u. Pierce 1971; Murray u. Fisher 1982). Diese Behandlung wird deshalb vor den Friktionen eingesetzt.
Friktionen können mit den Zeige- oder Mittelfingern durchgeführt werden. Die Finger werden parallel zur Narbe aufgesetzt. Beide Finger führen dann unter Druck kreisförmige Bewegungen in *derselben* Richtung durch (Abb. 3.20). Dadurch wird die Narbe mobilisiert, ohne sie durch einen entgegengesetzten Zug zu verletzen. Bei tieferen Friktionen sollte man Vaseline benutzen, es ist angenehmer für den Patienten und erlaubt dem Physiotherapeuten, die Intensität der Friktionen besser zu fühlen.

Keloidformation. Die beste Behandlungsmethode nach Verbrennungen besteht in der Prophylaxe von Kontrakturen durch Lagerungstechniken, Traktionen und Druckver-

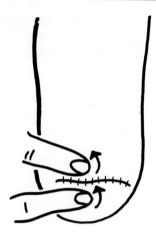

Abb. 3.20.
Narbenmobilisierung
(Bedeutung der Pfeile, s. Text)

bänden (Larson et al. 1979). Schienen sollte man so weit wie möglich vermeiden. Falls sich jedoch eine Schiene zur Beibehaltung der Gelenkbeweglichkeit als nötig erweisen sollte, muß sie regelmäßig für aktive Übungen entfernt werden (Larson et al. 1974).

> **!** **Friktionen sollten mit äußerster Vorsicht *nur über Muskelgewebe* angewandt werden, *niemals über Gelenkstrukturen.***

Nach Verbrennungen können zu intensive Friktionen Spannungsblasen und Hautverletzungen verursachen (Larson et al., 1974). Die verbrannte Haut soll zur Behandlung stets eingecremt werden, da durch die Verbrennung die Talg- und Schweißdrüsen zerstört wurden.

Die sich später entwickelnden Gelenkkontrakturen sind nicht immer auf die Verbrennung der Haut oder die hypertrophische Narbe zurückzuführen, sie entstehen durch die ausgedehnte Weichteilzerstörung mit nachfolgender Fibrose (La Borde u. Meier 1978).

Nach der Behandlung wird ein Kompressionsstrumpf über den Stumpf gezogen, dessen milder Druck (ungefähr 25 mmHg) die Ausbildung einer hypertrophischen Narbe einschränken soll (Larson et al. 1974).

Aktive Übungen

Um einer Kontraktur entgegenzuarbeiten, muß jede Bewegungsrichtung des Stumpfes frei aktiv und auch gegen Widerstand trainiert werden (s. Abschn. 3.7, Stumpfbewegungen: Deren Einfluß auf Gang und Therapie). Die Stumpfübungen erfüllen folgende Anforderungen:

- Kräftigung der Stumpfmuskulatur,
- Erhaltung oder Verbesserung der Gelenkbeweglichkeit,
- Abhärtung des Stumpfgewebes,
- Erhöhung der Stumpfbelastbarkeit,
- Stimulierung der Koordination,
- Verbesserung der Wahrnehmungsfähigkeit
  und damit Förderung der Funktionsfähigkeit des Stumpfes.

Der Behandlungserfolg hängt von den motorischen Fähigkeiten des Patienten ab. Die Intensität und Dauer der Stumpfübungen richten sich nach seiner Toleranz, da sich Kontrakturen bei Übermüdung verstärken können.

Gehtraining mit einer Interimsprothese

Das Gehtraining mit einer Interimsprothese ist der effektivste Weg, eine Stumpfkontraktur „auszulaufen". Durch die Bewegungsphasen beim Gehen wird das betroffene Gelenk in jedem Schrittzyklus abwechselnd gestreckt (also gedehnt) und gebeugt. Die Interimsprothese sollte eigentlich „Therapieprothese" genannt werden.

Bei *unterschenkelamputierten Patienten,* die eine Kniebeugekontraktur haben, wird das Kniegelenk vom Fersenauftritt bis zum Fußvollkontakt maximal gedehnt. Dann beugt es sich leicht, wird aber im weiteren Ablauf des Schrittzyklus (sofort nach der Mittstandphase) erneut gestreckt, wobei die zweite Dehnung einen geringeren Effekt auf die Reduzierung der Kontraktur hat.

Bei einem *oberschenkelamputierten Patienten,* der eine Hüftbeugekontraktur hat, wird das Hüftgelenk am Ende der Prothesenstandphase (vom Abheben der Ferse zum Zehen-off) maximal gestreckt und dadurch natürlich und funktionell gedehnt.

Der Physiotherapeut muß eng mit dem Orthopädietechniker zusammenarbeiten, denn bei einer sich verbessernden Stumpf-Hüft-Extension ist ein Nachjustieren der Interimsprothese erforderlich. Damit wird die erreichte Gelenkdehnung funktionell mit in den Bewegungsablauf eingeschlossen.

KLINISCHER HINWEIS	**Bei Dehnungen wird die Lagerung des Amputierten so stabilisiert, daß kompensatorische Bewegungen anderer Körpersegmente ausgeschaltet werden. Diese Stabilisierung fehlt beim Gehen. Ein Patient mit Kontraktur wird also beim Gehen Fehlhaltungen zeigen, da das Zusammenwirken der verschiedenen Muskelgruppen von Rumpf und Becken und der Gelenkkontraktur(en) in dieser Situation nicht durch eine Körperhaltungsfixierung beeinflußt werden kann.**

Sensible Stimulationstechniken

Zu den zahlreichen möglichen sensiblen Feedbacktechniken (akustisch, visuell, taktil), die die Dehnungsbehandlungen unterstützen, werden hier zwei Beispiele vorgestellt:

▶ EMG-Biofeedback,
▶ taktile Stimulation.

EMG-Biofeedback. Die Anwendung von EMG(elektromyographisches)-Biofeedback ist während der Rehabilitation in manchen Fällen sehr hilfreich. Es wird bei Patienten eingesetzt, die entweder eine Muskelschwäche und/oder Schwierigkeiten haben, ihre Stumpfbewegungen zu koordinieren, sowie zur Behandlung von Muskelkontrakturen. Das Gerät kann so eingestellt werden, daß ein akustisches Signal zeigt, ob ein Muskel angespannt ist, ob er mehr angespannt werden muß oder ob er vollständig entspannt ist. Das Signal hilft dem Patienten zu lernen, bestimmte Muskelgruppen zu kontrollieren und so seine Bewegungssteuerung zu verbessern (Abb. 3.21).

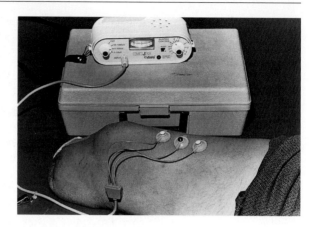

Abb. 3.21.
EMG-Biofeedback

Taktile Stimulation. Durch Handwiderstand hilft der Physiotherapeut dem Amputierten, selbst seine Fehlhaltung zu korrigieren.

So kann z.B. der Physiotherapeut seine Hand auf den vorderen Beckenkamm des Patienten legen, und bei der Vorwärtsbewegung des Beckens beim Gehen Widerstand leisten. Durch Körpergegendruck lernt der Patient die Vorwärtsbewegung korrekt auszuführen. Der richtige Bewegungsablauf ist sehr wichtig, da die Vorwärtsbewegung des Beckens beim Gehen zur Balance des Körpers beiträgt und dabei hilft, den Körperschwerpunkt von einem Bein auf das andere zu verlagern. Diese Bewegungsphase ist für einen oberschenkelamputierten Patienten mit einer Hüftbeugekontraktur sehr schwierig. Wenn aber die Vorwärtsbewegung des Beckens beim Gehen fehlt, wird das Hüftgelenk in gebeugter Stellung nachgezogen. Der Patient geht mit gebeugtem Rumpf. Das verlagert seinen Körperschwerpunkt vor die Hüft- und hinter die Kniegelenke. Dabei werden die Hüftstrecker überdehnt und der M. quadriceps muß extra und länger arbeiten, da seine Entspannungsphase verkürzt ist, um den Körper über den Beinen aufrechtzuhalten.

Ein vom Physiotherapeuten gleichzeitiger ausgeübter manueller Widerstand im Nacken und am Beckenkamm hilft dem Patienten, den Körper aus der vornübergeneigten Stellung, die durch seine Hüftbeugekontraktur bedingt ist, aufzurichten (Abb. 3.22). Die aufrechte Haltung bringt den Körper ins Gleichgewicht und wirkt so ihrerseits der Beugekontraktur entgegen.

Schienenbehandlung

Die Verwendung von Schienen kann bei den Behandlungen von Kontrakturen hilfreich sein, sie werden jedoch nicht routinemäßig eingesetzt.

Nach *Oberschenkelamputationen* kommt die Anwendung einer Schiene nicht in Frage. Bei *unterschenkelamputierten Patienten,* die eine Kniebeugekontraktur haben, kann eine Schiene nützlich sein, wenn *nur* das Kniegelenk betroffen ist. Wenn eine Doppelkontraktur (Knie- und Hüftbeugekontraktur) besteht, darf das Knie nicht mit einer Schiene behandelt werden, da die Fixierung der ischiokruralen Muskulatur durch eine Knieschiene die Hüfte vermehrt in Beugestellung zwingt. Fußstumpffehlstellungen können entweder mit einer Lagerungsorthese oder mit Schienen behandelt werden.

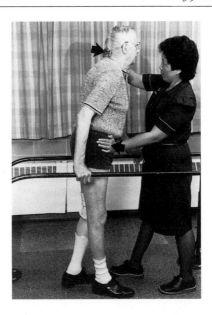

Abb. 3.22.
Körperstreckung gegen
manuellen Widerstand

Eine Schiene sollte nur nachts angelegt werden, damit die während des Tages durch die Behandlung verbesserte Gelenkbewegung nachts nicht verlorengehen. Tagsüber haben aktive Übungen zur Verbesserung der Gelenkbeweglichkeit den Vorrang.

Bei der Anwendung einer dorsalen Schiene muß darauf geachtet werden, daß der Stumpf vor der Lagerung bandagiert wird, damit das Stumpfödem unter Kontrolle bleibt, wenn der Patient die Schiene selbständig ablegt.

Man kann auch eine Gipshülse anlegen, die je nach erreichtem Bewegungausmaß neu angefertigt wird. Die Gipshülse wird in Halbschalen angefertigt, damit sie jederzeit entfernt werden kann. Nachts sind Gipsschalen bequemer als Schienen.

Die Schiene muß – unabhängig von ihrer Konstruktion – auf jeden Fall bis in das obere Drittel des Oberschenkels reichen. Zu kurze Schienen drücken mit dem proximalen Rand in die Weichteile, was zu Hautirritationen führt. Außerdem sind sie nicht in der Lage, das Knie richtig ruhig zu stellen.

> **Merke**
> Wenn eine Kontraktur sehr stark ausgeprägt ist und auf eine konservative Behandlung nicht anspricht, muß die Kontraktur eventuell durch einen weiteren chirurgischen Eingriff korrigiert werden.

ZUSAMMENFASSUNG | Mit diesen erprobten Behandlungsmethoden, Dehnungen, aktiven Übungen sowie dem Gehtraining mit einer Interimsprothese, die während der Rehabilitation angewandt werden, lassen sich Bewegungseinschränkungen verbessern oder beseitigen – aber nicht alle. Geringgradige Gelenkkontrakturen bereiten dem Orthopädietechniker keine Schwierigkeiten; dagegen können hochgradige Kontrakturen bei der Prothesenversorgung sehr problematisch sein.

3.6
Stumpfkomplikationen und konservative Behandlungen

Die Mehrzahl aller Stumpfkomplikationen treten während der Rehabilitationszeit auf, ehe der Stumpf seinen endgültigen Zustand erreicht hat. Viele dieser Probleme können konservativ behandelt werden. Stumpfprobleme, die wesentlich später auftreten, können durch eine intensive Prothesenbenutzung verursacht werden. Eine konservative Behandlung ist auch in diesem Fall erfolgreich.

> **Merke**
>
> Stumpfkomplikationen, unabhängig von ihrem Ausmaß, belasten den Patienten physisch und psychisch, hindern das Gehtraining und verlängern dadurch die Rehabilitationszeit. Der problematische Stumpf benötigt deshalb besondere Fürsorge und Pflege.

Stumpfprobleme können grob in vier Gruppen eingeteilt werden:

- ▶ Probleme, die mit einer *verzögerten Wundheilung* zusammenhängen;
- ▶ Probleme, die durch die *Stumpfform* oder eine *Stumpfkontraktur* verursacht werden;
- ▶ Probleme, die durch den *Stumpf-Schaft-Kontakt* und/oder die *Stumpfbelastung* entstehen;
- ▶ Probleme, die durch *Begleiterkrankung(en)* bestimmt sind.

Diese Ursachen können nicht direkt voneinander abgegrenzt werden, da mehrere Faktoren (physiologisch, pathologisch, biomechanisch und äußere Einflüsse) aufeinander einwirken und durch deren Kombination zu Stumpfkomplikationen führen. Häufig ist eine unzureichende Gefäßversorgung das Hauptproblem, die zusätzlich allgemeine oder lokalisierte Schmerzzustände verursacht. Die Behandlung der auftretenden Stumpfprobleme richtet sich nach der Diagnose und wird vom Arzt verschrieben. Um Patienten optimal zu versorgen, ist auch hier eine enge Zusammenarbeit aller Teammitglieder (Arzt, Orthopädietechniker, Physiotherapeut und Pflegepersonal) erforderlich.

3.6.1
Verzögerte Wundheilung

Der Ausdruck „verzögerte Wundheilung" ist ein Sammelbegriff und beschreibt eine Reihe von Wundheilungsstörungen: Die Weichteile können oberflächlich oder tiefer betroffen sein, die Wunden können sauber oder infiziert sein. Folgende *Ursachen* können zu einer Wundheilungsstörung führen:

- ● Durchblutungsstörungen,
- ● äußere Einflüsse (lokaler Druck, Fremdkörper im Schaft, falsches Anziehen der Prothese),
- ● Stumpfverletzung.

Konservative Behandlungsmethoden der Wundheilungsstörungen haben das Ziel, die Durchblutung und damit die Heilung zu fördern. Zu den möglichen *Maßnahmen* gehören:

► Ultraviolette (UV) Bestrahlungen,
► Whirlpoolbäder,
► Wundtaping,
► Ruhigstellung des Stumpfes.

Ultraviolette Bestrahlungen

UV-Bestrahlungen werden vom Arzt verschrieben. Sie haben einen dosisabhängigen physiologischen Effekt auf die Durchblutung der Haut und sind zusätzlich antibakteriell wirksam. Wellenlängen zwischen 315 nm und 280 nm (UVB) und zwischen 280 nm und 200 nm (UVC) wirken sich auf die Wundheilung am günstigsten aus (Diffey 1982).

Bei langsam heilende, oberflächliche Stumpfwunden

Bei verzögert heilenden, aber *sauberen* Wunden fördern tägliche Bestrahlungen des gesamten Stumpfes die Wundheilung. Die Bestrahlungsdauer muß so kalkuliert werden, daß der Patient kein Erythem („Sonnenbrand") bekommt. Die niedrig dosierten Bestrahlungen stimulieren die oberflächliche Durchblutung der Haut und regen dadurch die Granulation der Wunde an. Höher dosierte Applikationen sind kontraindiziert, da sie die durchblutungsgestörten Hautbezirke schädigen können.

Bei Infektionen und Ulzera

Infizierte, offene Wunden werden *lokal* mit einer genau berechneten Intensivdosis bestrahlt, um die pathogenen Keime abzutöten und die Granulation der Gewebe zu fördern (Abb. 3.23). Während der Bestrahlungen wird der Wundrand abgedeckt, nur die Wunde selbst wird behandelt (Scott 1983). Auf diese Weise läßt sich verhindern, daß die schon granulierenden Wundränder eine zu hohe Strahlendosis erhalten.

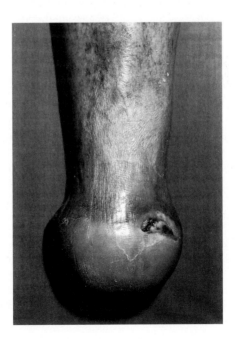

Abb. 3.23.
Infizierte, offene Wunde
(Syme-Amputation)

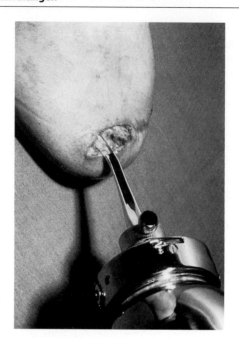

Abb. 3.24.
Quarzsonde (Wundkanal-
behandlung)

Bei Wundkanälen
Ein Wundkanal spricht auf die Behandlung im UVC-Bereich verhältnismäßig gut an
(Scott 1983). Für diese Bestrahlung ist eine Kromeyer Lampe nötig, deren auswechsel-
bare Quarzsonde in den Wundkanal eingeführt werden kann (Abb. 3.24) (Diffey 1982).
Diese Technik ist jedoch nur erfolgreich, wenn die Sonde den Tiefpunkt des Kanals
erreicht. Dadurch wird die Heilung von innen nach außen gefördert, während der Kanal
offen bleibt, damit Sekrete abfließen können.

KLINISCHER **HINWEIS**	● Die Dosierungen müssen sorgfältig berechnet und dokumentiert werden. ● Vor der Bestrahlung müssen sämtliche topischen Medikamente aus der Wunde entfernt werden, damit der Wundgrund gleichmäßig bestrahlt werden kann. ● OP-Folien sind nicht UV-strahlendurchlässig. ● Während der Bestrahlungen müssen die Augen geschützt werden. Das gilt für den Patienten und den Physiotherapeuten.

Whirlpoolbäder
Whirlpoolbäder regen die Stumpfdurchblutung an, spülen und desinfizieren die
Wunde und fördern die Abhärtung der Stumpfhaut. Das Wasser muß sorgfältig tem-
periert werden. Die *optimale Temperatur* liegt im Bereich der Körpertemperatur des
Patienten. Bei extrem kalten und somit minderdurchbluteten Stümpfen, sollte das Was-
ser sogar noch etwas kühler sein. Bei zu heißem Wasser wird der gefäßkranke Stumpf

zu stark erwärmt und kann die überschüssige Hitze nicht über seine Hautgefäße abgeben. Dabei kann es sehr leicht zu einer *Stumpfverbrennung* kommen (Holliday 1981). Im Handel sind mehrere Whirlpoolbecken in *verschiedenen Formen und Größen* erhältlich. Für die Stumpfbehandlung ist eine niedrige Wanne erforderlich, in der der Patient bequem sitzen und seinen Stumpf und das erhaltene Bein bewegen kann. Eine Wanne mit erhöhtem Sitz sollte nicht benutzt werden, da sie mehrere *Nachteile* hat:

● Die Sitzposition ist ungünstig, denn der Stumpf hängt im Wasser
● Oft ist der erhöhte Sitz auch unbequem, so daß der Patient während der Behandlung nicht richtig entspannen kann.

Bei *Wundbehandlungen* kann man dem Wasser eine milde antibakterielle Lösung beigeben. Der Strom des Wassers sorgt für die mechanische Reinigung der Wunde, und die antibakterielle Lösung desinfiziert die Wunde. Nach dem Bad wird der Stumpf sofort in ein steriles Handtuch eingeschlagen. Die Schwester versorgt die Stumpfwunde dann mit dem vom Arzt verschriebenen topischen Medikament(en).

| KLINISCHER HINWEIS | Um die Übertragung von Keimen zu vermeiden, müssen Wanne, Luftdüsen und Abflüsse nach jeder Benutzung sehr sorgfältig gereinigt und mit einem Flächendesinfektionsmittel behandelt werden. Der Hygienebeauftragte des Kranken- oder Rehabilitationshauses hat die Wirksamkeit der Desinfektion anhand regelmäßiger Abstriche nachzuweisen. |

Wundtaping

Das Wundtaping eignet sich für kleine, saubere Wundnahtöffnungen. Durch diese Technik werden die Wundränder zusammengezogen und die umliegenden Weichteile stabilisiert. Der Patient kann sein Gehtraining fortsetzen, ohne den Stumpf weiterhin zu traumatisieren. Dazu werden Steri-Strips benutzt. Vom Gebrauch normaler Pflasterstreifen ist abzuraten, da sie auf verletzter oder sensitiver Haut beim Entfernen weitere Schäden verursachen können.

Für die Hautnaht

Die Steri-Strips werden in gleichmäßigen Abständen parallel aufgeklebt (Abb. 3.25). Sie werden distal des Wundrands angelegt und dann unter Zug nach proximal über die Wunde geklebt. Ihre Enden werden jeweils durch einen querverlaufenden Steri-Strip zusätzlich gehalten.

Als Wundschutz

Eine kleine, runde, offene Wunde kann durch kreuzweises Überkleben nahe der Wundränder stabilisiert und dadurch geschützt werden (Abb. 3.26). Ein Teil der Scherkräfte wird dadurch neutralisiert, ohne die Weichteile zu stark in ihrer Beweglichkeit einzuschränken.

Ruhigstellung des Stumpfes

Wenn eine primäre Stumpfheilung nicht stattfindet und die Wundverhältnisse kritisch sind, kann ein Gips den Stumpf ruhigstellen. Dieser Gips, der nicht belastbar ist, fördert die Heilung, indem er den Stumpf vor äußeren Einflüssen schützt.

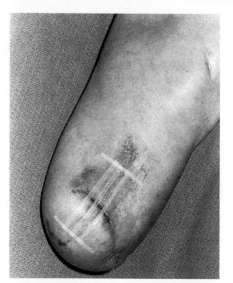

Abb. 3.25.
Nahttaping

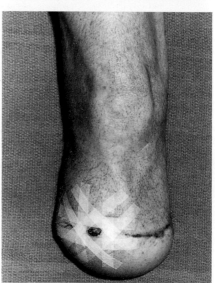

Abb. 3.26.
Wundtaping

Der Patient kann mit diesem Gips einen Teil seines Übungsprogrammes modifiziert fortsetzen und die Beweglichkeit seiner Gelenke sowie die Kraft seiner Muskeln aufrechterhalten und/oder verbessern. Isometrische Stumpfübungen, bei denen die Muskulatur gegen den Gipsverband angespannt wird, und dynamische Übungen des erhaltenen Beins gegen zunehmenden Widerstand fördern indirekt – durch Irradiation – die Stumpfwundheilung und die Stumpfdurchblutung und wirken damit auch der Bildung eines Ödems entgegen.

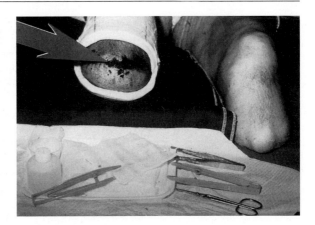

Abb. 3.27.
Offenes Gipsfenster zur
Wundbehandlung

Gefensterter Gips

Für einen leichten Zugang zur Wunde sowie zur nötigen Wundversorgung kann ein
Fenster in den Stumpfgips geschnitten werden (Abb. 3.27). Unter dem Fenster muß der
Verband nach jedem Verbandwechsel gleich dick sein. Um ein Fensterödem oder einen
zu starken Druck auf die Wunde zu vermeiden, muß das Fenster nach jedem Verbandwechsel wieder korrekt eingesetzt und mit gleichmäßigem Druck befestigt werden (Abb. 3.28). Die Position und Befestigung des Gipses muß regelmäßig überprüft
werden, um ein Abrutschen oder Rotieren zu vermeiden; dies könnte weitere Weichteilschäden hervorrufen.

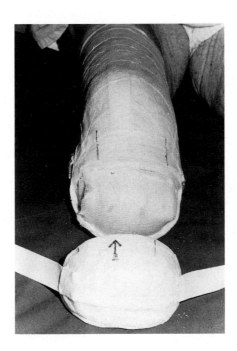

Abb. 3.28.
Fensterbefestigung
mit Klettenverschluß

KLINISCHER
HINWEIS

Die einzelnen Behandlungsmaßnahmen müssen so koordiniert werden, daß die Wunde nicht unnötig lange offen liegt. So sollten z.B. die Termine für UV-Bestrahlungen oder Whirlpoolbäder so gelegt werden, daß sie mit dem täglichen Verbandwechsel zusammenfallen.
Die Behandlungen von komplizierten Stumpfproblemen wie schweren Infektionen, ausgedehnten Nekrosen, Gangrän oder eine Protusion des Knochens am Stumpfende gehören nicht in den Aufgabenbereich der aktiven Rehabilitation. Hier entscheidet der Chirurg, ob eventuell eine Stumpfrevision, ein höheres Amputationsniveau oder andere Behandlungsmethoden angewandt werden müssen.

3.6.2
Abnormale Stumpfformen und Einschränkungen der Gelenkbeweglichkeit

Abnormale Stumpfformen und Einschränkungen der Gelenkbeweglichkeit erschweren die Prothesenanpassung. Viele dieser Komplikationen können erfolgreich mit verschiedenen physiotherapeutischen Maßnahmen behandelt werden.

Abnormale Stumpfformen
Während der Heilung verändert sich die Weichteilmasse des Stumpfes. Dabei können (müssen aber nicht) abnormale Stumpfformen entstehen, die beim Anlegen der Prothese oder beim Prothesengang Probleme verursachen. Dazu gehören:

► Stumpfödem,
► kolbige Stumpfformen,
► überschüssiges Weichteilgewebe,
► Abnäher,
► Hautplastiken und
► Adduktorenwulst.

Ödem
Das Stumpfödem stellt das häufigste postoperative Problem dar. Es führt zu einer Umfangszunahme des Stumpfes, stört die Durchblutung, hindert die primäre Wundheilung und verzögert das Anpassen der definitiven Prothese. Bei sehr ausgeprägten Ödemen kann es auch zu einer Einschränkung der Gelenkbeweglichkeit kommen. Zusätzlich kann ein Stumpfödem auch zu sekundären Komplikationen wie Hautschäden und Störungen der Sensibilität führen (Levy 1983). In Spätstadien kann sich ein Ödem im Stumpfendbereich zur verrukösen Hyperplasie entwickeln.

Behandlung. Behandlungsmethoden, die ein Stumpfödem verhindern, sind im Abschn. 3.4, Formung des Stumpfes, beschrieben.

Kolbige Stumpfformen

Ein kolbiger Stumpf kann die Folge einer Knie- oder Spunggelenkexartikulation (durch die Knochenstruktur bedingt), einer ungenügenden myoplastischen Versorgung (Burgess et al. 1969) oder eines distalen Stumpfödems sein (Kumar 1982). Es ist schwierig, diese Stumpfform im Prothesenschaft zu lagern, da der distale Umfang größer ist als der Umfang der Prothese in der Schaftmitte. Der Amputierte müßte also das kolbige Stumpfende durch einen engen Schaft zwingen.

Behandlung. Im Bereich der Unterschenkel- und Knieexartikulationsprothetik löst der Orthopädietechniker das Problem durch die Herstellung eines speziellen Weichwandschafts, der in seiner inneren Kontur dem distal kolbigen und proximal sich verjüngenden Stumpf folgt. Mittels einer geschlitzten Wandung kann der Patient den Stumpf dann durch den engen Bereich problemlos hindurchführen. Nach dem Anlegen schließt sich der Schlitz nahezu komplett. Die äußere Wandstärke wird durch zusätzliche PE-Schaumlagen so verstärkt, daß eine fast zylindrische Außenform entsteht. Mit angelegtem Weichwandschaft kann der Patient die Prothese mühelos anziehen. Hierdurch entfallen Klappen oder Fensterungen im harten Außenschaft der Prothese.

> **Merke**
>
> **Der kosmetische Aspekt fällt mit dieser Technik günstiger aus als bei allen anderen konventionellen Techniken.**

Überschüssiges Weichteilgewebe

Diese übermäßige Weichteilmasse im distalen Stumpfbereich ist passiv beweglich (Abb. 3.29) und hat keine funktionelle Aufgabe, da die Hebelwirkung des Stumpfes ausschließlich von der existierenden Knochenlänge abhängt.

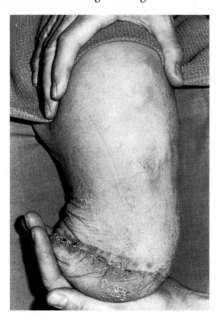

Abb. 3.29.
Übermäßige Weichteilmasse im distalen Stumpfbereich

Das Anlegen der Prothese wird durch die mobile Weichteilmasse erschwert, denn das Gewebe muß im Schaft genau distal gelagert werden. Das Gehen mit einer Weichteilverschiebung ist manchmal schmerzhaft (kneifend) und kann zusätzlich Weichteilschäden verursachen.

Behandlung. Der Amputierte muß also erst einen Stumpfstrumpf fest über den Stumpf ziehen und damit das Gewebe in Position halten, bevor er in den Prothesenschaft steigt. Die Weichteile werden auf diese Weise fixiert und der Stumpf kann korrekt im Schaft sitzen. Wenn die überschüssige Weichteilmasse sehr mobil ist, werden das räumliche Empfinden des Stumpfes und die Kontrolle über die Prothese reduziert.

Abnäher

Abstehende Abnäher, auch Hautbürzel genannt, können an jedem Ende der Operationsnarbe entstehen. Geschrumpfte und dadurch lappende Bürzel sind beim Anziehen der Prothese durch ihre Beweglichkeit oft lästig.

Behandlung. Abstehende Abnäher können durch Tape-Verbände und elastische Wicklungen in vielen Fällen gut reduziert werden (s. S.107, Modifikation der Wickeltechniken).

> **Merke** Störende Bürzel können chirurgisch entfernt werden.

Hautplastiken

Manche Autoren vertreten die Meinung, daß Hautplastiken an Beinstümpfen vermieden werden sollten (Harris 1981). Trotzdem sind sie manchmal nach Verbrennungen oder Ablederung der Haut notwendig, um die Stumpflänge zu erhalten. Hautplastiken sind sehr druckempfindlich. Wenn der Stumpf zu früh belastet wird, können Komplikationen auftreten. Außerdem kann es jederzeit zu einer Abstoßreaktion kommen.

Behandlung. Eine physiotherapeutische Behandlung beginnt erst, nachdem die Hautplastik weitgehend eingewachsen ist und konzentriert sich anfänglich nur auf die Beweglichkeit des Stumpfes.

Adduktorenwulst

Frauen neigen eher zur Fettablagerung im Adduktorenbereich als Männer. Beim Anlegen des Prothesenschaftes wirkt sich das schlaffe Weichteilgewebe störend aus, da es sich nach oben verschiebt und einen Wulst zwischen der medialen Schaftwand und dem Schambein bildet. Der Stumpf kann deshalb nicht in seiner vollen Länge im Schaft gelagert werden. Die Patientin „sitzt" mit dem Wulst auf dem Schaftrand. Die Prothese erscheint zu lang.

Behandlung. Ein Adduktorenwulst kann durch Bandagentechniken (s. Abb. 3.8, S. 108, Modifikation der Wickeltechniken) und durch die Verwendung eines Trikotschlauches, mit dem man die Weichteile beim Anziehen der Prothese in den Schaft einzieht, im allgemeinen gut kontrolliert werden.

> **Merke**
> Wenn der Adduktorenwulst sehr massiv ist und die vorge-
> schlagenen Behandlungsmethoden nicht helfen, kann in sehr
> seltenen Fällen eine chirurgische Entfernung dieser über-
> schüssigen Weichteile vorgenommen werden.

Einschränkungen der Gelenkbeweglichkeit

Eine reduzierte Gelenkbeweglichkeit führt zu Gangabweichungen und somit zu Fehlhaltungen und biomechanischen Problemen, unabhängig davon, ob der Bewegungsverlust auf einer Verkürzung der Weichteile oder auf einer Veränderung im Gelenk
selbst beruht. Dazu gehören:

▶ Kontrakturen,
▶ Gelenkveränderungen,
▶ hypertrophische Narbenbildung und Verklebungen.

Kontrakturen

Ausgeprägte Stumpfkontrakturen verursachen Probleme beim Prothesenaufbau, verkürzen die Schrittlänge und erhöhen den Energiebedarf beim Gehen (s. Abschn. 3.5,
Kontrakturen).

Behandlung. Bei einem intensiven Bewegungsverlust und ausbleibenden physiothera-
peutischen Behandlungserfolgen kann die Kontraktur chirurgisch gelöst werden. Der
Eingriff sollte aber nur erfolgen, wenn dadurch eine deutliche Verbesserung der
Gelenkfunktion und der prothetischen Versorgung zu erwarten ist.

Gelenkveränderungen

Pathologische Gelenkveränderungen wie arthrotische und arthritische Destruktionen
schränken die Beweglichkeit der Gelenke schmerzhaft ein (s. S. 118, Gelenkkontrakturen).

Behandlung. Die Art der Behandlung konzentriert sich auf schmerzlindernde Verfahren (s. S. 121, Schmerzlinderung) auf ein abgestuftes Übungsprogramm sowie auf Ände-
rungen an der Prothese.

Die möglichen Prothesenänderungen hängen von der Art der Gelenkveränderungen ab:

● Ein *mediolateral instabiles Kniegelenk* kann bei einem Unterschenkelschaft durch
  eine Oberschenkelmanschette mit Schienenführung gestützt werden, um die weitere Schädigung des Bandapparats zu vermeiden.
● Eine *fixierte Gelenkkontraktur* erfordert Veränderungen am Aufbau der Prothese,
  um den Gang zu erleichtern und das Gangbild zu verbessern.

Hypertrophische Narbenbildung und Verklebungen

Bei einem Stumpf mit großflächigen Verbrennungsnarben liegen ausgedehnte Weich-
teil- und Hautverletzungen vor, die zu einer andauernden Formveränderung führen
(Abb. 3.30). Das reduziert die Beweglichkeit der Weichteile, vermindert die Kontrak-
tilität der Muskulatur und führt zu einer Verringerung der belastbaren Kontaktfläche

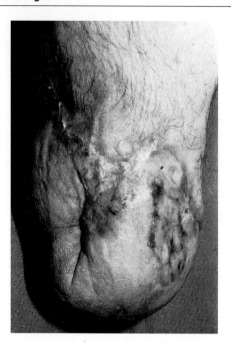

Abb. 3.30.
Verbrennungsnarben

im Schaft. Das exakte Anpassen des Prothesenschafts ist hier schwierig. Gelegentlich führen hypertrophe Narben zusammen mit Verklebungen auch zu Bewegungseinschränkungen im Bereich der beteiligten Gelenke.

3.6.3
Stumpf-Schaft-Kontaktprobleme und Stumpfbelastungsprobleme

Bei einem nicht exakt passenden Prothesenschaft können durch mechanischen Reiz Stumpfprobleme verschiedener Art auftreten. Folgende Situationen führen zu Symptomen im Stumpfbereich:

▶ „Pumpen" des Stumpfes im Schaft,
▶ Reibungen und lokale Druckstellen,
▶ Scherkräfte an Radien.

„Pumpen" des Stumpfes im Schaft
Das Stumpfpumpen kann durch die Prothese oder durch den Weichteilmantel verursacht werden.

Prothese als Ursache. Das Stumpfpumpen ist ein unkontrolliertes Auf- und Abbewegen des Stumpfes im Schaft, das auf folgenden Mechanismen beruhen kann:
● Mangelhafte Haftung der Prothese oder
● ein zu großer (oder zu kleiner) Schaftdurchmesser, bei dem der Stumpf-Schaft-Kontakt fehlt. Dadurch verliert der Stumpf einen Teil seiner Hebelkontrolle über die Prothese.

Die Reibung kann Hautschäden verursachen und stört das Stumpfgefühl. Der Amputierte empfindet bei jedem Schritt einen „Aufstoß", der schmerzhaft sein kann.

Weichteilmantel als Ursache. Für das Pumpen des Stumpfes kann ein fettgewebebetonter, mobiler Weichteilmantel verantwortlich sein. Obwohl der Stumpf-Schaft-Kontakt besteht, ist auch hier die Steuerung der Prothese erschwert, da die Weichteile verschiebbar sind. Während der Standphase werden die Weichteile durch das Körpergewicht komprimiert. Die mobilen Weichteile verschieben sich nach oben. Während der Schwungphase entsteht durch das Gewicht der Prothese ein Zug an den Weichteilen nach unten. Durch dieses Weichteilpumpen ist besonders das distale Stumpfgewebe, vor allem bei der Gewichtsbelastung, vermehrtem Streß ausgesetzt. Es kann dadurch auch zu Komplikationen kommen.

Reibungen und lokale Druckstellen
Während des Gehtrainings können Hautschäden durch Reibung und/oder Druckkraft im Stumpfbereich auftreten. Diese Hautschäden entstehen meist bei Patienten, die ein vermindertes Stumpfgefühlsempfinden haben und dadurch die Belastung des Stumpfes nicht sicher abschätzen können. Auch unkorrekte Anpassung des Schaftes an die Konturen des Stumpfes verursacht Probleme, da durch den Stumpf-Schaft-Kontaktverlust eine falsche Druckverteilung auf die Weichteile entsteht.

 Empfindliche Hautpartien können anfangs mit dünner Haushaltfolie (Frischhaltefolie) geschützt werden.

Hautabschürfungen
Alle Hautabschürfungen am Stumpf und am erhaltenen Bein müssen beobachtet und hygienisch versorgt werden, damit sie keine größeren Komplikationen verursachen.

Behandlung. Kleine Hautläsionen (Abb. 3.31) heilen entweder spontan oder werden mit lokalen Maßnahmen behandelt. Das Gehtraining wird fortgesetzt. Ein aufgelegter Verband muß möglichst dünn sein, um den Druck auf die Haut im Schaft gering zu halten. Lokal empfindliche Hautbezirke im Bereich der Tibiavorderkante können mit dünnen Spenco Derma Pads (künstliches Fettgewebe) beiderseits der Tibia versorgt werden. Die Auflagen werden mit hyperallergenem Pflaster befestigt. Die Auflage bewegt sich mit der Haut und schützt die Tibiavorderkante. Manchmal sind Schaftwandänderungen im drucksensiblen Hautbereich angebracht. Es ist auch wichtig zu prüfen, ob die Prothese richtig angezogen und akkurat befestigt ist, um Stumpfpumpen und Reibung zu vermeiden.

Bei Hautläsionen sollte die Stumpfbelastung zunächst nicht gesteigert werden. Das Gehtraining im Barren hilft dem Patienten sein Körpergewicht auf die Arme und das erhaltene Bein zu verteilen, dabei kann er den Stumpf kontrollierter belasten.

Bei *ausgeprägten Abschürfungen* muß die Stumpfbelastung eingestellt werden. Das Risiko, den Stumpf bei plötzlich unkontrollierter Belastung weiter zu schädigen, übertrifft die Vorteile des frühen Gehtrainings.

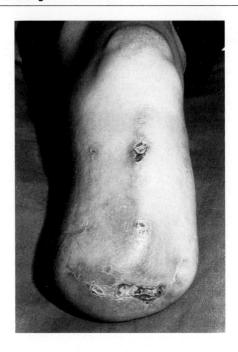

Abb. 3.31.
Abschürfungen

Spannungsblasen
Spannungsblasen sind mit einer serösen Gewebsflüssigkeit gefüllt. Sie entstehen durch Reibung und bilden sich vor allem in ödematösen Stümpfen, die einen dicken Weichteilmantel haben, distal am Stumpf (Abb. 3.32) oder im Bereich des oberen Schaftrands. Das betrifft unter- und oberschenkelamputierte Patienten.

Behandlung. Blasen müssen sorgfältig konservativ behandelt werden. Stumpfbelastungen werden eingestellt, um ein Brechen der Blasen zu vermeiden und damit auch einer Entstehung von Hautinfektionen zu vermeiden.

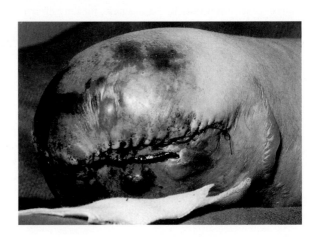

Abb. 3.32.
Spannungsblasen

Kontaktallergie

Die Stumpfhaut kann auf verschiedene Substanzen mit einer lokalisierten allergischen Dermatitis reagieren. Als auslösende Antigene kommen folgende Materialien in Frage:

● Bestandteile der inneren Schaftwand (Kunstharze, Polyester, Acrylate, Leder).
● Bestandteile des Stumpfstrumpfes (Wolle, Kunstfasern).
● Waschmittel, die zur Reinigung des Stumpfstrumpfes benutzt werden.

Die Hautreaktion beschränkt sich auf den Stumpf. Die Stumpfhaut juckt und ist gerötet. Die Symptome werden durch Stumpfschwitzen und die im Schaft fehlende Ventilation verstärkt (Levy 1980).

Behandlung. Das entsprechende Antigen muß ausgetestet und eliminiert werden.

Venöse Abflußstörung

In sehr seltenen Fällen kann es zu venösen Abflußstörungen im Stumpfbereich kommen. Sie treten bei oberschenkelamputierten Patienten auf, die bereits vor dem Eingriff an einer venösen Gefäßkrankheit litten. Die V. saphena magna wird im Bereich des oberen Schaftrands komprimiert, und der venöse Rückfluß wird dadurch gehemmt. Es kommt zu Beschwerden, die bei einem fehlenden Kontakt zwischen Schaft und distalem Stumpf verstärkt auftreten. Die venöse Abflußstörung äußert sich in folgenden Symptomen:

● rot-bläuliche Verfärbung im distalen Stumpfbereich,
● Stumpfschmerzen,
● Stumpfschwellung,
● Druckschmerzen im Bereich des Tuber ossis ischii.

Behandlung. In diesen Fällen muß die Schaftform geändert werden. Die ausgeprägte Frontalpelotte wird abgeflacht, um den Druck auf die Vena saphena magna zu reduzieren. Dabei ist allerdings zu beachten, daß das Sitzbein auf der Tuberabstützung verbleibt, und der Stumpf nicht vermehrt in den Schaft hineinrutscht. In solchen Fällen ist dem quadrilateralen (amerikanischen) Schaft die querovale (europäische) Schaftform vorzuziehen.

Verruköse Hyperplasie

Die verruköse Hyperplasie entwickelt sich allmählich bei fehlendem Vollkontakt im distalen Ende eines abgeheilten Stumpfes bei Amputierten, die regelmäßig mit ihrer Prothese gehen. Die verdickte, gräulich verfärbte Haut bekommt ein blumenkohlartiges Aussehen (Abb. 3.33). Sie verliert ihre Elastizität und neigt deswegen mehr zu Rissen, ihre Sensibilität ist gestört (Levy 1983).

Behandlung. Levy hat beobachtet, daß lokale und systemisch verabreichte Medikamente keine Heilungserfolge erzielen, daß aber in den meisten Fällen der Stumpf-Schaftend-Kontakt fehlt. Diese Symptomatik verbessert sich erheblich durch die Neuanpassung eines Schaftes mit gesichertem Endkontakt und die dadurch ermöglichte Belastung (Kumar 1982; Levy 1983).

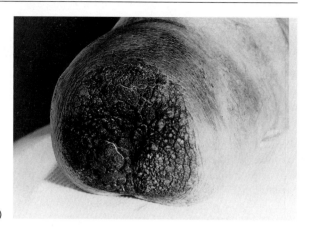

Abb. 3.33.
Verruköse Hyperplasie.
(Foto von Dr. S. William Levy)

 Die verruköse Hyperplasie kann verhindert werden, wenn der Amputierte sofort mit einem Vollkontaktschaft versorgt wird – das sollte heute Standard sein.

Talgzysten, Atherome

Zysten entstehen nur bei besonders aktiven Prothesenträgern. Oberschenkelamputierte Patienten neigen zu Zysten im Bereich des medialen, ventralen und dorsalen Schaftrands, während sich Zysten bei Unterschenkelamputierten vor allem in der Kniekehle und seltener über der Patellasehne entwickeln.

Zu *Atheromen* kommt es, wenn abgeschilferte Hautzellen den Ausführungsgang der Haarfollikel verstopfen und zusätzlich mechanische Reize wie Druck- und Reibekräfte des Schaftes auf die Haut einwirken. Die umliegenden Weichteile reagieren mit einer Entzündung.

Behandlung. Atherome werden durch chirurgische Eröffnung und Drainage (Levy 1983), mit Lokalantibiotika und manchmal auch mit UV-Bestrahlungen behandelt. Gelegentlich kann ein Patient den Stumpf so lange nicht belasten, bis die Entzündung abgeklungen ist. Hygienische Maßnahmen sind hier wichtig.

Knochenempfindlichkeit

Schmerzen am Ende eines durchtrennten Röhrenknochens entstehen durch eine Reizung des Periostes. Sie treten in Stümpfen mit geringer Weichteildeckung während der frühen Belastungsphase auf. Im allgemeinen nehmen die Schmerzen mit der Heilung des Stumpfes verhältnismäßig schnell ab. Irritationen und auch nur leichte Belastungen sollten während der primären Heilungsperiode eines empfindlichen Knochens vermieden werden.

Knochensporn

Eine längere Zeit nach der Amputation können Knochensporne oder Verknöcherungen im Stumpfbereich zu Problemen bei der Prothesenbelastung führen. Diese Sporne oder Verknöcherungen entstehen, wenn während der Operation Periostpartikel in die

Weichteile verschleppt werden, oder wenn das knöcherne Ende eine rauhe Oberfläche hat (Clark et al. 1980). Wenn diese Verknöcherungen tief eingebettet sind, verursachen sie keinerlei Probleme. Wenn sie allerdings nahe unter der Haut liegen, können sie bei Belastung erhebliche Beschwerden hervorrufen.

Behandlung. In einzenen Fällen muß der Stumpf revidiert und die Resektionsstelle geglättet werden, um dem Patienten ein schmerzfreies Gehen zu ermöglichen.

Neurom
Neurome treten selten auf. Sie verursachen keine Symptome, wenn die abgesetzten Nervenenden tief in den Weichteilen des Stumpfes eingebettet sind. Wenn die Nervenenden aber nahe der Oberfläche liegen, leidet der Patient an einem lokalisierten Schmerz, der durch Druck oder Palpation ausgelöst wird. Diese Beschwerden haben einen nadelstichartigen Charakter und können bis zur Nervenwurzel ausstrahlen.

Behandlung. Konservative Behandlungen (s. S. 77, Neurom) sind selten erfolgreich. Wenn konservative Maßnahmen erfolglos sind und die Schmerzen nicht anderweitig kontrolliert werden können, muß auf invasive Behandlungsmethoden mit Injektionen, Nervenblockaden oder Resektion des Neuroms zurückgegriffen werden (Harris 1981).

Scherkräfte an Radien
Druck auf biologische Gewebe ist innerhalb der Grenzwerte, die für jeden Patienten individuell unterschiedlich sind, tolerabel. Druck verformt das Gewebe in *nur einer Raumrichtung* im Sinne der Kompression. Wechseldruck (Kompression/Dekompression) kann – wiederum innerhalb der Grenzwerte – für das darunter liegende Gewebe durchaus erwünschte Nebenwirkungen wie die Entfernung von Flüssigkeiten aus dem Gewebe, Anregung des Zellstoffwechsels und Anregung des venösen Rückstroms (Muskelpumpe) haben.

Kritisch ist jedoch die am Rande von Druckzonen auftretende Scherwirkung, also die „Verspannung" der Gewebe in *mehr als einer Raumrichtung*. Diese Scherwirkung tritt besonders an den Übergängen von Druckflächen (Schaftwandung) zu Nichtdruckflächen – also an den Prothesenrändern – auf. Hier spielt der Radius der Ränder eine wesentliche Rolle (je größer der Radius, desto kleiner die Scherwirkung). Scherkräfte wirken auf die menschliche Haut und das subkutane Gewebe als Blockade der Kapillardurchblutung und damit als Verursacher von Ulzera (fälschlich auch als „Druckulzera" bezeichnet).

3.6.4
Stumpfprobleme durch bestehende Erkrankungen

Erkrankungen, die zur Amputation führten und die durch eine Amputation nicht beseitigt werden können, rufen Symptome hervor, die die bestehenden Stumpfprobleme komplizieren. Die Symptome äußern sich in Mißempfindungen des Stumpfes, die aber im Gegensatz zu anderen Stumpfproblemen keine sichtbaren Folgen haben. Es lassen sich folgende Stumpfprobleme unterscheiden:

▶ überempfindlicher Stumpf,
▶ schmerzhafter Stumpf,
▶ kalter Stumpf,
▶ gefühlloser Stumpf.

Überempfindlicher Stumpf

Als Symptom ist zu beobachten, daß der gesamte Stumpf äußerst sensibel auf jeglichen Druck reagiert: bei Berührung, Wicklungen, beim Anlegen des Schaftes und auch bei Bewegungen. Diese Überempfindlichkeit beobachtet man im durchblutungsgestörten Stumpf oder bei Patienten mit niedriger Schmerztoleranz. Zur *Behandlung* werden folgende Methoden angewandt:

▶ desensibilisierende Techniken zusammen mit milder Wärme,
▶ Alternativen zur elastischen Wicklung bei überempfindlichen Strümpfen,
▶ transkutane elektrische Nervenstimulation (TENS).

Desensibilisierende Techniken

Zur Abhärtung des Stumpfes und der Stumpfhaut versucht man vorsichtige Streichmassagen, ein leichtes Abreiben mit einem Handtuch und später, milde Klopf- und Vibrationsmassagen.

Vibrationsmassagen. Bei Vibrationsmassagen werden kleine, elektrische Massagegeräte als Gegenreiztherapie angewendet, um so den Stumpf auf eine angenehme Weise abzuhärten. Diese Geräte erzeugen kurze, pulsierende Vibrationen verschiedener Stärke. Der Patient wählt die ihm angenehmste Intensität, die Position und den Auflagedruck selbst.

 Vibrationsgeräte, die zur Verbesserung der Lungenfunktion eingesetzt werden, und kraftvolle Vibrationen produzieren, dürfen zur Stumpfabhärtung nicht benutzt werden.

Thermaltherapie. Ein überempfindlicher Stumpf reagiert entspannend auf milde, trockene und/oder feuchte Wärme, die die Durchblutung auf schonende Weise anregt und schmerzlindernd wirkt.

● *Infrarotbestrahlung.* Der Stumpf wird mit einem Handtuch abgedeckt, um ihn zu schützen und eventuelle Schweißabsonderungen aufzusaugen. Der normale Bestrahlungsabstand wird verdoppelt, um den Stumpf nicht zu überhitzen. Eine tägliche Bestrahlung von 20 min Dauer verringert die Überempfindlichkeit des Stumpfes und trägt zu seiner Mobilität bei.
● *Whirlpoolbad.* Das Whirlpoolbad ist eine angenehme und effektive Methode, den Stumpf abzuhärten. Es muß jedoch darauf geachtet werden, daß die Wassertemperatur nicht zu hoch ist (s. S. 132, Whirlpoolbäder).
● *Kryotherapie.* Eis wird für eine Stumpfbehandlung fast nie angewendet. Es ist nur bei aktiven Patienten mit einem gesunden Stumpf und nach einer Stumpfverletzung angezeigt. Für den gefäßkranken Stumpf darf eine Eisbehandlung überhaupt nicht angewendet werden. Die Kryotherapie führt zur Vasokonstriktion und verstärkt dadurch einen ischämischen Schmerz.

Alternativen zur elastischen Wicklung bei überempfindlichen Stümpfen
Elastische Wicklungen tragen durch Druckübertragung zur Abhärtung des Stumpfes bei. In seltenen Fällen können überempfindliche Stümpfe jedoch den von der Bandage ausgeübten Druck nicht ertragen. Es kommt zu Hautirritationen und vermehrten Schmerzen. Manche Stümpfe tolerieren zu Beginn der Behandlung allenfalls einen locker anliegenden Stumpfstrumpf, der den Stumpf auch warm hält. Bei fortschreitender Abhärtung können zunächst mäßig elastische Trikotschläuche (wie Tubigrip) als Stumpfüberzug verwendet werden, ehe man zu einer elastischen Netzbinde (s. S. 99, Struktur der Binden) übergeht.

Transkutane elektrische Nervenstimulation (TENS)
Die Therapie mit TENS kann Schmerzen im Bereich des Stumpfes manchmal reduzieren. Bei Infektionen im Stumpf oder Wundbereich wird TENS nicht benutzt.

Der analgetische Effekt dieser Behandlung basiert auf folgenden neurophysiologischen Prinzipien:

▶ Nervenimpulse können durch elektrische Reize ausgelöst werden.
▶ Dicke und dünne Nervenfasern können getrennt stimuliert werden.
▶ Dicke Fasern haben eine niedrigere Reizschwelle und eine höhere Nervenleitgeschwindigkeit.

Über das Wirkungsprinzip der TENS gibt es mehrere Hypothesen. Anerkannt ist die „gate-control-theory" von Melzack, die besagt, daß durch eine niederfrequente, intensitätshohe TENS-Behandlung die dicken Nervenfasern im Bereich der Hinterhornneurone für Schmerzsignale blockiert werden (Herman 1977; Melzack 1983; Edel 1990). Außerdem soll es durch niederfrequente TENS-Behandlung zur Freisetzung von schmerzlindernden Endorphinen kommen (Sjølund u. Eriksson 1979; Edel 1990).

TENS ist eine rein symptomatische Reizstrombehandlung, die positiv schmerzlindernde Kurz- und Langzeiteffekte erzeugt, bei einer Neurombehandlung aber keine Wirkungsdauer aufweist. Der Grund dafür ist wahrscheinlich, daß die verschiedenen Schmerzursachen nicht im gleichen Maße auf die Stimulation ansprechen und daß die Differentialdiagnose des Schmerzes häufig schwierig ist.

Die Elektroden werden entweder über dem Schmerzpunkt oder im Bereich des entsprechenden nervalen Segments plaziert. Bei der *Behandlung eines Neuroms* sollte die Anode über der Nervenwurzel und die Kathode über dem maximalen Schmerzpunkt angelegt werden. Bei *generalisierten Beschwerden* richtet man sich beim Anlegen der Elektroden nach den subjektiven Empfindungen des Patienten.

Schmerzhafter Stumpf
Durchblutungsstörungen der Muskulatur führen zu Muskelkrämpfen und ischämischen Beschwerden. Diese *Symptome* treten vor allem bei älteren Patienten mit arterieller Verschlußkrankheit im Bereich der Wadenmuskulatur auf. Nur eine völlige Entspannung der betreffenden Muskelgruppen hebt die Krämpfe auf und verbessert den Blutdurchfluß, wodurch die Schmerzen langsam schwinden.

Ischämische Schmerzen befallen das erhaltene Bein und treten gelegentlich auch im Stumpf auf. Stumpfschmerzen hindern die Gehfähigkeit des Amputierten. Die prothetische Standphase wird verkürzt, und es kommt zu einer Reihe von Gangabweichungen. Wenn die Krankheit soweit fortgeschritten ist, daß beim Gehen sofort ischämische Schmerzen auftreten, muß das Gehtraining, und somit die Belastbarkeit des Stumpfes ganz langsam gesteigert werden. Durch die Bewegungen wird die Ausbildung von Kollateralen im Stumpf gefördert. Das moderate Vorgehen ist sinnvoller als eine totale Ruhigstellung des betroffenen Stumpfes (de Wolfe 1973).

Behandlung. Folgende Maßnahmen sollten ergriffen werden:

- Der Patient sollte beim Gehen oft Pausen einlegen.
- Längeres Stehen muß vermieden werden, weil dabei die Muskulatur konstant angespannt ist (beim Gehen kommt es zu rhythmischen Kontraktionen der Muskeln mit dazwischenliegenden Entspannungsphasen).
- Energiesparende Bewegungsabläufe werden geübt.

Der kalte Stumpf

Ein kalter Stumpf ist oft schmerzhaft und beeinträchtigt das allgemeine Wohlbefinden des Patienten. Schmerz und Kältegefühl werden im Bereich des gesamten Stumpfes und des nächsthöherliegenden Gelenkes angegeben. Durch die gestörte Durchblutung, besonders der oberflächlichen Gewebsschichten, wird die Temperaturregelung der Weichteile beeinträchtigt. Es kommt zu folgenden *Symptomen:*

- Blässe der Haut.
- Sensibilitätsstörungen der Haut.
- Taubheitsgefühl im Stumpf.
- Stumpfschmerzen.

Blässe und Sensibilitätsverlust der Haut sind Hinweise auf die oberflächliche Minderdurchblutung, die auch Taubheitsgefühle im Stumpf hervorrufen kann. Dieses Taubheitsgefühl kann sich in ischämische Beschwerden umwandeln, die eine elastische Wicklung und/oder das Tragen einer Prothese unmöglich machen.

Behandlung. Die Therapie besteht darin, den Stumpf bequem zu lagern, ihn vorsichtig zu wärmen und ein genau dosiertes Übungsprogramm mit entsprechenden Ruhepausen durchzuführen.

Gefühlloser Stumpf

Diabetische, ischämische und alkoholische Neuropathien können ebenso wie Neuropathien unbekannter Ursache verschiedenartige *Symptome* hervorrufen, die von ernsthaften Schmerzen bis zur völligen Gefühlslosigkeit des Stumpfes reichen (Wagner 1981). Die eingeschränkte oder vollständig fehlende Sensibilität des Stumpfes ist für den Patienten aus folgenden Gründen gefährlich:

- Er kann das Ausmaß der Gewichtsbelastung nicht abschätzen.
- Er spürt die Druckstellen im Schaftbereich nicht.
- Er empfindet die eventuellen Pumpbewegungen des Stumpfes nicht.
- Er kann den korrekten Sitz der Prothese nicht beurteilen.
- Er kann Temperaturunterschiede nicht wahrnehmen.

Behandlung. Da das Stumpfgefühlsvermögen fehlt, ist die Stumpfhaut besonders verletzungsgefährdet. Die Patientenschulung ist hier von großer Bedeutung, denn oft ist der Amputierte, da er keinerlei Beschwerden hat, sich der Gefahren für den Stumpf nicht bewußt. Patienten mit gestörter Sensibilität im Stumpf müssen lernen, folgende Punkte besonders zu beachten:

- Der Stumpfstrumpf muß faltenfrei angelegt werden.
- Beim Anlegen der Prothese müssen die anatomischen Strukturen des Stumpfes exakt eingepaßt werden (s. Abschn. 4.1.1, An- und Ablegen der Prothese).
- Nach jedem Ablegen der Prothese muß der Stumpf untersucht werden.
- Auf sorgfältige Hygiene im Stumpfbereich ist zu achten.

> **!** Der Patient sollte wissen, daß *Druckstellen* normalerweise schmerzhaft sind. Da er nicht über das Warnsystem des Schmerzempfindens verfügt, muß er mit seinen Augen prüfen, ob der Stumpf in Ordnung ist. In den meisten Fällen ist das Gefühlsempfinden im erhaltenen Bein ebenfalls abgeschwächt, so daß für diese Patienten eine erhöhte Verletzungsgefahr für Stumpf und Bein besteht.
> Das Tragen einer Wollsocke über dem Stumpf und dem erhaltenen Fuß verhindert deren *Unterkühlung*, da wegen des fehlenden Stumpfgefühlsvermögens auch Kälte nicht wahrgenommen wird.

3.6.5
Zusammenarbeit zwischen Physiotherapeut und Orthopädietechniker

Während der Patient die Gewichtsbelastung und seine Aktivitäten beim Gehen steigert, ist es für den Physiotherapeut unumgänglich, daß er *jederzeit mit dem Orthopädietechniker eng zusammenarbeitet*. Das gilt ganz besonders beim Auftreten von Stumpfproblemen. Manche dieser Probleme können durch Schaftänderungen kontrolliert oder beseitigt werden, wenn druckempfindliche Bereiche ausgespart und belastbare vermehrt in den Aufbau einbezogen werden.

Nach den ersten Steh- und Gehversuchen können weitere Veränderungen im Aufbau vorgenommen werden. Sofortige Schaftkorrekturen können Stumpfprobleme verhindern, sie sichern den nötigen Tragekomfort und tragen zur Kontrolle der Prothese beim Gehen bei. Trotz dieser Maßnahmen entstehen gelegentlich Stumpfprobleme, wobei weitere Schaftveränderungen nicht möglich sind, ohne den exakten Sitz der Prothese zu beeinträchtigen. In solchen Fällen muß vor Beginn des Gehtrainings das Abheilen des Stumpfproblems abgewartet werden.

ZUSAMMENFASSUNG | Durch konservative Behandlungen kann die Mehrzahl aller Stumpfkomplikationen häufig geheilt, verbessert oder kontrolliert werden. Zu den häufig auftretenden Stumpfkomplikationen zählen:

- verzögerte Wundheilungen,
- abnormale Stumpfformen,
- Einschränkung der Gelenkbeweglichkeit,
- Stumpf-Schaft-Kontaktprobleme,
- Stumpfgefühlsprobleme.

Bei allen Behandlungen ist die Zusammenarbeit des Teams wichtig, aber auch, daß der Patient die Ursachen seiner Stumpfkomplikation(en) versteht und die Pflegeanweisungen des Teams befolgt.
Erfolglose konservative Behandlungen und fortgeschrittene Stumpfkomplikationen werden immer vom Arzt versorgt.

3.7
Stumpfbewegungen: Einfluß auf Gang und Therapie

Beim normalen Gehen werden sämtliche Bewegungen und Kräfteeinwirkungen durch entgegengesetzte Bewegungen und Kräfte im Gleichgewicht gehalten (s. Abschn. 1.1, Mechanik des menschlichen Gangs). Das gilt auch für das Gehen mit einer Prothese. Dieser kinetische und kinematische Bewegungsablauf wird durch die integrierte Arbeit der Muskeln kontrolliert, wobei die *Agonisten* die Primärbewegung ausführen. Die *Antagonisten* sind der Gegenpol. Sie helfen den Agonisten durch Spannung, das Ausmaß und die Reichweite der Primärbewegung zu steuern und jede erforderliche Gelenkstellung zu halten. *Synergisten* synchronisieren und verfeinern die Bewegungsphasen.

Wenn eine dieser Funktionen zu schwach ist oder fehlt, entsteht ein muskuläres Ungleichgewicht. Dieses Ungleichgewicht hindert die an der Bewegung beteiligten anderen Muskelgruppen, voll koordiniert zu arbeiten. Die Kontrolle des Patienten über seine Stumpfbewegungen hängt aber nicht nur von dem muskulären Gleichgewicht ab, sondern zusätzlich von folgenden Faktoren:

- Hebellänge des Stumpfes,
- Muskelkraft,
- propriozeptive Wahrnehmungsfähigkeit,
- Fähigkeit des Stumpfes, Richtung, Kraftaufwand und Geschwindigkeit aller Bewegungen zu koordinieren.

Um die Stumpffunktionen während des Gehens klar darzustellen, werden im folgenden Abschnitt die verschiedenen Bewegungsrichtungen des Stumpfes ausführlich dargestellt. Dabei muß bedacht werden, daß die jeweiligen Bewegungen *nicht* isoliert auftreten, sondern das Ergebnis einer koordinierten Muskelarbeit sind (Gardiner 1981).

3.7.1
Der Unterschenkelstumpf

Nach Unterschenkelamputationen sind die Kniestrecker und die Kniebeuger für die Bewegung der Prothese in der Schwungphase und für die Kniegelenkstabilisierung in der Standphase verantwortlich.

Amputationsseitige Extensoren des Kniegelenkes
Die *Streckung des Kniegelenkes* wird vom M. quadriceps kontrolliert. Die Bewegung wird durch seine Antagonisten, die ischiokrurale Muskulatur, mitgesteuert. Durch abgestimmtes Zusammenwirken beider Muskelgruppen kann die Prothese beim Gehen in Kniestreckstellung im Moment des Fersenauftrittes Bodenkontakt aufnehmen und der Amputierte während der Standphase das leicht gebeugte Knie stabilisieren. Der M. quadriceps wird besonders beim Treppensteigen, Hinsetzen und beim Aufstehen aus sitzender Position eingesetzt.

Nichtamputierte können die Arbeit des M. quadriceps fühlen, indem sie eine Treppe mit vielen Stufen besonders schnell hinaufgehen. Wenn der M. quadriceps ermüdet, kann seine Funktion beim Treppensteigen mit Handgegendruck oberhalb des Gelenkes verbessert werden (Hoppenfeld 1976).

Schwäche der amputationsseitigen Knieextensoren
Ein Unterschenkelamputierter mit Quadrizepsschwäche geht mit kurzen Schritten, dabei wird der Prothesenfuß flach auf den Boden aufgesetzt (der Fersenauftritt fehlt). Das Kniegelenk kann in der *Standphase* schlecht stabilisiert werden, denn die Bodenreaktionskraft und der Einfluß der ischiokruralen Muskulatur zwingen das Gelenk in Beugung, die von einem schwachen M. quadriceps nicht ausgeglichen werden kann (Kapandji 1970). Der Patient versucht, die Quadrizepsschwäche durch Vorwärtsneigen seines Rumpfes auszugleichen. Der Schwerpunkt wird dabei in der Standphase vor das Knie verlagert, dabei wird das Gelenk überstreckt und so durch biomechanische Unterstützung leidlich stabilisiert.

Übungen
Nach einer Unterschenkelamputation (die Wundheilung hat Priorität) ist die Kräftigung der Quadrizepsmuskulatur wichtig. Man beginnt, unabhängig von der angewandten Verbandmethode, mit isometrischen Anspannungen und steigert die Übungen je nach Fortschritt.

Amputationsseitige Flexoren des Kniegelenkes
Die Kniebeugemuskulatur dient hauptsächlich als Opponent des M. quadriceps. Sie wird in der ersten Hälfte der Standphase aktiviert und trägt antagonistisch zur harmonischen *Stabilisierung des Kniegelenkes* bei. Sie bremst die Prothese am Ende der Schwungphase ab und federt den Fersenauftritt. Zusätzlich ermöglicht sie die geringgradige Innen- und Außenrotation des gebeugten, nicht belasteten Kniegelenkes.

Schwäche der amputationsseitigen Knieflexoren
Patienten mit schwach ausgebildeter ischiokruraler Muskulatur versuchen, mit der Hüftbeugemuskulatur die Kniebeugung zu unterstützen. Das leitet die Prothesen-

schwungphase ruckartig ein. Zusätzlich kommt es zum Anheben des Beckens in der Schwungphase und zu seitendifferenten Schrittlängen.

Vor allem *bei kurzen Unterschenkelstümpfen* haben diese Patienten Schwierigkeiten, die Stumpfhebelkraft auf die Prothese zu übertragen. Sie kompensieren, indem sie das Knie extendieren und das Hüftgelenk vermehrt abduzieren oder die Prothese beim Gehen zirkumduzieren. Um den fehlenden Prothesenfußabstoß einzuleiten, nutzt der Amputierte eine vermehrte Hüftbeugung zu Beginn der Prothesenschwungphase. Diese Gangart ist anstrengend, da die Prothese nur durch die Beugung der Hüfte bewegt wird (Saunders et al. 1953). Die Bewegungseinschränkung hält aber Stumpf und Schaft (auch während des Schrittzyklus) im Bereich der statischen Aufbau- oder Belastungslinie. Das vermittelt dem Patienten ein Sicherheitsgefühl während der Belastungsphase. Beim Gehen mit einem steifen Knie wird oft auf der erhaltenen Seite der Fuß vermehrt in den Zehenstand gehoben, um prothesenseitig Bodenfreiheit zu erzielen.

Übungen

Bei der Behandlung ist zu bedenken, daß die ischiokrurale Muskulatur sowohl als Hüftstrecker als auch als Kniebeuger fungiert. Ihr Einfluß auf das Kniegelenk hängt von der Stellung des Hüftgelenkes ab (Kapandji 1970). Bei gebeugtem Hüftgelenk wird die ischiokrurale Muskulatur vorgedehnt, die Beugung des Kniegelenkes wird deshalb verstärkt. Im Gegensatz dazu nimmt die Wirkung der ischiokruralen Muskulatur ab, während gleichzeitig die Beugung des Hüftgelenkes eingeschränkt ist.

Bei Kniebeugeübungen, die anfänglich *in der Rückenlage* durchgeführt werden können, muß der Patient entspannt gelagert sein. Dabei ist die Hüfte leicht gebeugt und der Oberschenkel abgestützt. Der Physiotherapeut stabilisiert den Oberschenkel und gibt der Kniebeugung dosierten Widerstand. Auf diese Weise kontolliert der Physiotherapeut die Kniegelenkbewegung und fühlt gleichzeitig die Anspannung beider Muskelgruppen. Auch hier richtet sich die Steigerung der Übungen nach den Fähigkeiten des Patienten.

3.7.2
Der Oberschenkelstumpf

Die Hüftextensoren und die Hüftflexoren kontrollieren die anteroposterioren Kräfte beim Gehen. Die Hüftabduktoren und die Hüftadduktoren sichern die mediolaterale Stabilität des Beckens beim Gehen. Die Hüftaußen- und Innenrotatoren arbeiten als Synergisten und unterstützen und verfeinern den Aktivitätswechsel, der zwischen den Längs- und Querkräften stattfindet (Radcliffe 1994)

Amputationsseitige Extensoren der Hüfte

Die Kontrolle der amputationsseitiges Hüftextensoren (M. glutaeus maximus und die ischiokrurale Muskulatur) ist für den oberschenkelamputierten Patienten beim *Gehen* von wesentlicher Bedeutung. Die Hüftstreckmuskulatur, die auch dazu beiträgt, den Körper aufrecht zu halten, entwickelt ihren größten Kraftaufwand kurz nach dem Fersenauftritt, um dem Körper den Vorwärtsantrieb zu geben und um den Körperschwerpunkt von seinem Tiefpunkt (Doppelunterstützungsphase) zu seinem höchsten Punkt (mittlere Standphase) zu heben. Die Extensoren eines Oberschenkelstumpfes sind, genau wie beim Normalgang, am Anfang und am Ende der Prothesenstandphase am aktivsten (Inman et al. 1994). Wenn der Amputierte ein einachsiges, frei schwingendes Kniegelenk hat, müssen sie aber auch das Prothesenknie während der Mittstandphase stabilisieren; d.h. sie müssen länger aktiv bleiben, was für den Normalgang unnatürlich ist. Die Sicherung des Kniegelenkes gegen ungewolltes Einknicken ist für den Prothesengang in allen Belastungsphasen wichtig, sie wird für alle Aktivitäten gefordert, bei denen der Patient die Prothese belastet, z.B.: Balancieren, Bergauf- oder Bergabgehen, Treppensteigen, Leiternsteigen.

Schwäche der amputationsseitigen Hüftextensoren

Die amputationsseitigen Hüftextensoren zeigen oft, besonders bei älteren Menschen, eine Tendenz zur Schwäche, weil sie bei längerem Sitzen inaktiv sind und dabei auch anhaltend überstreckt werden. Es ist also wichtig, sie individuell, intensiv und wiederholt durch Übungen zu kräftigen.

Bei einer Schwäche der Hüftstreckmuskulatur und/oder einer Begrenzung des Hüftstreckwinkels, kann der M. glutaeus maximus den *Stumpf nicht in der Streckstellung* stabilisieren und daher das Prothesenknie nicht standsicher halten. Der Patient ist ängstlich, die Prothese voll zu belasten, und kompensiert mit Rumpffehlhaltungen. Typisch ist ein Vorwärts-/Seitwärtsneigen des Rumpfes über die Prothese, um das Körpergewicht vor das Prothesenkniegelenk zu verlagern und es so zu sichern. Die Fehlhaltung beginnt mit dem Fersenauftritt. Dabei wird die Hüftstreckmuskulatur nur bis zur Mittstandphase eingesetzt. Die Prothesenstandphase wird somit verkürzt, aber relativ gut stabilisiert.

Sich hinknien ist wegen der Instabilität des Beckens nicht möglich. Beim Versuch, die kniende Position zu erreichen, fällt der Körperschwerpunkt vor die Hüftgelenke. Die schwachen Hüftstrecker können den Rumpf nicht aufrechthalten, es kommt zu einer Vorwärtsneigung und eventuell auch zu einem Gleichgewichtsverlust.

Die *Standsicherheit* kann bei einer dauerhaften Hüftstreckschwäche des Patienten durch ein Knie mit Standphasensicherung erhöht werden. Hierfür gibt es manuell kontrollierte Gelenke und auch solche, die eine Belastungssicherheitszone haben. Sie geben dem Patienten bei Belastung, aber auch bei leichter Kniebeugung, Standstabilität.

Übungen

Die Übungen beginnen aktiv und werden individuell gesteigert. Der Widerstand wird erst manuell vom Physiotherapeuten gegeben und dann im Laufe der Behandlung – je nach Fortschritt – durch Positionsänderungen und mit Hilfe von Geräten weiter erhöht.

Anfänglich liegt der Patient in der *Bauchlage*. Ein Kissen unter dem Becken neutralisiert eine Hyperlordose der Lendenwirbelsäule und verhindert kompensatorische Bewegungen.

 Diese Ausgangsposition darf nie für normale Lagerungen benutzt werden.

Die Lage ist aber hier vorteilhaft, weil der M. glutaeus maximus durch die leichte Hüftbeugung vorgedehnt wird. Die Ausgangslage simuliert die Position der Muskulatur

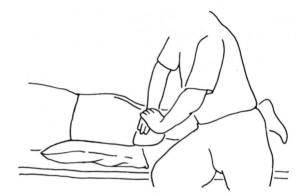

Abb. 3.34.
Stumpfhüftextension gegen
manuellen Widerstand in
Bauchlage

während des Fersenauftrittes. Aus dieser Lage heraus sollte die Streckung der Hüfte im normalen Funktionsbereich erst aktiv und dann gegen Widerstand durchgeführt werden (Abb. 3.34).

Beim Üben in der *Seitenlage* beugt der Amputierte sein erhaltenes Bein. Der Physiotherapeut kniet hinter dem Patienten und drückt mit seinem Oberschenkel gegen dessen Becken, stabilisiert mit einer Hand das gebeugte Knie des Patienten und gibt mit der anderen Hand dosierten Widerstand gegen die Streckung der Hüfte (Abb. 3.35). Auf diese Weise fixiert der Physiotherapeut die Behandlungsposition, verhindert Ausweichbewegungen und gibt dem Patienten die Möglichkeit, kraftvolle und akkurate Stumpfhüftstreckungen durchzuführen (Mensch 1990, 1993).

Amputationsseitige Flexoren der Hüfte

Die Hauptaufgabe der amputationsseitigen Hüftbeugemuskulatur (M. iliopsoas, M. rectus femoris) ist die *Prothesenschwungphase* zu starten und zu beschleunigen. Ein aktives Hüftbeugen verkürzt das Bein für den Schwung und unterstützt die Beschleunigung. Die Hüftbeuger unterstützen auch die antagonistischen Extensoren bei der Aufgabe, das Hüftgelenk in verschiedenen Stellungen zu halten. Zusätzlich unterstützen die Hüftbeuger den Übergang vom Sitz zum Stand, indem sie durch Vorbeugen des Rumpfes den Körperschwerpunkt vor die Hüftgelenke verlagern. Dadurch wird physiologisch und biomechanisch eine vorteilhafte Ausgangsposition gegeben.

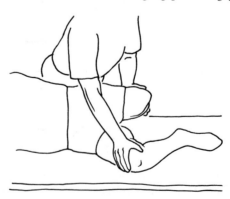

Abb. 3.35.
Stumpfhüftextension gegen
manuellen Widerstand in
Seitenlage

Schwäche der amputationsseitigen Hüftflexoren

Eine Schwäche der amputationsseitigen Hüftbeugemuskulatur wird klinisch nicht so oft beobachtet wie eine Extensionsschwäche. Diese Schwäche versucht der Amputierte mit einem Vorwärtsneigen des Rumpfes und einem gleichzeitigen Anheben des Beckens (Verkürzung des M. quadratus lumborum) zu kompensieren, um die Prothesenschwungphase einzuleiten. Anstelle einer aktiven Vorwärtsbewegung entsteht eine schwerkraftabhängige Pendelbewegung der Prothese. Gehstützen werden weit vor den Körper gesetzt, damit wird die Unterstützungsfläche vergrößert. In dieser Position wird die Prothese nicht zentriert belastet, und der Amputierte ist nicht auf die volle Gelenkbeweglichkeit der Hüfte angewiesen. Der Stumpf empfindet das Gewicht der Prothese weniger, die Prothesenkniebeugung fehlt, der Prothesenschritt ist verkürzt. Das Gesamtbild des Gangs ist asymmetrisch und unrhythmisch und für den Patienten sehr ermüdend, weil er bei jedem Schritt das Gewicht seiner Prothese mit dem Becken anhebt.

Übungen

Obwohl die Stumpf-Hüft-Beugung eine wichtige Funktion während des Gangs hat, wird sie während der Behandlung nicht so intensiv geübt wie die Stumpf-Hüft-Extension, denn der Amputierte beugt seinen Stumpf regelmäßig (automatisch und aktiv), z.B. beim Umsteigen vom Bett zum Rollstuhl und beim Gehen ohne Prothese, wenn er den Stumpf als Balancehebel benutzt (Mensch 1979, 1983).

Die Ausgangsposition für manuelle Widerstandsübungen ist die *Seitenlage,* die auch zur Hüftextension des Stumpfes benutzt wird. Der Physiotherapeut gibt hier aber nur dosierten Widerstand gegen die Hüftbeugung des Stumpfes (Abb. 3.36).

Amputationsseitige Abduktoren der Hüfte

Die Hüftabduktoren (M. glutaeus medius, M. glutaeus minimus) entfalten ihre größte Aktivität während der *Mittstandphase.* Ihre Aufgabe ist es, das Becken beim Gehen und beim Einbeinstand waagrecht zu halten (Kapandji 1970). Nach einer Oberschenkelamputation ist es aber für den Patienten schwierig, das Becken in waagrechter Stellung zu stabilisieren, da die Abduktoren, obwohl sie unversehrt bleiben, propriozeptiv gestört sind. Sie vermissen die natürliche Becken-Boden-Verbindung und die Wahrnehmungsfähigkeit des Fußes. Wenn sie angespannt werden, ohne Kontakt zu haben,

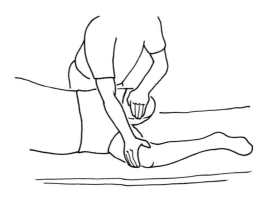

Abb. 3.36.
Stumpfhüftbeugung gegen
manuellen Widerstand in
Seitenlage

ziehen sie das Femur nach lateral und können das Becken nur dann stabilisieren, wenn sich der Stumpf in seiner gesamten Länge fest an der lateralen Schaftwand abstützen kann (New York Universiy, 1975; Radcliffe 1970, 1981, 1994).

Schwäche der amputationsseitigen Hüftabduktoren

Bei *nicht oder schwach innervierten Hüftabduktoren* (Testnote 1) entsteht ein positives Trendelenburg-Zeichen (bei der Prothesenmittstandphase fällt das Becken auf der nichtamputierten Seite ab). Bei *geschwächten Abduktoren* (Testnote 2) entsteht das Duchenne Zeichen (Verlagerung des Teilkörpergewichts über dem Drehpunkt). Schon eine geringe Schwäche kann beträchtliche Körperfehlhaltungen verursachen. Um die Instabilität des Beckens beim Gehen auszugleichen, beugt der Patient seinen Rumpf seitlich über die Prothese, wobei er den Körperschwerpunkt über den Prothesenschaft verlagert. Es entsteht ein entgegengesetzter Beckenschiefstand (das Becken wird durch das Rumpfseitwärtsneigen über die Prothese, auf der nichtamputierten Seite gehoben), der den Energieaufwand der Stumpfabduktoren auf diese Weise reduziert.

Bei *beidseitig oberschenkelamputierten Patienten* mit einer Schwäche der Abduktoren im Bereich beider Hüften kommt es bei jedem Schritt zu einer ausgeprägten Seitwärtsneigung des Rumpfes. Gleichzeitig läuft dieser Amputierte breitspurig. Diese kompensatorischen Bewegungsabläufe führen zu einem watschelnden „Entengang", der *sehr* anstrengend ist, denn die Verlagerung des Körperschwerpunkts von einer Prothese auf die andere und das gleichzeitige Stabilisieren benötigen bei jedem Schritt viel Energie.

Übungen

Um das Becken in der Prothesenstandphase kontrolliert zu stabilisieren und um einen übermäßigen Energiebedarf beim Gehen zu vermeiden, müssen die Hüftabduktoren vor allem bei kurzen Stümpfen gesondert und intensiv trainiert werden.

In der *Rücken- oder Bauchlage* kann man dem Patienten die Kontrolle über seine Stumpfbewegungen vermitteln. Man setzt ihm bei den Übungen der Stumpfabduktion so starken manuellen Widerstand entgegen, daß eine Hüftbewegung dabei nicht möglich ist (Abb. 3.37). Diese intensive, statische Anspannung bereitet die Muskulatur auf ihre Aufgaben vor. Der Handwiderstand simuliert die Schaftwand, die Bewegungsblockierung verhindert die Mitarbeit der Außenrotatoren, das Stumpfpositionsempfinden verbessert sich, die Muskulatur wird gestärkt. Damit wird die Entwicklung eines sicheren, zügigen Gangbilds gefördert.

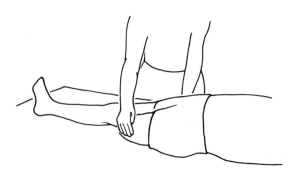

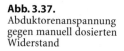

Abb. 3.37.
Abduktorenanspannung
gegen manuell dosierten
Widerstand

Amputationsseitige Adduktoren der Hüfte

Die amputationsseitigen Adduktoren der Hüfte (M. adductor magnus, M. adductor longus) wirken der Hüftabduktion und -außenrotation entgegen und stabilisieren als Antagonisten, zusammen mit den Abduktoren, das Becken während der *Mittstandphase* (Kapandji 1970). Sie sind aber auch zu Beginn und am Ende der *Schwungphase* aktiv und unterstützen gleichzeitig die Beugung des Stumpfes im Hüftgelenk (Inman et al. 1981).

Schwäche der amputationsseitigen Hüftadduktoren

Eine amputationsseitige Schwäche der Hüftadduktoren tritt nicht so häufig auf wie eine Schwäche der Hüftabduktoren (Gardiner 1981). Bei *leichter Schwäche* wird das Gangbild nicht ernstlich gestört. Wenn jedoch eine *ausgeprägte Schwäche* der Adduktoren vorliegt, setzt der Patient die Prothese in abduzierter-außenrotierter Stellung auf. Die Prothese fungiert mehr als Stütze, die Schwungphase wird durch die prothetische Fehlhaltung erschwert, die Pendelbewegung des Kniegelenkes nicht im vollen Umfange ausgeführt und der Prothesenschritt ist verkürzt. Die Beckenstabilität wird dadurch nicht sehr beeinträchtigt (Radcliffe 1977)

Die Kraft und die Funktionsfähigkeit der Adduktoren, zusammen mit den Innenrotatoren, nimmt besonders nach doppelseitiger Oberschenkelamputation ab. Um eine breitere Sitzbasis zu haben und um das Gleichgewicht beim Sitzen besser halten zu können, abduziert-außenrotiert der Patient beide Stümpfe. In dieser Sitzposition werden die Adduktoren sowie die Innenrotatoren anhaltend passiv gedehnt.

Übungen

Die Adduktoren üben auf die Prothese beim Gehen einen Zug zur Körpermitte aus. Sie kontrollieren zusammen mit den Abduktoren die Schrittweite. Sie können in der *Rücken- und Bauchlage* trainiert werden. Bei beiden Ausgangspositionen ist beim Üben darauf zu achten, daß das Becken im rechten Winkel zur Wirbelsäule ausgerichtet wird, ansonsten kommt es zu kompensatorischen Beckenbewegungen, die einer akkuraten Adduktionsübung entgegenwirken. Auch hier wird durch den Handwiderstand des Physiotherapeuten eine Gelenkbewegung vermieden, um den Rotationsfaktor bei einer Stumpfbewegung auszuschalten.

Amputationsseitige Rotatoren der Hüfte

Die Rotatoren der Hüfte (M. pectinus, M. piriformis, M. obturator) arbeiten als Synergisten und haben, als solche, auch einen gewissen Einfluß auf die Balance. Dabei sind die *Außenrotatoren* der Hüfte kräftiger entwickelt als die Innenrotatoren. Sie unterstützen die Funktion der Abduktoren (Kapandji 1970) und sind dann zusammen mit der Hüftextensionsmuskulatur von der Mittstandphase bis zum Zehen-off aktiv. Sie tragen auch zur Beschleunigung des Körpers beim Gehen mit bei.

Im Gegensatz dazu sind die *Innenrotatoren* weniger kräftig ausgeprägt. Sie arbeiten mit der Hüftbeugemuskulatur und mit den Adduktoren zusammen und unterstützen das Hüftbeugemoment während der Schwungphase.

Die *Stellung des Fußes* während der Standphase wird ebenfalls durch die Hüftrotatoren zusammen mit den Abduktoren und Adduktoren beeinflußt. Das Ausmaß der Hüftrotation hängt zu einem groben Teil von der Schrittlänge ab: je länger der Schritt, um so größer das Ausmaß der Rotation (Inman et al. 1981). Hinzu kommt, daß sich die Zugrichtung und somit die Funktion einzelner Rotatoren mit der Stellung des Hüftgelenkes ändert. Bei einer Innenrotation von über 40° wirken der M. obturator externus und der M. pectineus nicht mehr als Außen-, sondern als Innenrotatoren. Die Funktion der Außenrotation übernehmen dann der M. tensor fasciae latae und die Mm. glutaeus medius und minimus (Kapandji 1970).

Als Nichtamputierter kann man die Anspannung der Hüftrotatoren nachempfinden, indem man sich auf ein Bein stellt und den Rumpf kraftvoll über dem Standbein dreht. Man fühlt dabei gut, in welchem Ausmaß die Rotatoren die Drehung kontrollieren und zuammen mit der Fußmuskulatur dazu beitragen, die Balance zu halten.

Schwäche der amputationsseitigen Hüftrotatoren

Eine Insuffizienz der Hüftrotatoren führt zu einem *steifen Gangbild*. Dieses Problem ist in den meisten Fällen mit einer Schwäche der Streck- und Beugemuskulatur gekoppelt. Die Prothesenschrittlänge ist verkürzt. Gelegentlich kommt es zu vermehrten Rotationsbewegungen des Rumpfes, um die eingeschränkte Hüftrotation auszugleichen.

Übungen

Hüftrotationen können im *Liegen, Sitzen und Stehen* trainiert werden. Man beginnt meistens im Sitzen, um das Becken zu fixieren. So lassen sich Stumpfrotationen besser isolieren und kontrollieren. Anfänglich umfaßt der Physiotherapeut den Stumpf, um das Ausmaß der Rotation zu fühlen, und um Stumpffehlbewegungen (Außenrotation-Abduktion, Innenrotation-Adduktion) zu verhindern (Abb. 3.38).

Das *Ausmaß der Rotationsbeweglichkeit der Prothese* hängt von der Länge des Stumpfes und der Prothesenbefestigung ab. Ein Patient, der mit einem Oberschenkelhaftschaft versorgt ist, kann sein Hüftgelenk frei bewegen, während eine Schlesierbandage die Rotationsbewegungen mehr oder weniger einschränkt. Die Verwendung eines Hüftgürtels bei sehr kurzen Oberschenkelstümpfen vermindert aktive Rotationsbewegungen der betroffenen Hüfte.

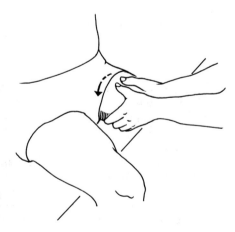

Abb. 3.38.
Stumpfhüftrotatoren im Sitz,
Bewegungskontrolle durch
Handkontakt

ZUSAMMENFASSUNG | Die Kraft, Beweglichkeit und Reaktionsfähigkeit der Bewegungen des Stumpfes erhöhen dessen Funktionsfähigkeit und tragen dadurch wesentlich zu einem sicheren Prothesengang bei. Das Üben und Beurteilen der Stumpffunktionen in jeder Bewegungsrichtung gehört deshalb in jedes Übungsprogramm (Künzer et al. 1991, Mensch 1993).

3.8
Koordinierte und kombinierte Bewegungen sowie funktionelle Übungen

Während sich die Muskelkraft regeneriert, werden koordinierte und kombinierte Bewegungen sowie funktionelle Übungen in das Trainingsprogramm aufgenommen. Dieser Fortschritt ist sehr wichtig, denn das funktionelle Training (Ganzkörperbehandlung im Gegensatz zu Teilkörperbehandlung) hilft dem Amputierten zu lernen, sein Gleichgewicht sowie die Gleichgewichtsverlagerung in verschiedenen Körperhaltungen wieder zu kontrollieren. Priorität haben in diesem Training die Verbesserung der Behendigkeit aller Bewegungen sowie der Balance (im Sitz, Stand, Gang). Beweglichkeit, Geschicklichkeit und eine schnelle Reaktionsfähigkeit (eine neurophysiologische/biomechanische Funktion) verbessern den Prothesengang und helfen dem Amputierten, die Aktivitäten des täglichen Lebens besser zu meistern. Funktionsübungen stimulieren zusätzlich die Propriozeption.

Die Übungen beginnen mit leichten Aufgaben und werden individuell gesteigert. Wenn Amputierte die anfänglichen Übungen richtig und sicher ausführen können, haben sie eine bessere Basis, schwierigere Bewegungsabläufe zu erlernen. Das Ziel ist es, alle Aktivitäten sicher durchzuführen, ohne sich dabei intensiv konzentrieren oder sich besonders anstrengen zu müssen. Am Ende der Therapie sollte der Amputierte alle Bewegungsphasen und Übungen *selbständig* ausführen. Verschiedene Behandlungsarten können dem Amputierten helfen, diese Selbständigkeit zu erreichen.

Die PNF-Methode ist hier besonders angebracht. Sie stimuliert durch die Anregung kombinierter, dynamischer Muskelarbeit auch die Synergisten und fördert dabei die Diagonalbewegungen, optimiert die Muskelkoordination, verbessert die Bewegungskontrolle, und damit auch die Kontrolle des Gleichgewichtes (Hedin-Andén 1994). Zu den *PNF-Techniken* gehören:

● rhythmische Bewegungseinleitungen,
● wiederholte Kontraktionen,
● statische und dynamische Umkehr sowie
● das Halten und Entspannen ohne Gelenkbewegung.

Taktile, verbale und visuelle Stimulation, sowie manuell dosierter Widerstand verstärken die jeweiligen Behandlungsverfahren.

Generell sollten Übungen wiederholt und auch schneller und langsamer durchgeführt werden. *Übungsvariationen* sind wichtig, um Muskelermüdung zu vermeiden. Es gibt viele Möglichkeiten, das Trainingsprogramm vielseitig zu gestalten. Man kann diese Möglichkeiten nicht alle vorstellen. Das folgende Beispiel „Übungen auf der Matte" soll als Anregung dienen und auch die Steigerung der Anforderungen an den

Amputierten bei den verschiedenen Aufgaben illustrieren. Bei der Auswahl der Übungen wurden auch die motorischen und sensorischen Erfordernisse berücksichtigt.

3.8.1
Übungen auf der Matte

Boden- und Hochmatten bieten eine stabile Basis für Mobilität, Positionswechsel und Abstützung. Sie geben auch dem Physiotherapeuten die Möglichkeit, mit dem Amputierten auf derselben Ebene zu arbeiten. Die Patienten haben Platz und fühlen sich sicher, da die Angst vor einem Sturz geringer ist. Die *Grundübungen* beginnen in der Reihenfolge

► Körperrollen,
► Seitenlage,
► Aufsetzen,
► Langsitz,
► Kurzsitz,
► Vier- bzw. Dreifüßlerstand,
► Kniestand.

► Körperrollen
Das Körperrollen ist eine einfache kombinierte und koordinierte Bewegung. Durch aktive Rumpfrotation wird die Körperposition geändert und die Gleichgewichtsreaktion stimuliert.

▷ *Ausgangsstellung.* Rückenlage, Körper gestreckt, Ellenbogen angewinkelt oder ein Arm nach oben und den anderen nach unten gestreckt.

▷ *Übung,* Der Amputierte rollt zur Seite. Bei zunehmendem Schwung wird die Drehung bis zur Bauchlage durchgeführt, bis die volle Drehung nach jeder Seite möglich ist. Wenn beide Arme am Körper anliegen oder gestreckt über dem Kopf gehalten werden, sind die Drehungen schwieriger.

▷ *Übungsziel.* Verbesserung der Rumpfbeweglichkeit. Vorbereitung, um das Aufsetzen zu lernen und um nach einem Sturz wieder aufstehen zu können.

► Seitenlage
Die Seitenlage kann durch Körperrollen aus der Rückenlage oder Bauchlage erreicht werden. Die volle Drehung wird unterbrochen.

▷ *Ausgangsstellung.* Seitenlage (rechts und auch links). Bein und Stumpf gebeugt, beide Arme im rechten Winkel ausgestreckt.

▷ *Übungen*

● Rumpf und Extremitäten total strecken und wieder zusammenziehen.
● Mit gestrecktem Arm den Schultergürtel nach dorsal drehen und wieder in die Ausgangsstellung zurückbringen.
● Becken kippen und wieder aufrichten.

▷ *Übungsziel.* Ohne Belastung Schultergürtel- und Beckenbewegungen miteinander und gegeneinander ausführen. Rumpf- und Beckenbeweglichkeit anregen.

► Aufsetzen

Das Aufsetzen aus der Seitenlage erfordert sowohl Gleichgewichtsverlagerung als auch Gleichgewichtskontrolle.

▷ *Ausgangsstellung 1.* Rückenlage, das erhaltene Bein ist gebeugt, der Fuß hat Mattenkontakt.

▷ *Übung.* Der Amputierte rollt mit gebeugtem Arm zur Seite, balanciert seinen Körper in Seitenlage, stützt sich mit dem ipsilateralen Arm vom Boden ab und bringt den Körper zum Sitz.

▷ *Ausgangsstellung 2.* Bauchlage, ein Arm angewinkelt, der andere in Abstützstellung.

▷ *Übung.* Der Amputierte stößt sich mit dem Arm ab und rollt den Rumpf zum Sitz. Das Balancieren im Sitz wird schwieriger, wenn der Amputierte vom Physiotherapeuten aus verschiedenen Richtungen angestoßen wird, seinen Körper aber in Balance halten muß.

▷ *Übungsziel.* Selbständig aus beiden Positionen zum Sitz kommen und den Sitz gegen Anstöße halten.

► Langsitz

Der Langsitz bietet viele Möglichkeiten, die allgemeine Körperbeweglichkeit und -kräftigung anzuregen.

▷ *Ausgangsstellung 1.* Bequeme Sitzposition (je nach Komfort ist das erhaltene Bein gestreckt oder leicht gebeugt).

▷ *Übungen*
- Mit den Gesäßbacken vorwärts und rückwärts „gehen". Mit den Armen in Schulterhöhe gewinkelt und gleichzeitigen Schulterdrehungen kann man die „Schritte" im Sitzgang vergrößern. Das Rückwärtsbewegen ist leichter.
- Einen weichen Ball aus verschiedenen Richtungen fangen und zurückwerfen. Die Wurfentfernungen vergrößern.
- Aus dem Sitz weit nach Gegenständen greifen und umsetzen.

▷ *Übungsziel.* Rumpfbeweglichkeit im Sitz fördern und dabei die Balance halten.

▷ *Übung.* Mit beiden Händen und gestreckten Armen ein Thera-Band von seitlich unten diagonal vor dem Körper nach oben ziehen (Abb. 3.39) und zur Ausgangsstellung zurückkehren. Die Abwärtsbewegungen sind leichter als die Aufwärtbewegungen. Der Blick beim Strecken folgt den Händen. Das Thera-Band wird entweder an einem Rahmen befestigt oder vom Physiotherapeuten so gehalten, daß die individuellen Zugrichtungen möglich sind. Der Zugwiderstand hängt von der Stärke des Thera-Bands ab.

▷ *Übungsziel.* Stärkung der Rumpfextension und -rotation.

▷ *Übung.* Mit Hilfe von Abstützblöcken durch Armstemmen den Rumpf von der Sitzfläche anheben. Nach dem Abstemmen die Arme stabilisieren und die Position für ein paar Sekunden halten. *Langsam* wieder zum Sitz kommen. Mit zunehmender Blockhöhe wird das Abstemmen schwieriger.

▷ *Übungsziel.* Förderung der Armstabilität, um Gehstützen sicher zu benutzen.

▷ *Ausgangsstellung 2.* Bequeme Sitzposition, Arme gebeugt, ein Gewicht in jeder Hand.

▷ *Übungen*
- Handgelenk in Supination und Pronation beugen und strecken sowie rotieren.
- Ellenbogen beugen und strecken, der Unterarm ist in Supination und Pronation.
- Beide Arme vor dem Körper über den Kopf anheben.
- Beide Arme gestreckt seitlich auf Schulterhöhe anheben und dann in Schulterhöhe vorwärts und rückwärts, gleichzeitig und im Wechsel kreisen. Je größer der Radius, um so intensiver ist die Muskelarbeit.

▷ *Übungsziel.* Kräftigung der Arme, um Gegenstände zu tragen, zu schieben, zu heben oder umzusetzen.

▷ *Ausgangsstellung 3.* Bequeme Sitzposition, Handgriff an einem Übungsstab in Pronation und schulterweit entfernt.

▷ *Übungen*
- Der Stab wird mit gestreckten Armen waagrecht vor dem Körper auf Schulterhöhe angehoben, dann über den Kopf hinter den Kopf geführt. In dieser Position wird der Rumpf gedreht, dabei schaut der Amputierte auf die Hand in der Rückstellung.
- Der Stab wird mit gestreckten Armen diagonal nach rechts und links in die senkrechte Position gebracht; dabei den Kopf drehen. Intensive Kopfdrehungen verstärken die Wirbelsäulendrehung. Der Amputierte sollte die Rumpfdrehung bewußt fühlen.

▷ *Übungsziel.* Verbesserung der Rumpfbeweglichkeit. Die Rotationsarbeit des Rumpfes ist besonders wichtig. Diese Diagonalbewegungen helfen beim Gehen und bei allen Aktivitäten, die Balance zu halten und einen harmonischen Bewegungsablauf zu erreichen.

▶ **Kurzsitz**
Der Sitz wird durch den Kontakt des Fußes mit dem Boden stabilisiert, und funktionelle Aktivitäten werden geübt.

▷ *Ausgangsstellung 1.* Am Rand der Hochmatte sitzen, Hüfte und Knie des erhaltenen Beins sind rechtwinklig gebeugt, der Fuß hat Bodenkontakt.

▷ *Übungen*
- Becken kippen und wieder aufrichten. Die Bewegung bewußt fühlen.
- Mit zwei Tennisbällen spielen. Ein Ball ist im Hochwurf, der andere in der Hand. Ballwechsel gegen eine Wand mit langen und kurzen Wurfentfernungen versuchen. Mit einem Partner spielen. Die Spielzeit verlängern.

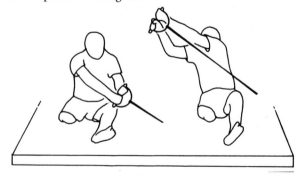

Abb. 3.39.
Stärkung der Rumpfextension und -rotation

▷ *Übungsziel.* Generelle Beweglichkeit, Verbesserung der Reaktionsfähigkeit.

▷ *Übung.* Knie und Hüfte anbeugen. Schuh und Strumpf aus- und wieder anziehen.

▷ *Übungsziel.* Selbständigkeit bei täglichen Verrichtungen üben.

▷ *Ausgangsstellung 2.* Schräg am Mattenrand sitzen, der Körper ist zur Sitzfläche gedreht.

▷ *Übung.* Beide Arme nebeneinander auf der Mattenfläche abstützen. Das Bein zum Stand bringen. Mit anhaltender Armstützung (Körper gebeugt) sich nach Volldrehung wieder hinsetzen.

▷ *Übungsziel.* Transferstabilität.

▶ **Vier- bzw. Dreifüßlerstand**
Unterschenkelamputierte können im Vierfüßlerstand stehen, denn beide Kniegelenke sowie die Arme stützen den Körper. Dagegen haben Oberschenkelamputierte nur 3 Stützpunkte – ein Knie und die Arme.

▷ *Ausgangsstellung aus der Bauchlage kommend.* Erst zum Handstütz kommen, dann zum Unterarmstütz wechseln. Mit seitlichem Unterarmstütz den Kniestand erreichen und durch Armstrecken den Vier- bzw. Dreifüßlerstand einnehmen.

▷ *Ausgangsstellung aus der Rückenlage kommend.* Den Rumpf zur Seite drehen. Beide Hände neben der Matte aufsetzen. Beide Arme stabilisieren, den Körper seitlich kippen und ihn mit Hife des Drehmoments in den Vier- bzw. Dreifüßlerstand bringen. Unterschenkelamputierte Patienten stehen im Vierfüßlerstand sehr stabil. Die Unterfläche ist groß und quadratisch. Oberschenkelamputierte Patienten haben durch das höhere Amputationsniveau und durch die reduzierte Unterstützungsfläche mehr Schwierigkeiten, die Dreifüßlerposition zu halten. Man kann anfänglich, besonders bei älteren oder fettleibigen Patienten, vor den Übungen im Vier- bzw. Dreifüßlerstand ein Kissen unter den Rumpf legen, um beim Kippen weich zu landen.

▷ *Übungen*

- Den Kopf in alle Richtungen drehen.
- Einen Katzenbuckel machen und anschließend durchhängen.
- Das Becken nach rechts und nach links schwingen.
- Gegen Anstöße aus verschiedenen Richtungen und in verschiedener Stärke die Balance halten.
- Vorwärts, rückwärts und seitwärts gehen.
- Umdrehen.
- Einen Arm zur Horizontalen heben, bewußt strecken.
- Einen Arm und das ipsilaterale Bein zur Horizontalen anheben. Mit beiden Extremitäten wippen, kreisen und diagonal wechseln. Besonders im Dreifüßlerstand die Bewegungen mit Handkontakt unterstützen und/oder gegen Widerstand durchführen.

▷ *Übungsziel.* Die Haltungskontrolle und Standstabilität im Vier- bzw. Dreifüßlerstand fördern.

▶ Kniestand

Der Kniestand eignet sich hauptsächlich für ein- und beidseitig unterschenkelamputierte Patienten. Für oberschenkelamputierte Patienten sind Übungen in dieser Position durch den erforderlichen Einbeinkniestand biomechanisch ungünstig und deshalb nicht ratsam.

▷ *Ausgangsstellung.* Aus dem Vierfüßlerstand sich mit den Händen von der Matte abstoßen und den Körper zum Kniestand bringen.

▷ *Übungen*

● Einen oder beide Arme anheben.
● Arme seitlich kreisen.
● Arme im Wechsel mit Rumpfdrehungen rhythmisch schwingen, dabei Hüft- und Kniegelenke beugen und wieder strecken.
● Vorwärts und rückwärts gehen, umdrehen.
● Mit einem Ball spielen (auf den Boden oder gegen die Wand werfen, mit einem Partner spielen).

▷ *Übungsziel.* Kontrolle der Gleichgewichtsverlagerung von einer Extremität auf die andere. Vorbereitung zum Gang.
Bei allen Übungen muß besonders auf die Hüftstreckung geachtet werden. Mit gestreckten Hüften zentriert sich das Körpergewicht über die Standfläche. Die Standposition ist dann sicher. Bei angebeugten Hüften fällt der Schwerpunkt vor die Hüftgelenke. Den Körper in dieser Fehlhaltung aufrecht zu halten ist anstrengend und erhöht den Energieverbrauch.

KLINISCHER HINWEIS	**Wenn die Gelenke des erhaltenen Beines und/oder Stumpfes nicht voll frei beweglich sind (Kontraktur, Arthritis) soll beim Aufrichten und bei Übungsruhepausen der Fersensitz vermieden werden. Bei reduzierter Beweglichkeit ist das Körpergewicht im Fersensitz für die betroffenen Gelenke der unteren Extremitäten zu streßvoll.**

3.8.2
Progression

Koordinierte und kombinierte Bewegungen sowie funktionelle Übungen auf der Matte werden individuell gesteigert. Dosierter Widerstand hilft dem Amputierten, die jeweiligen Bewegungsabläufe richtig zu steuern. So verbessert sich seine Beweglichkeit, Geschicklichkeit und Reaktionsfähigkeit.

Die *Gehschule* übernimmt dann die Übungen im Stand (s. Abschn. 4.1.3, Gleichgewichts- und Schrittübungen), und das Üben der funktionellen Bewegungsanforderungen des täglichen Lebens (s. Abschn. 4.3, Gebrauchsbewegungen).

ZUSAMMENFASSUNG Auf der Matte lernt der Amputierte in verschiedenen Positionen, sein Körpergewicht zu verlagern, frei zu sitzen und einfache funktionelle Aufgaben zu meistern, die ihn auf einen stabilen Stand und einen kontrollierten Gang vorbereiten.

Anhang 3.1–3.3 Untersuchungstabelle – Behandlungsplanung

Anhang 3.1: Medizinische Anamnese

Befundaufnahme	Bedeutung für den Behandlungsablauf

Amputation
 ● Operationsdatum,
 ● Amputationshöhe,
 ● postoperatives Heilungsmilieu
   – Stumpfgips,
   – halbfester Verband,
   – Bindenverband.
	▶ Zeitdauer nach der Operation.
	 ▶ Ausmaß des Funktionsverlustes.
	 ▶ Fortschritt der Wundheilung.
	 ▶ Belastbarkeit des Stumpfes.

Vorgeschichte
 ● Amputationsursache
   – Gefäßerkrankung,
   – maligner Tumor,
   – Trauma.
 ● Symptomatik vor der Operation
   – Schmerz (Art, Ausmaß),
   – Ulzera,
   – Sensibilitätsverlust.
 ● Gehfähigkeit vor der Operation
   – Ausdauer,
   – durchschnittliche Gehstrecke,
   – Gehhilfen.
 ● Bisherige Operationen
   – Bypass-Operationen,
   – Sympathektomie,
   – Endarteriektomie,
   – Hautplastiken,
   – andere.
	▶ Die zu erwartende Toleranz des Patienten gegenüber den Behandlungen wird beeinflußt.
	 ▶ Sie bestimmt teilweise das erreichbare Rehabilitationsniveau.
	 ▶ Sie gibt einen Einblick in die präoperative Mobilität.

Derzeitiger Gesundheitszustand
 ● Diabetes
   – Dauer,
   – Kontrolle,
   – Blutzuckerwerte,
   – Neuropathie,
   – andere Probleme.
 ● Kardiovaskuläre und pulmonale Probleme
   – Herzinsuffizienz,
   – Apoplex,
   – chronische Lungenerkrankung.
 ● Arthritische und arthrodische Gelenkveränderungen
   – chronische Polyarthritis,
   – Arthrose.
 ● Chemotherapie
   – Bestrahlungen,
   – Nebenwirkungen.
 ● Verletzungen
   – Frakturen,
   – Verbrennungen,
   – innere Verletzungen.
 ● Lebensgewohnheiten
   – Sportlich aktiv,
   – Nikotin,
   – Alkohol,
   – Diät.
	▶ Erkennung von Faktoren, die die Rehabilitationsfähigkeit des Amputierten beeinträchtigen.
	 ▶ Erkennung von Problemen, die den Energiebedarf erhöhen.
	 ▶ Beachtung möglicher medikamentöser Nebenwirkungen.
	 ▶ Hinweis auf herabgesetzte Toleranz des Patienten im Rahmen des fortgeschrittenen Rehabilitationsprogrammes.
	 ▶ Projektion einer möglichen Rollstuhl-mobilisierung.
	
	 ▶ Lange bestehende Lebensgewohnheiten sind schwierig zu ändern z.B. diätische Maßnahmen werden zu Hause nicht mehr durchgeführt, dadurch kann die Schaftanpassung verlorengehen.
	 ▶ Gefahr des Rauchens bei der Winiwarter-Buerger-Krankheit.

Anhang 3.2: Sozialanamnese

Befundaufnahme	Bedeutung für den Behandlungsablauf

Motivation des Patienten
- Akzeptanz der Amputation.
- Motivation des Patienten mit einer Prothese zu gehen.
- Was erwartet der Patient von seiner Prothese?
- Welchen Lebensstil kann er mit der Prothese führen?
- Verständnis für den Ablauf der Nachbehandlungen.

▶ Die Akzeptanz seiner Situation ist für die Rehabilitation des Amputierten von wesentlicher Bedeutung.
▶ Der Amputierte muß das Ausmaß seiner Eigenverantwortung während der Rehabilitation erkennen.
▶ Nach dem Abschluß der Rehabilitation muß der Amputierte das Gelernte eigenverantwortlich zu Hause fortführen.
▶ Der Erfolg der Prothesenversorgung hängt zum Teil auch davon ab, ob der Amputierte den Rehabilitationsprozeß voll versteht.
▶ Eventuell ist die Mitarbeit eines Sozialarbeiters notwendig.

Verständigung
- Kommunikationsfähigkeit
  - normal,
  - Aphasie,
  - Schwerhörigkeit.
- Mentaler Zustand
  - voll orientiert,
  - depressiv,
  - Zerebralsklerose.

▶ Beurteilung ob der Patient in der Lage ist, die Anweisungen zu verstehen und zu befolgen.
▶ Eventuell müssen die Behandlungstechniken geändert werden.
▶ Möglicherweise müssen ein Psychologe oder ein Logopäde hinzugezogen werden.

Berufliche und sonstige Aktivitäten
- Arbeitsplatz,
- Fähigkeit, den gewohnten Beruf ausüben zu können,
- Hobbys
  - anstrengend,
  - entspannend.
- Sport.

▶ Anstrengungen den zuvor ausgeübten Beruf wieder auszuführen (Trainingsprogramm).
▶ Wechsel des Arbeitsplatzes (Umschulen).
▶ Anpassung des Arbeitsplatzes an die Behinderung des Amputierten.
▶ Anpassung der Prothese an die beruflichen, freizeitlichen und sportlichen Aktivitäten.

Familie
- Gesundheitszustand des Partners, mögliche Hilfe durch ihn oder die Kinder,
- Einstellung der Familie zur Amputation,
- Reaktion auf die Amputation.

▶ Einstellung der Familie zum Amputierten beeinflussen seine Rehabilitationsfähigkeit.
▶ Die Unterstützung von Familie und Freunden fördert die körperliche Leistungsfähigkeit des Patienten.

Wohnsituation
- Lage der Wohnung.
- Grundriß der Wohnung
  - Schlafzimmer,
  - Badezimmer,
  - Treppen.

▶ Kann der Patient selbständig nach Hause entlassen werden?
▶ Braucht der Amputierte zu Hause Rehabilitationsgeräte und Einrichtungen?
▶ Hat die Treppe ein stabiles Geländer?

Weitere Behandlung pflegebedürftiger Patienten
- Bisherige Versorgung z.B. durch Hilfsdienste.
- Erforderliche körperliche Fähigkeiten, um die bisherige Unterbringung beizubehalten.
- Für Patienten, die nach der Amputation pflegebedürftig werden, muß eventuell eine Pflegestelle gesucht werden.

▶ Hinzuziehen eines Sozialarbeiters.
▶ Kenntnis der Zulassungskriterien für ein Pflegeheim.

Anhang 3.3: Physiotherapeutische Untersuchung

Befundaufnahne	Bedeutung für den Bewegungsablauf

Hautverhältnisse
- ○ Stumpf:
- ● Lage der Naht,
- ● Heilung.
- ○ Bein:
- ● Zustand der Zehennägel,
- ● trophische Hautschäden,
- ● Hautabschürfungen,
- ● offene Stellen,
- ● Zustand der Haut
  (trocken, verletzlich),
- ● Behaarung,
- ● Narben von früheren Operationen
  (Bypass-Operation, Hautplastiken,
  post-traumatische Narben).

▶ Hautschäden verzögern die Nachbehandlung.
▶ Belastbare Bereiche im Stumpf müssen unverletzt sein.
▶ Die Haut des Stumpfes muß abhärten, um das Körpergewicht und die Scherkräfte beim Gehen aushalten zu können.
▶ Die Beweglichkeit der Weichteile kann durch hervorstehende Narben beeinträchtigt werden.
▶ Trophische Hautveränderungen weisen auf eine erhöhte Verletzlichkeit der Haut hin.
▶ Fehlende Behaarung kann ein Hinweis auf verminderte Hautdurchblutung sein.

Aussehen und Form
- ○ Stumpf:
- ● konisch,
- ● zylindrisch,
- ● ödematös,
- ● aufgetrieben.
- ○ Bein:
- ● peripheres Ödem (eindrückbar, fluktuierend).
- ● Fußdeformitäten
  (Spreizfuß, Hallux valgus).

▶ Die Vermeidung eines Ödems fördert die Wundheilung.
▶ Die Form des Stumpfes beeinflußt den Tragekomfort der Prothese.
▶ Ein gut verheilter und abgehärteter Stumpf gewährt einen genauen Stumpf-Schaft-Kontakt.
▶ Ungeeignete Stumpfformen führen zu Anpassungsproblemen und zu Schwierigkeiten beim Anziehen der Prothese. Es kann auch zur Entwicklung von Druckstellen kommen.
▶ Ödeme verändern die Form des Stumpfes und beeinträchtigen den Sitz des Schaftes.
▶ Fußdeformitäten oder andere Symptome im Bereich des erhaltenen Beins beeinflussen das Gangbild und müssen, wenn möglich, korrigiert werden (z.B. Einlagen).

Maße
- ○ Stumpf:
- ● Umfang,
- ● Länge.

▶ Umfangsmessungen zeigen ob das Stumpfvolumen zu- oder abnimmt.
▶ Die Reduzierung des Ödems beweist, daß die Behandlungsmethode wirksam ist (s. Abschn. Formung des Stumpfes).
▶ Gleichbleibende Messungen zeigen, daß sich die Stumpfform stabilisiert hat.
▶ Die Messung der Stumpflänge erlaubt Rückschlüsse auf seine Hebelfunktion.

Durchblutung
- ○ Stumpf:
- ○ Bein:
- ● peripherer Pulsstatus,
- ● Hautfarbe
  (blaß, blau, rötlich, pigmentiert),
- ● Hauttemperatur,
- ● Feuchtigkeit.

▶ Durchblutungsstörungen führen zu Hautproblemen und rascher Ermüdbarkeit der Muskulatur.
▶ Hautpigmentierungen weisen auf trophische Probleme nach venösen oder lymphatischen Abflußstörungen hin.
▶ Ein kalter, schlecht durchbluteter Stumpf muß vor den Übungen eventuell etwas aufgewärmt werden.

Fortsetzung Anhang 3.3: Physiotherapeutische Untersuchung

Befundaufnahne	Bedeutung für den Bewegungsablauf

Sensibilität
- ○ Stumpf:
- ○ Bein:
- ● Differenzierung von Berührungen, verschiedener Intensität,
- ● Differenzierung von heiß und kalt,
- ● Reaktion auf Berührung mit einem spitzen oder stumpfen Gegenstand,
- ● propriozeptive Wahrnehmung.

▶ Jegliche Gefühlsstörung mahnt zur Vorsicht bei der Anwendung von Thermaltherapie.
▶ Das Gefühl der Druckempfindung ist beim Gehen mit einer Prothese von großer Bedeutung, um Stumpfverletzungen zu vermeiden.
▶ Die Sensibilität des Stumpfes ist bedeutsam, um Druck, Temperatur, Lage und Bewegungen interpretieren zu können (Schutzmechanismus).
▶ Bei gestörter Sensibilität und verminderter propriozeptiver Wahrnehmungsfähigkeit muß bei den Übungen vermehrt auf visuelle und taktile Stimulationstechniken zurückgegriffen werden.
▶ Das Phantomgefühl verbessert die Wahrnehmungsfähigkeit des Stumpfes und das Positionsgefühl des Körpers.
▶ Bei gefäßkranken Patienten ist die propriozeptive Wahrnehmungsfähigkeit meistens reduziert oder nicht vorhanden.

Schmerzen
- ○ Stumpf:
- ● Knochenschmerz,
- ● Gefäßschmerz,
- ● Nervenschmerz,
- ● Wundschmerz,
- ● Phantomschmerz (Intensität, Dauer, Häufigkeit, Beschreibung),
- ● Neuropathie.
- ○ Bein:
- ● Claudicatio intermittens,
- ● vorbestehende neurale Beschwerden, z.B. Ischalgie.

▶ Schmerzen reduzieren die Toleranz des Amputierten, aktiv zu üben.
▶ Schmerzen beschränken die Belastbarkeit des Stumpfes und des Beins.
▶ Schmerzen erhöhen die Sensibilität des Stumpfes und des Beins, desensibilisierende Maßnahmen sind angebracht.
▶ Schmerzen führen zu Kontrakturen.
▶ Eine Neuropathie kann zu gegensätzlichen Symptomen führen: Entweder zu einer Empfindungslosigkeit (Taubheitsgefühl) oder zu intensiven Schmerzen, die die Leistungsfähigkeit des Stumpfes und des Beins einschränken.
▶ Bei Phantomschmerzen werden vom Arzt Analgetika verschrieben.
▶ Wenn anhaltend starke Phantomschmerzen bestehen, oder durch Bewegungen ausgelöst und intensiver werden, ist eine Prothesenversorgung nicht möglich (äußerst selten).

Motorik
- ○ Stumpf:
- ○ Bein:
- ● Muskelkraft,
- ● Muskeltonus (Hyper-/Hypotonus).

▶ Die Funktionfähigkeit der Muskulatur bestimmt die Gangkontrolle.
▶ Die Stärke der Muskulatur gibt einen Hinweis auf die mögliche Stumpfbelastung und kontrolliert die Bewegungen des Stumpfes.
▶ Die motorische Funktion beeinflußt die Ganggeschwindigkeit.
▶ Gut trainierte Muskeln verbessern die Ausdauer.
▶ Nach einem Schlaganfall, der den Stumpf betrifft, wird die Prothesensteuerung erschwert.
▶ Nach einem Schlaganfall, der die Motorik des erhaltenen Beines betrifft, wird der Stumpf intensiver belastet.
▶ Bei spastischer Muskulatur kann das Gewicht der Prothese die Spastik verstärken.

Fortsetzung Anhang 3.3: Physiotherapeutische Untersuchung

Befundaufnahne	Bedeutung für den Bewegungsablauf

Beweglichkeit der Gelenke
- ○ Stumpf:
- ○ Bein:
- ● Untersuchung der Bewegungsausschläge der Gelenke,
- ● bestehende Kontrakturen (Stellung, Ausmaß, Dauer, Charakteristika).

▶ Die Verhütung von Kontrakturen ist wichtig, da eine Kontraktur zu Fehlhaltungen, gesteigertem Energieverbrauch und Gangabweichungen führt.

▶ Eine Bewegungseinschränkung, die sich im Laufe der Behandlung entwickelt, ist gut konservativ zu behandeln.

▶ Eine Bewegungseinschränkung, die seit langer Zeit besteht, muß bei der Konstruktion der Prothese berücksichtigt werden, eine weitere Verschlechterung muß vermieden werden.

▶ Fehlhaltungen des Körpers, die auf eine Kontraktur zurückzuführen sind, können weitere Komplikationen hervorrufen.

▶ Bei fixierten Kontrakturen in ausgeprägter Fehlstellung ist die Versorgung mit einer Prothese manchmal nicht möglich, eventuell muß das Gelenk operativ mobilisiert werden.

- ○ Arme:
- ● Motorik
  - – Muskelkraft,
  - – Muskeltonus (Hyper-/Hypotonus).

▶ Die Arme unterstützen anfänglich die Körperbelastung, sie werden zum Umsteigen und zum Gehen mit Krücken gebraucht.

▶ Bei verminderter Funktionsfähigkeit (fehlende Handgelenkstabilisierung, arthritische Hände) ist die Belastbarkeit der Arme beim Gehen gefährdet.

- ● Beweglichkeit der Gelenke
  - – Untersuchung der Gelenkausschläge
  - – Einschränkung durch chronische Erkrankungen, z.B. Deformitäten bei
  - – – chronischer Polyarthritis,
  - – – Subluxation der Schulter bei Halbseitenlähmung,
  - – – Atrophie der Handmuskulatur, traumatische oder sonstige
  - – – Bewegungseinschränkungen der Hände.

▶ Ein Bewegungsdefizit kann den Gebrauch von Gehhilfen einschränken und den Energiebedarf steigern.

▶ Bei bevorstehenden, durch Erkrankung hervorgerufenen Kontrakturen, können die Patienten vor vorsichtig mobilisiert werden.

▶ Bei Arthritis und Arthrosen müssen die Gehhilfen zur Griffsicherheit den Deformitäten entsprechend angepaßt werden.

▶ Nach Schlaganfällen: Die Gehhilfe wird auf der nicht vom Schlaganfall betroffenen Seite benutzt, unabhängig davon auf welcher Seite die Amputation liegt.

▶ Der planmäßige Übergang vom Barren zu Gehstützen ist gefährdet.

▶ Eine äußere Abstützung der Schulter bei Halbseitenlähmung verbessert die Gelenkstabilität und vermindert den Schmerz.

▶ Bewegungseinschränkung oder mindere Kraftausübung der Hände führt zu Schwierigkeiten beim Anlegen der Prothese.

Rumpf
- ● Motorik
  - – Muskelkraft.

Der Rumpf ist mitverantwortlich, das Gleichgewicht zu halten.
Muskelkraft und Gleichgewichtsgefühl halten den Körper aufrecht.

Fortsetzung Anhang 3.3: Physiotherapeutische Untersuchung

Befundaufnahme	Bedeutung für den Bewegungsablauf
Beweglichkeit des Rumpfes ● Vor der Amputation bestehende ortho-pädische Probleme, ● eingeschränkte Wirbelsäulenbe-weglichkeit (Kyphose, Skoliose, Hyperlordose der LWS).	▶ Bewegungseinschränkungen der Hüft- und Kniegelenke führen zu Fehlhaltungen der Wirbelsäule. ▶ Eine Hüftbeugekontraktur führt zur Hyper-lordose der LWS. ▶ Mit einer Hyperlordose steigt der Energie-bedarf beim Gehen an und das "Timing". der Prothesenkniebeugung wird gestört. ▶ Stark fettleibige Patienten sollten unter Kon-trolle Gewicht verlieren.
Allgemeine Mobilität *Mobilität im Bett* ● Unabhängig, ● abhängig.	▶ Gibt einen Hinweis auf die Selbständigkeit des Patienten.
Gleichgewichtskontrolle ● Aufsitzen, ● Sitzen für längere Zeit, ● Stehen (Selbständig, mit Hilfe, abhängig von Gehstützen).	▶ Aufsitzen und Aufstehen vermindert ortho-statische Beschwerden. ▶ Die Stehfähigkeit gibt einen Hinweis auf den Balancestatus und die Belastbarkeitstoleranz des Beins. ▶ Ohne Gleichgewichtskontrolle kann der Amputierte das Gehen nicht lernen.
Umsteigen ● Vom Sitzen zum Stehen, ● vom Bett zum Rollstuhl.	▶ Selbständiges Umsteigen zeigt, daß sich der Körper in seinem Gleichgewichtssinn auf den einseitigen Gewichtsverlust eingestellt hat.
Gehen ● Gehfähigkeit nach der Operation ● Ausmaß der Belastung des Beines	▶ Kann der Amputierte einige Schritte mit dem Gehrahmen gehen?

Anhang 3.4: Stumpfprobleme und Behandlungsmethoden

Befund	Behandlung	Begründung
Verzögerte Wundheilung	► Whirlpoolbad	● Mechanische Wundreinigung, ● Förderung der Zirkulation.
	► UV-Bestrahlung	● Hemmung des Bakterienwachstums, ● Förderung der Durchblutung, ● Förderung der Granulation, ● Abhärtung der Haut.
	► Wund-Tape-Verband	● Annäherung der Wundränder, ● Ruhigstellung der Wunde.
	► Bandagieren	● Abstützung der Wunde, ● Vorbeugung gegen Stumpf-schwellung, ● Abschwellen des Stumpfes.
	► Flachbettschiene	● Stumpflagerung, ● Ruhigstellung der Wunde, ● Prophylaxe von Kontrakturen.
	► Wiederanlegen des Stumpfgipses	● Ruhigstellung der Wunde
	► Gehen ohne Stumpf-belastung	● Schonung der noch nicht belast-baren Stumpfweichteile.
Ödem	► Bandagieren	● Stumpfabschwellung, ● Formen des Stumpfes.
	► Anpassen eines elasti-schen Stumpfstrumpfes	● Stumpfabschwellung, ● Formen des Stumpfes, ● Vermeidung des Anschwellens.
	► Pneumatische Hilfsprothese (*Vorsicht!* s. Abschn. 3.4.4, Pneumatische Gehhilfe)	● Stumpfteilbelastung, ● Abschwellung des Stumpfes.
	► Gehen mit einer Interimsprothese	● Ödemverminderung durch Muskel-anspannung und -entspannung und ● Stumpfbelastung und -entlastung.
Muskelschwäche	► Abgestufte Muskel-übungen	● Stärkung der geschwächten Muskelgruppen.
	► Allgemeine Übungen	● Verbesserung der Beweglichkeit, ● Verbesserung der Allgemeinkondition.
	► Funktionelle Übungen	● Behendigkeit, ● Selbständigkeit.
Reduzierte Gelenk-beweglichkeit	► Lagerung	● Erhaltung der Beweglichkeit, ● Verbesserung der Beweglichkeit.
	► Physikalische Maßnahmen – Wärme – Kryotherapie (*Vorsicht!* mit Thermaltherapie bei Gefäßerkrankungen)	● Muskelentspannung, ● Verbesserung der Durchblutung, ● Vorbereitungen für Dehnungen, ● Vorbereitungen für Übungen.

Fortsetzung Anhang 3.4: Stumpfprobleme und Behandlungsmethoden

Befund	Behandlung	Begründung
	▶ Manuelle Dehnungen	● Verbesserung der Beweglichkeit.
	▶ Übungen	● Erhaltung der Beweglichkeit, ● Verbesserung der Beweglichkeit.
	▶ Gehen mit einer Interimsprothese	● Verbesserung der Gelenkbeweglichkeit durch ein natürliches Dehnen während des Gehens.
Sensibilitätsstörung	▶ Vibrations-, Streich- und Klopfmassage	● Abhärtung hypersensibler Bereiche im Stumpf.
	▶ Stimulationstechniken manuell, akustisch, visuell.	● Verbesserung der propriozeptiven Wahrnehmungsfähigkeit.
	▶ Biofeedback	● Gezieltes Muskeltraining für Gehschule und Übungsprogramm.
	▶ Schulung der Patienten	● Aufklärung der Patienten über druckempfindliche Bereiche des Stumpfes und über die Notwendigkeit, den Stumpf vor und nach der Behandlung auf Druckstellen zu untersuchen. ● Aufklärung über die schädigende Wirkung zu hoher und zu tiefer Temperaturen.
Stumpfschmerzen	▶ Wundbehandlungsmethoden (s. Abschn. 3.6, Stumpfkomplikationen)	● Förderung der Wundheilung
	▶ Lagerung	● Entspannung der Stumpfgewebe, ● Verhütung von Kontrakturen.
	▶ Desensibilisierende Behandlungen	● Abhärtung des Stumpfes
	▶ Wärme- und Kälteapplikationen (nicht anwendbar, wenn der Stumpf das Temperaturgefühl verloren hat)	● Linderung der Stumpfschmerzen
	▶ TENS (Transkutane elektrische Nervenstimulation)	● Verminderung der Stumpfbeschwerden
	▶ Gehen mit Stumpfvollbelastung	● Förderung der natürlichen Muskelfunktion, wodurch manchmal die Stumpfschmerzen reduziert werden.

Anhang 3.5: Klassifizierung von Stumpfkontrakturen nach Beinamputationen

Kontraktur	Mögliche Ursachen	Einfluß auf die benachbarten Gelenke	Fixiert Nicht fixiert
Muskelkontrakturen Vor der Amputation bestehende Muskelkontraktur	▲ Chronische lumbale Rückenschmerzen können den M. iliopsoas verkürzen. Es kann zur Kontraktur des Hüftgelenkes kommen	▲ Mitbeteiligung mehrerer Gelenke ▲ Betonung auf dem Hüftgelenk, die lumbalen Wirbelgelenke sind jedoch mitbetroffen	▲ Nicht fixiert: – Spricht nur langsam auf Dehnungen an. *Vorsicht!* Kreuzschmerzen nicht verschlimmern
	▲ Vorbestehende Tonusveränderungen bei neurologischen Störungen	▲ Betrifft mehrere Gelenke, Beugekontrakturen oder Extensionssynergie	▲ Nicht fixiert: – Intermittierende Dehnungen erhöhen den Muskeltonus – Konstante Muskeldehnung vermindert den Muskeltonus
Retraktion der Stumpfweichteile nach einer Amputation	▲ Die Stumpfweichteile ziehen sich mehr zurück, als bei der Operation vorgesehen war	▲ Das nächst höher liegende Gelenk ist betroffen	▲ Nicht fixiert: – Reagiert gut auf Dehnungen
	▲ Verkürzung der Weichteile durch eine entstehende Spastik	▲ Es sind, je nach Ausmaß der Spastik, mehrere Gelenke betroffen	▲ Nicht fixiert: – Spricht nur auf vorsichtige und langsam dosierte konstante Dehnung an

Fortsetzung Anhang 3.5: Klassifizierung von Stumpfkontrakturen nach Beinamputationen

Kontraktur	Mögliche Ursachen	Einfluß auf die benachbarten Gelenke	
Gelenkkontrakturen	▲ Chronische Polyarthritis	▲ Beteiligung mehrerer Gelenke	Fixiert Nicht fixiert ▲ Nicht fixiert: – Im Frühstadium ▲ Fixiert: – In späteren Stadien
	▲ Arthrose	▲ Oftmals monoartikulär, befällt lasttragende Gelenke	▲ Nicht fixiert: – In frühen Stadien ist eine Besserung der Beweglichkeit möglich ▲ Fixiert: – In späteren Stadien – Bei einer seit langem bestehenden Arthrose sind passive Dehnungen kontraindiziert
	▲ Frakturen	▲ Hängt vom Ausmaß der Verletzung ab	▲ Nicht fixiert ▲ Fixiert
	▲ Schlaganfall mit Beeinträchtigung synergistischer Muskelgruppen	▲ Mehrere Gelenke betroffen	▲ Nicht fixiert: – Entspannung der Gewebe durch PNF-Technik ▲ Fixiert: – Bei chronischer Schädigung

Anhang 3.6: Physiotherapeutische Behandlungsmöglichkeiten bei Stumpfkontrakturen

Behandlung	Technik	Klinischer Hinweis
● *Prophylaxe*	▲ Lagerung im Bett: – Feste Matratze – Bauchlagerung für oberschenkelamputierte Patienten ▲ Lagerung im Rollstuhl: – Sitzbrett	▲ Ungünstige Körperhaltungen und fehlende Lagertechniken unterstützen die Entwicklung von Kontrakturen ▲ Eine feste Matratze und ein Sitzbrett erlauben Positionskontrolle ▲ Kontrakturen entwickeln sich, wenn der Amputierte eine für ihn bequeme Stumpfposition (Beugestellung) einnimmt ▲ Maßnahmen, um eventuellen Kontrakturen entgegenzuwirken, sind nur in enger Zusammenarbeit mit dem Pflegepersonal möglich
● *Schmerzlinderung*	TENS; milde Wärme; Eisbehandlung (nicht bei Gefäßerkrankungen); Whirlpoolbad; desensibilisierende Techniken	▲ Stumpfschmerzen und Phantomschmerzen unterstützen die Entwicklung einer Kontraktur ▲ Schmerzlinderung reduziert die Muskelspannung; der Stumpf toleriert Dehnungen und Bewegungsübungen besser
● *Manuelle Dehnungen*	▲ Passive Dehnungen des Gelenkes ▲ Aktive Dehnung des Gelenkes ▲ Anspannungs- und Entspannungsübungen	▲ Bei Dehnungen muß der Stumpf oberhalb und unterhalb des betreffenden Gelenkes fixiert und der Körper richtig gelagert werden, um kompensatorische Bewegungen, die sich negativ auf den Effekt der Dehnübungen auswirken, auszuschalten ▲ Dehnungen sind nur bei nicht fixierten Gelenken indiziert; deren Gewebe so elastisch sind, daß sie die Dehnung tolerieren ▲ Für fixierte Kontrakturen sind Dehnungen kontraindiziert, da sie zu Reizzuständen des betroffenen Gelenkes führen
	▲ Friktionen	▲ Narben werden mobilisiert, indem man die Finger parallel zur Narbe auflegt. Es werden simultane kreisende Bewegungen in *gleicher* Richtung durchgeführt, um die Wundränder nicht auseinander zu ziehen. ▲ Der Narbenbereich kann eingecremt werden, um unangenehme Hautreibungen zu vermeiden ▲ Bei Keloidbildung kommen Friktionen *nur* über Muskelgewebe, *niemals* über Gelenken oder Knochenstrukturen in Frage, sie sind mit äußerster Vorsicht anzuwenden ▲ Manuelle Friktionen nach Verbrennung können Hautscherungen verursachen, die zur Blasenbildung oder zum Aufbrechen der Narbe führen ▲ Keloidnarbenbehandlung soll man mit Vaseline durchführen, da verbrannte Haut keine Talg- oder Schweißdrüsen mehr aufweist

Fortsetzung Anhang 3.6: Physiotherapeutische Behandlungsmöglichkeiten bei Stumpfkontrakturen

Behandlung	Technik	Klinischer Hinweis
• *Aktive Übungen* *Gehtraining*	▲ Individuelles Muskel-trainingsprogramm: – aktiv – gegen Widerstand ▲ Gehtraining – Korrektur der Haltungs-fehler – Steigerung der Gewichtsbelastung ▲ Sensibles Feedback – visuell – manuell – akustisch – EMG-Biofeedback	▲ Muskeltraining mit Betonung auf Kraftzunahme und Bewegungszunahme des kontrahierten Gelenkes ▲ Die ständige Korrektur von Fehlhaltungen verhindert die weitere Entwicklung einer bestehenden Kontraktur ▲ Das Gehen mit gleich langen Schritten dehnt Kontrakturen auf natürliche Art
• *Schienen-behandlung*	▲ Gips in Halbschalentechnik	▲ Hält das erreichte Bewegungsausmaß während der Nacht ▲ Wird nur manchmal angewandt, wenn nur *ein* Gelenk betroffen ist. Bei Stümpfen, deren Beweglichkeit auf Höhe zweier Gelenke eingeschränkt ist, führt die Immobilisierung des einen Gelenkes zur verstärkten Fehlhaltung des anderen Gelenkes
	dorsale Schiene	▲ Eine dorsale Schiene, nicht zu oft angewandt, wird mit einer elastischen Binde angewickelt. Sie erlaubt eine gewisse Minimalbeweglichkeit des Kniegelenkes und ist deshalb bei der Lagerung nicht so effektiv ▲ Nicht bei bevorstehender Spastik benutzen, denn die Mimimalbeweglichkeit wirkt, wenn sich der Amputierte bewegt, wie eine ruckartige Stimulation auf das Gelenk. Dadurch verstärkt sich die Spastik

4 Gehschule

4.1
Gehtraining

Die Gehschule hilft dem Patienten funktionell unabhängig zu werden, indem er lernt, mit einer Prothese zu gehen. Ebenso wichtig ist aber auch das Erlernen der grundlegenden Gebrauchsbewegungen. Das Gehschulprogramm ist gestaffelt, und der Patient beginnt mit folgenden Übungen:

▶ selbständiges Anlegen und Ablegen der Prothese,
▶ Aufstehen von einem Stuhl und Hinsetzen, mit und ohne Prothese,
▶ Gleichgewichtsübungen und Schrittübungen,
▶ Übergang zum freien Gang.

Wenn der Amputierte diese Aktivitäten beherrscht, werden ihm schwierigere Aufgaben gestellt. Dazu gehören das Treppensteigen, das Gehen auf unebenem Boden, das Übersteigen von Hindernissen, das Wiederaufstehen nach einem Fall, das Ein- und Aussteigen ins bzw. aus dem Auto u.a.

4.1.1
Anlegen und Ablegen der Prothese

Die Prothese *selbständig* und richtig an- und abzulegen ist die *wichtigste* aller Gebrauchsbewegungen. Die verschiedenen Anlegemethoden hängen von der Amputationshöhe, der Stumpflänge, der Schaftform und der Prothesenbefestigung ab. Jede Phase des Anlegens und der Befestigung muß der Amputierte verstehen, beachten und lernen, denn der Schaft muß korrekt sitzen und bequem sein. Eine falsche Stumpfeinbettung verursacht ein Funktionsmißverhältnis zwischen Stumpf und Schaft, und der korrekte Prothesenaufbau kann nicht genutzt werden. Es entstehen Druckstellen und Gangfehler. Die Gangsicherheit verschlechtert sich.

Wenn der Amputierte beim Anlegen der Prothese anhaltende Schwierigkeiten hat, ist es ratsam, auch Familienangehörigen (oder wenn er in einem Heim lebt, dem Pflegepersonal) genaue Anleitungen zu geben, wie die Prothese angezogen und befestigt wird. So kann der Amputierte auch nach der Entlassung aus der Rehabilitation seine Prothese weiterhin benutzen; das Rehabilitationstraining war somit nicht vergebens.

Anlegen einer Unterschenkelprothese
Zum Anlegen einer Unterschenkelprothese rutscht der Amputierte auf dem Stuhl nach vorn. Die Stumpfbandage wird entfernt, und die Hautverhältnisse werden kontrolliert.

Methode 1: Mit Stumpfstrumpf und Weichwandinnenschaft

Der Amputierte zieht den inneren Stumpfstrumpf (-strümpfe), den Weichwandinnenschaft und dann den Außenstrumpf faltenfrei über seinen Stumpf bzw. den Weichwandschaft. Der Strumpf wird straff gehalten und besonders von ventral gezogen, um so die Weichteile zu halten. Der Amputierte steigt dann mit gebeugtem Knie in den Schaft (Abb. 4.1). Dabei wird der Stumpf gegen die hintere Schaftwand gedrückt. Die dorsalen Stumpfweichteile werden dadurch komprimiert und die Tibiavorderkante im Bereich der Patellasehnenregion vor Hautabschürfungen beim Anziehen geschützt. Anschließend steht der Patient auf und fühlt unter Belastung, ob er den Stumpf anatomisch richtig eingebettet hat. Anschließend wird die Prothese befestigt.

Methode 2: Trikotschlauchmethode

Der Amputierte kann auch, wenn der Weichwandinnenschaft distal eine Öffnung hat, einen Trikotschlauch (dreimal die Stumpflänge) über den faltenfrei angelegten Stumpfstrumpf ziehen. Das lange Ende wird durch die Öffnung gesteckt und unter Zug der Weichwandschaft auf den Stumpf aufgezogen (nicht hineingedrückt). Wenn sich der Stumpf unter leichtem Zug in der richtigen Position befindet, wird das distal überstehende Trikotende umgestülpt und auf der Außenseite des Weichwandschafts faltenfrei nach oben gezogen. Anschließend steigt der Amputierte in den Schaft (der Trikotschlauch zwischen Weichwandschaft und Prothesenschaft erleichtert den Gleitvorgang). Wenn der Stumpf seine endgültige Position gefunden hat, „rastet" die mediale Kondylenbacke der Prothese oberhalb des medialen Femurkondylus ein bzw. ein separater Keil wird manuell eingesetzt und verriegelt. Das überstehende Schlauchende wird am Prothesenrand erneut umgeschlagen.

Dieses Verfahren schützt die Operationsnarbe vor einer Gewebeschiebung nach proximal. Die Trikotschlauchmethode hält alle Weichteile in ihrer natürlichen Position und verhindert durch Verminderung der Gleitreibung während des Anziehens deren

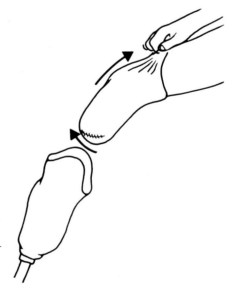

Abb. 4.1.
Anlegen einer Unterschenkelprothese; Zugrichtung des Strumpfes ist durch Pfeile markiert

Proximalverdrängung. Die Haftung zwischen Weichwand- und Prothesenschaft ist dennoch durch exakte Konturierung, durch Hinterschneidungen und durch die suprakondyläre Fassung gewährleistet.

> **Merke**
> Patienten, die beide Anlegeverfahren kennen, bevorzugen die Trikotschlauchmethode, da sie eine beschwerdefreiere Prothesenbenutzung ermöglicht.

Methode 3: Mit geschlitztem Weichwandinnenschaft

Eine weitere spannungsfreie Methode des Anlegens des Prothesenschafts ermöglicht das seitliche (laterale) Schlitzen des Weichwandinnenschafts. Der Amputierte öffnet den Innenschaft vor dem Überziehen mit beiden Händen und vermeidet so ein Verschieben der Weichteile nach proximal. Über den so angelegten Weichwandschaft wird ein Stumpfstrumpf gezogen, der wiederum das Einsteigen in den Außenschaft erleichtert.

Nach dem Anlegen der Prothese und vor dem eigentlichen Gehtraining belastet der Patient für eine kurze Zeit das prothetisch versorgte Bein, während der Physiotherapeut den korrekten Aufbau und die Paßform im Übergangsbereich von Stumpf und Schaft kontrolliert. Dabei sind folgende Orientierungspunkte von Bedeutung:

- Die Lage der Patella zum vorderen Schaftrand.
- Die Lage des hinteren Schaftrands.
- Die Länge des prothetisch versorgten Beins.
- Die Position des Fußes.

Anlegen einer Oberschenkelprothese

Das Anlegen einer Oberschenkelprothese ist etwas schwieriger, da der Amputierte beim korrekten Einpassen des Stumpfes in den Schaft auch das bewegliche prothetische Kniegelenk beherrschen muß. Das genaue Vorgehen beim Anlegen richtet sich nach der Konstruktion des Prothesenschafts. Ein konventioneller Schaft benötigt zum Anziehen einen Trikotschlauch, um die Haftung des Schafts durch den Kontakt mit der Haut zu gewährleisten.

Konventionelle Prothesenschäfte, die ihre Haftung lediglich durch Bandagen, Gurte, Schulterträger und Rollriemen erzielen, sind heute die Ausnahme. Der anatomisch-funktionelle Haftschaft ist die konsequente Weiterentwicklung des konventionellen, später mit einem Saugventil versehenen Schafts. Da nicht allein der Einsatz eines Ventils, sondern zahlreiche Parameter die Haftung dieses Schafts am Stumpf begünstigen, wird dieser Schaft nicht mehr als „Saugschaft", sondern (wegen seiner „selbsthaftenden" Eigenschaften) als „*Haftschaft*" bezeichnet.

Methode 1: Trikotschlauchmethode

Beim Anlegen der Prothese steht der Amputierte. Ein Trikotschlauch (dreimal die Stumpflänge) wird über den Stumpf gezogen, das überhängende Schlauchende wird durch den Schaft und den Ventilkanal geführt (Abb. 4.2). Mit dem Prothesenknie in Extension und vorgebeugtem Rumpf wird der Stumpf mit „Pumpbewegungen" bei gleichzeitigem Ziehen am Schlauchende in den Schaft gebettet. Der Schlauch wird total durchgezogen und das Ventil eingesetzt. Ein unter dem Stumpf befindliches, überschüssiges Luftpolster wird mit Ventilbetätigung und gleichzeitiger Belastung der Prothese ausgeblasen.

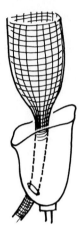

Abb. 4.2.
Das Anlegen einer Ober-
schenkelprothese, Trikot-
schlauchmethode

Methode 2: Mit „Umwendetrikot"

Eine Oberschenkelhaftschaftprothese kann man auch mit einem „Umwendetrikot"
anziehen. Das Umwendetrikot ist ein gewöhnlicher Baumwolltrikotschlauch, der
zusätzlich mit „Umwendsenkeln" versehen ist. Vier Stoffsenkel, die die Schlauchbinde
in der Gesamtlänge um ca. 15–20 cm überragen, sind oben in Längsrichtung sicher am
Trikot vernäht. Je einer der Senkel soll beim angezogenen Trikot vorne, hinten, medial
und lateral zum Liegen kommen (Abb. 4.3). Beim Anlegen der Prothese wird erst das
Umwendetrikot über den Stumpf gezogen. Die vier Senkel liegen auf der *Außenseite*
des Trikots auf. Der Stumpf wird in den Schaft geführt und das Schlauchende mit den
vier Senkeln durch den Ventilkanal herausgezogen. Das Umwendetrikot und die Sen-

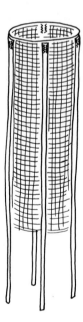

Abb. 4.3.
Das Anlegen einer Ober-
schenkelprothese mit
Umwendetrikot

kel werden dann *gleichzeitig* gefaßt, um den Stumpf in den Schaft einzuziehen. Anfänglich ist das leicht, erst wenn der proximale Stumpfbereich in den sog. „Sitzringbereich" eintritt, ist das Einbetten etwas schwieriger. Am Ende der Einbettung wird das Trikot gewendet. Gefühlvolles und rundum abwechselndes Ziehen an den einzelnen Senkeln wendet den oberen Rand des Trikots nach außen. Mittels der Senkel läßt sich das obere Trikotende kontinuierlich und schrittweise nach distal durchziehen. Das abrollende Trikot nimmt die Weichteile des Stumpfes kontinuierlich mit und nach dem Herausziehen hat der Stumpf seine endgültige Lage schmerzfrei und relativ mühelos erreicht. Das Ventil wird eingesetzt.

Der *Vorteil* dieses Verfahrens liegt darin, daß das Anziehen der Prothese mit wesentlich geringerem Kraftaufwand möglich ist. Während das Normaltrikot unter Zugspannung der Weichteile und unter Kraftanstrengung des Patienten aus dem Schaft gezogen werden muß, rollt das Umwendetrikot nahezu mühelos vom Stumpf ab. Unter Zugspannung gerät dabei jeweils nur der von der Umwendung betroffene schmale Weichteilgürtel des Stumpfes. Insbesondere ältere oder manuell behinderte Patienten bevorzugen daher die Anziehtechnik mit dem Umwendtrikot.

KLINISCHER **HINWEIS**	**Ein kräftiger Helfer ist mit dieser Technik durchaus in der Lage, einen Stumpf in einen zu engen Schaft einzuziehen. Dies verursacht dem Patienten aber erhebliche Beschwerden und macht es schwierig, die Prothese wieder abzulegen. Einfühlsames Handeln ist also angezeigt – wenn gutvernähte Senkel in der Naht ausreißen, ist der Schaft mit großer Wahrscheinlichkeit zu eng und sollte nicht gewaltsam angezogen werden!**

Vor dem Gehtraining muß sich der Physiotherapeut davon überzeugen, daß die Prothese richtig sitzt. Folgende Beobachtungen sind dabei von Bedeutung:

● Die Sehne des M. adductor longus liegt in der für sie vorgesehenen Mulde (bei der querovalen Schaftform).
● Die Adduktoren liegen der medialen Schaftwand an. Es befindet sich *kein* Adduktorenwulst oberhalb des medialen Schaftrands.
● Das Tuber ossis ischii stützt sich am Tuberaufsitz ab (bei der querovalen Schaftform). Die korrekte Lage kann man prüfen, indem sich der Patient nach vorne neigt. Der Physiotherapeut legt einen Finger auf den Tubersitz und bittet den Patienten, sich wieder aufzurichten. Bei korrektem Sitz der Prothese kann man den bestehenden Kontakt gut fühlen. Die CAT/CAM-Schaftform (längs-oval) hat keinen Tubersitz, sie ist tuberumfassend.
● Die Schaftwandung liegt im Randbereich rundum unter mäßiger Kompression formschlüssig an. Es zeigen sich weder gestaute Weichteilwülste, noch klafft die Schaftwandung.
● Die Stellung der Knieachse und des Fußes (eventuell Rotation durch falsches Anziehen) wird beurteilt.
● Ein Beinlängenvergleich wird vorgenommen.

- Die Endbelastung bzw. der Endkontakt wird durch das Ventilloch geprüft und das Ventil eingesetzt.
- Der Patient wird gefragt, wie die Paßform, besonders im mittleren und distalen Drittel des Schafts, empfunden wird. Dieser Bereich entzieht sich der optischen und manuellen Kontrolle des Prüfers.

KLINISCHER HINWEIS | **Ein Klarsichtprobeschaft ermöglicht eine gute Paßformkontrolle aller Schaftbereiche.**

Ablegen der Prothese

Das Ablegen der Prothese stellt den Unterschenkelamputierten nur selten vor Probleme. Anfangs führt er diese Tätigkeit im Sitzen aus und hat somit keine Schwierigkeiten mit dem Gleichgewicht. Der Patient löst die Befestigung und zieht den Stumpf aus dem Schaft. Dann wird die Haut noch einmal nach Abschürfungen und Druckstellen untersucht. Der Stumpf wird *sofort* (während der Rehabilitation) wieder elastisch gewickelt.

Der *Unterschenkelamputierte* muß beim Ablegen der Prothese seinen Stumpf gegen die Schaftrückwand drücken, um, wie beim Anlegen der Prothese, Hautabschürfungen im Bereich der Schienbeinvorderkante und der Tuberositas tibiae zu vermeiden.

Der *Oberschenkelamputierte* öffnet das Ventil und löst den Schaftrand manuell von den sowohl radial komprimierten als auch unter längsgerichteter Zugspannung stehenden Weichteilen. Nach längerem Tragen der Prothese wird die feuchte Haut teilweise erheblich an der Schaftwandung haften, so daß vorheriges Lösen der Haut das Ablegen der Prothese erleichtert. Beim „Aussteigen" aus dem Schaft muß die Stumpfmuskulatur völlig entspannt werden.

4.1.2
Aufstehen von einem Stuhl und Hinsetzen, mit oder ohne Prothese

Von einem Stuhl aufzustehen und sich wieder hinzusetzen, wird mit (und ohne) Prothese und Gehstützen unabhängig von der Amputationshöhe hauptsächlich durch die Arbeit des *erhaltenen Beins* ermöglicht.

Aufstehen

Beim Aufstehen mit Prothese rutscht der Amputierte auf dem Stuhl nach vorne, der Fuß und die Prothese stehen in Schrittstellung. Dabei steht die Prothesenferse in der Vorwärtsposition auf dem Boden. Das Knie des erhaltenen Beins ist etwas über 90° gebeugt. Der Fuß hat vollen Bodenkontakt (Abb. 4.4.). Diese Ausgangsstellung erlaubt dem erhaltenen Bein freie Beweglichkeit beim Heben des Körpers, und die Prothese folgt dem Bewegungsablauf, ohne diesen zu behindern. Die anfängliche Position der Krücken (oder die des Stockes) ist neben der Prothese. Der Amputierte beugt sich nach vorne, stützt sich mit einer Hand auf der Armlehne und mit der anderen auf den Griffen der Gehstützen ab, belastet gleichzeitig das erhaltene Bein und kommt so zum Stand. Die Prothese wird unter den Rumpf gezogen, die Gehstützen in beide Hände genommen und das Gleichgewicht geprüft, bevor der Amputierte mit dem Gehen beginnt.

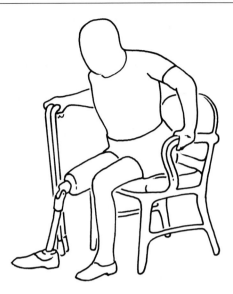

Abb. 4.4.
Von einem Stuhl aufstehen

Wenn der Patient *ohne Prothese* von einer Übungsmatte oder einem Bett zum Stand kommen will, werden die selben Richtlinien befolgt, wobei jedoch das Abstützen an einer Stuhllehne nicht möglich ist. Die Gehstützen werden neben den Patienten gegen das Bett gelehnt. Der Fuß muß festen Bodenkontakt haben, der Amputierte beugt sich nach vorne, belastet das Bein und stößt sich mit gestreckten Armen von der Matratze ab. Dieser Bewegungsablauf erfordert neben kräftigen Armen auch eine gut trainierte Hüft- und Kniestreckmuskulatur, da die meisten Betten niedriger und weicher sind als der Sitz eines Stuhls. Auch hier muß der Patient erst das Gleichgewicht erreichen und die Unterarmstützen in beide Hände nehmen, bevor er mit dem Gehen beginnt.

Hinsetzen

Der unsichere Patient, der nach dem Gehtraining häufig müde ist, und sich deshalb schnell wieder hinsetzen möchte, vergißt oft die grundlegenden Sicherheitsvorkehrungen. Deswegen muß auch das Hinsetzen geübt werden.

Der Patient geht langsam mit kleinen Schritten rückwärts, bis das erhaltene Bein den Stuhlsitz fühlt. Dieser Bein-/Stuhl-Kontakt bestätigt, daß der Stuhl nahe genug zum Sich-Hin-Setzen steht. Dann wird die Prothese einen Schritt weiter vorwärts abgestellt, während das erhaltene Bein den Stuhlkontakt beibehält. Durch diese Position wird während des Hinsetzens eine ungehinderte Hüft- und Kniebeugung des erhaltenen Beins biomechanisch ermöglicht. Dann werden beide Gehstützen neben die Prothese gestellt und mit einer Hand an ihren Griffen gehalten. Die andere Hand faßt die Armlehne des Stuhls. Der Amputierte stützt sich dabei mit beiden Armen ab, beugt das erhaltene Bein und setzt sich langsam und kontrolliert. Zum Schluß werden die Gehstützen in erreichbarer Nähe abgestellt und die Prothese in eine bequeme Sitzposition gebracht.

> **Merke**
> Das wiederholte Üben von Aufstehen und Hinsetzen gibt dem Amputierten die Sicherheit, die Bewegungsabläufe automatisch und sicher durchzuführen.

KLINISCHER
HINWEIS Viele *Unterschenkelamputierte* finden es bequemer, die
Prothese im Sitzen etwas weiter zu strecken, weil
dadurch das Knie besser entspannt und in seiner
Beweglichkeit weniger eingeschränkt ist und die Befe-
stigung der Prothese weniger Zug ausübt.

Die meisten *Oberschenkelamputierten* stellen die Prothese beim Sitzen so ab, daß ein übermäßiger Druck
am Stumpfende und/oder im Bereich des vorderen
Schaftrands vermieden wird. Dabei ist die Sitzhöhe
wichtig. Wenn die Prothese „hängt", sitzt der Amputierte zu hoch. Das Gewicht der Prothese drückt den
Schaft anterior/distal und posterior/proximal gegen
den Stumpf. Bei übermäßigem Druck im Bereich des
vorderen oberen Schaftrands sitzt der Amputierte zu
tief. Der Prothesenfuß sollte beim Sitzen Bodenkontakt
haben, das Prothesenknie wird leicht gebeugt, aber
nicht über 90°.

4.1.3
Gleichgewichts- und Schrittübungen

Gleichgewichts- und Schrittübungen sind wichtige Bedingungen, um einen kontrollierten, energiesparenden Prothesengang zu erlernen. Anfänglich sollten die Übungen
bewußt ausgeführt werden. Auf diese Weise lernt der Patient, seine Prothese zu fühlen
und die räumliche Zuordnung im Schrittzyklus zu erkennen. Er erfährt, welche Bewegungen möglich sind und welche Bewegungseinschränkungen ihm die Prothese auf-
erlegt. Dabei ist es wichtig, die Gleichgewichtskontrolle mit der Prothese zu beherrschen.

Spezifische Übungen sind notwendig, um folgende Situationen zu beherrschen:

- Verlagerung des Körpergewichts von einem Bein auf das andere.
- Erlernen eines koordinierten und rhythmischen Gangbilds.
- Gehen in schwierigerem und ungewohntem Gelände, z.B. auf glatten Wegen oder
  steinigem Boden.
- Schnelles Wiedergewinnen der Balance nach einem unvorhergesehenen Gleichge-
  wichtsverlust, z.B. nach einem Stoß in einer Menschenmenge.

Gleichgewichtstraining

Die Balanceübungen beginnen im Barren. Da der Amputierte durch Anfassen der
Holme unkontrollierte Schwerpunktverlagerung vermeiden kann, sind während dieser Übungen Stabilität und Sicherheit gewährleistet. Am Ende des Barrens ist ein Spiegel. Der Amputierte kann seine Fehlhaltungen sehen und dadurch leichter korrigieren. Sobald der Amputierte seine Balance richtig kontrolliert, werden schwierigere
Übungen außerhalb des Barrens durchgeführt, um seine Mobilität und Unabhängigkeit möglichst rasch zu fördern. Erfolgreich durchgeführte Gleichgewichtsübungen
steigern die Geschicklichkeit des Amputierten mit seiner Prothese und stärken sein
Selbstvertrauen beim Gehen sowie bei der Ausführung schwierigerer Aufgaben.

Es werden hier einige grundlegende Übungen für das Gleichgewichtstraining dargestellt, um dem Physiotherapeuten einen Einblick in die Vielfältigkeit dieses Trainings
zu geben.

> **Merke**
>
> Während dieser Übungen ist der manuelle Kontakt des Phy-
> siotherapeuten von größter Bedeutung. Durch dosierten
> Widerstand wird dem Patienten geholfen, seine Bewegungen
> zu kontrollieren und seine Fehlhaltungen zu korrigieren.

Ausgangsposition im Barren
Hände an den Holmen, Fußposition parallel mit einem Abstand von 10–15 cm. Das
Körpergewicht wird gleichmäßig auf beide Beine verteilt, der Rumpf wird aufrecht
gehalten.

Übung
Schwerpunktverlagerung, dorsal-ventral, mit *gestreckten* Hüft- und Kniegelenken
(Abb. 4.5a). Das Bewegungsausmaß dieser Übung ist minimal, die Bewegung entsteht
im Sprunggelenk und im Fuß des erhaltenen Beins. Der Stumpf spannt mit dem Bewe-
gungsrhythmus an.

Übungsziel. Der Patient sollte ein Gefühl dafür bekommen, wie weit er sein Körpergewicht beim Stehen nach vorne und rückwärts verlagern kann, ohne dabei die Balance
zu verlieren.

Typische Fehler. Das Körpergewicht wird nur vom erhaltenen Bein und den Armen
gehalten, die Prothese wird nicht belastet. Kopf und Rumpf werden nach vorn geneigt.
Die Hüfte wird gebeugt.

Korrigierende Maßnahmen. Der Amputierte nimmt die Ausgangsstellung ein. Der
Physiotherapeut gibt entweder einen der Fehlstellung entgegengesetzten manuellen

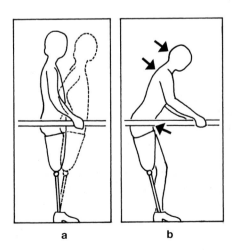

Abb. 4.5a, b.
Schwerpunktverlagerung
dorsal-ventral mit gestreckten Hüft- und Kniegelenken
(**a**), Fehlbewegungen und
Korrektur (**b**), Bedeutung der
Pfeile, s. Text)

a   b

Widerstand gegen die Schulterregion oder am Hinterkopf oder der Halswirbelsäule; das gibt dem Amputierten einen Reiz zur Streckung. Bei der Schwerpunktverlagerung legt er seine Hand auf den vorderen Beckenkamm auf und leistet so dem Abkippen des Rumpfes Widerstand (Abb. 4.5b). Diese Maßnahmen wirken einer unkontrollierten Rumpfbeugung entgegen und verbessern die Haltung des Patienten.

Übung

Verlagerung des Körperschwerpunkts von einem Standbein auf das andere (Abb. 4.6a, b). Diese Übung gibt dem Amputierten die Aufgabe, seine Hüftabduktoren anzuspannen und dabei die Stabilisierung des Beckens zu kontrollieren. Gleichzeitig muß das Prothesenknie in Extension gehalten werden.

Übungsziel. Der Amputierte sollte hier die Beckenseitverlagerung über dem jeweiligen Standbein ohne kompensatorisches Rumpfseitneigen üben.

Typische Fehler. Bei der Prothesenbelastung wird der Rumpf seitwärts geneigt. Gleichzeitig wird die Hüfte gebeugt. Es entsteht ein Beckenschiefstand.

Korrigierende Maßnahmen. Der Patient nimmt die Ausgangsstellung ein. Der Physiotherapeut legt eine Hand seitlich über der Prothese gegen das Becken und gibt Widerstand. Auf diese Weise lernt der Amputierte, das Becken seitlich zu verlagern und empfindet so die richtige Beckenstellung. Gleichzeitig wird Widerstand auf die kontralaterale Schulter ausgeübt, so daß der Amputierte das Rumpfseitwärtsneigen selbst korrigieren kann (Abb. 4.6c).

Übung

Rotationsbewegungen des Beckens über beiden Beinen, die Schultern bleiben in Mittelstellung (Abb 4.7a–c). Diese Übung folgt, wenn der Amputierte die Vorwärts- und Rückwärtsverlagerung und die Beckenseitverlagerung des Körpergewichts beherrscht.

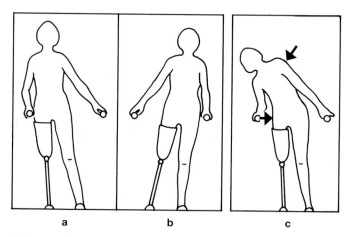

Abb. 4.6a–c. Schwerpunktverlagerung von einem Bein auf das andere (**b** und **c**), Fehlbewegungen und Korrektur (**c**), (Bedeutung der Pfeile, s. Text)

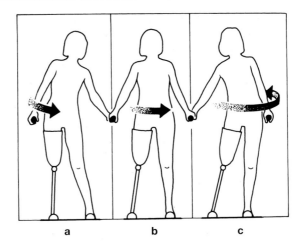

Abb. 4.7a–c.
Beckenkreisen in beiden
Richtungen

a   b   c

Übungsziel. Der Patient sollte die Kontrolle über Kombinationsbewegungen in mehreren Ebenen gewinnen, die für ein fließendes Gangbild notwendig sind.

Typische Fehler. Die Rotationsbewegungen werden ungleichmäßig durchgeführt, wobei der Radius der Drehbewegung über dem erhaltenen Bein größer ist. Der Rumpf wird nach vorne gebeugt und gleichzeitig zur Prothese hin geneigt.

Korrigierende Maßnahmen. Der Amputierte nimmt die Ausgangsstellung ein. Den Bewegungen des Beckens wird ein manueller, kontralateraler Becken-/Schulterwiderstand entgegengesetzt (Abb. 4.8a und b). Dieser Widerstand wird in sämtlichen Bewegungsrichtungen gleichmäßig ausgeübt. Die Positionswechsel der Hände müssen fließend vor sich gehen, so daß der Patient während der gesamten Übung einen kontinuierlichen Reiz empfindet.

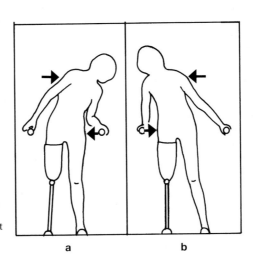

Abb. 4.8a, b.
Fehlbewegungen werden mit
kontralateralem Becken-/
Schulterwiderstand korrigiert
(**a** und **b**), Bedeutung der
Pfeile, s. Text

a   b

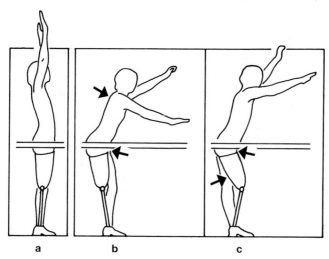

a   b   c

Abb. 4.9a–c. Arme vertikal zum Körper anheben (**a**), Fehlbewegungen und Korrektur (**b, c**), (Bedeutung der Pfeile, s. Text)

Übung

Beide Arme werden *gestreckt* über den Kopf gehoben (Abb. 4.9a). Hier kann die Beweglichkeit der Schulter durch Gelenkveränderungen beeinträchtigt werden.

Übungsziel. Der Amputierte lernt, das Körpergewicht ohne Unterstützung der Arme gleichmäßig auf beide Beine zu verteilen und dabei den Rumpf aufrecht zu halten.

Typische Fehler. Die Arme werden als Balancehebel benutzt und nicht vollständig über den Kopf gehoben. Der Rumpf und die Hüfte werden gebeugt gehalten, dabei wird auch manchmal die Lordosierung der Lendenwirbel verstärkt. Das Körpergewicht wird ungleichmäßig verteilt, das erhaltene Bein wird mehr belastet.

Korrigierende Maßnahmen. Der Patient nimmt die Ausgangsstellung ein und hält sich abwechselnd mit einer Hand am Holm fest, während er den anderen Arm gestreckt über dem Kopf hält. Widerstand im Bereich des Nackens hilft dem Patienten, beim Heben des Arms den Rumpf zu strecken. Dann werden beide Arme gleichzeitig gehoben (Abb. 4.9b). Einer unkontrollierten Hüftbeugung beim Armheben wird ein manueller Widerstand auf der Vorderseite des Beckens entgegengesetzt, um den Rumpf in aufrechter Stellung zu halten Wenn das Prothesenknie seine Stabilität verliert, wird durch Widerstand die Hüftextension angeregt (Abb. 4.9c).

Übung

Rotationsbewegungen des Rumpfes mit gleichzeitigem Armschwingen auf Schulterhöhe (Abb. 4.10a, b). Die Rotation des Rumpfes kann durch gleichzeitige Kopfdrehung gesteigert werden. Der Amputierte schaut jeweils auf die Hand in der Rückschwungposition.

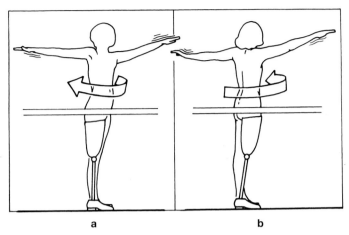

Abb. 4.10a, b. Rotationsbewegungen des Rumpfes mit gleichzeitigem Armschwingen auf Schulterhöhe, (Bedeutung der Pfeile s. Text)

Übungsziel. Hier sollte gelernt werden, auch während der Rotationsbewegungen des Rumpfes die Balance zu halten.

Typische Fehler. Der Patient entlastet die Prothese, wenn er sich in ihre Richtung dreht. Dabei hat er Schwierigkeiten, den Kopf in Richtung des nach hinten geschwungenen Arms zu drehen. Während des Armschwungs nach hinten beugt der Patient die Hüfte und den Rumpf auf der amputierten Seite.

Korrigierende Maßnahmen. Der Patient nimmt die Ausgangsstellung ein und hält sich mit einer Hand am Holm fest. Der Schwung wird erst nur mit einem Arm geübt. Bei der Rotationsbewegung nach rechts legt der Physiotherapeut seine Hände auf die Vorderseite der linken Schulter und auf die Rückseite der rechten Hüfte (Abb. 4.11a). Gegen leichten Widerstand wird so die Rotationsbewegung der Wirbelsäule eingeleitet. Bei der Rotationsbewegung nach links wechselt die Position der Hände auf die rechte Schulter und auf die linke Hüfte (Abb. 4.11b).

Übung
Kniestreckung und Kniebeugung im Wechsel (Abb. 4.12a, b). Bei gebeugtem Knie hebt sich meist die Prothesenferse vom Boden, da der Fuß mit dem Knöchelteil verschraubt ist (z.B. SACH-Fuß) (Abb. 4.12a). Bewegungen im Sinne der Dorsalextension sind im prothetischen Knöchelgelenk meist nicht möglich (Ausnahmen bei neueren Fußgelenkkonstruktionen).

Übungsziel: Sowohl Unterschenkel- als auch Oberschenkelamputierten sollte die Kontrolle über ihre (Prothesen-) Kniegelenke vermittelt werden.

Typische Fehler. Der Patient belastet die Beine ungleichmäßig, die Prothese wird entlastet. Bei einer Knieinstabilität neigt sich der Rumpf über das natürliche Bein. Bei

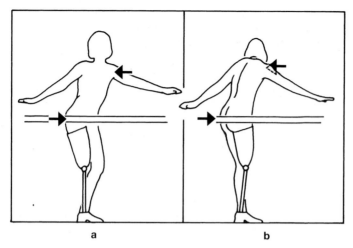

Abb. 4.11a, b. Fehlbewegungen und Korrektur, (Bedeutung der Pfeile, s. Text)

Knieexartikulierten und Oberschenkelamputierten werden die Beuge- und Streckbewegungen im Prothesenkniegelenk zu abrupt durchgeführt.

Korrigierende Maßnahmen. Der Patient nimmt die Ausgangsstellung ein. Bei Oberschenkelamputierten wird durch manuellen Widerstand bei der Beugung und Streckung der Hüfte die Kontrolle über das Prothesenknie verbessert und die propriozeptive Wahrnehmung gestärkt (Abb. 4.12c). Bei Unterschenkelamputierten werden diese Widerstände im Bereich des Kniegelenkes gegeben (Abb. 4.12d). Dabei darf die Prothese nicht angehoben werden. Der Prothesenvorfuß muß Bodenkontakt bei-

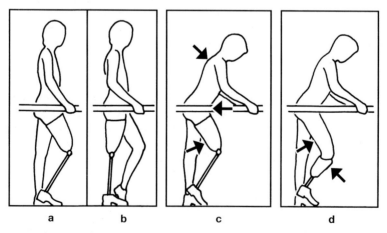

Abb. 4.12a–d. Kniebeugung und -streckung (**a, b**), Fehlbewegungen und Korrektur (**c, d**), (Bedeutung der Pfeile, s. Text)

behalten, um dem Patienten das Gefühl für den korrekten Bewegungsablauf zu vermitteln. Die Seitabweichung des Rumpfes wird korrigiert, wobei gleichzeitig auf die korrekte Stellung des Beckens geachtet werden muß.

Gesteigerte Gleichgewichtsübungen

Sobald der Amputierte sein Gleichgewicht in diesen und anderen Grundstellungen ohne übertriebene Fehlhaltungen kontrollieren kann, wird auch mit Schrittübungen begonnen. Gleichgewichtsübungen werden fortgesetzt, aber in ihrem Niveau, je nach Fähigkeit des Patienten, gesteigert. Hierbei sind die Variationen der Übungen vielfältig, wie folgende Beispiele zeigen:

- Einbeinstand auf dem erhaltenen Bein. Die Prothese wird durch Hüftbeugung gehoben.
- Einbeinstand mit der Prothese. Das erhaltene Bein wird mit Hüft- und Kniebeugung angezogen. Längeres Stehen auf der Prothese erweist sich dabei häufig als schwierig, besonders bei kurzen Stümpfen oder fehlender technischer Gelenksicherung.
- Einbeinstand auf dem erhaltenen Bein. Die Prothese überkreuzt das Bein auf der Vorder- und Rückseite.
- Einbeinstand mit der Prothese. Das erhaltene Bein überkreuzt die Prothese auf der Vorder- und der Rückseite.
- Fußposition parallel. Mit beiden Extremitäten in die Hocke gehen und sich wieder aufrichten.
- In Schrittstellung mit dem erhaltenen Bein in der Schrittrücklage in die Hocke gehen und sich wieder aufrichten.
- Fangen von Bällen aus verschiedenen Wurfrichtungen.
- Auf einem Gymnastikball sitzen. (Der aufgeblasene Ball muß fest genug sein um darauf zu sitzen und groß genug, so daß die Hüften und Kniegelenke rechtwinklig gebeugt sind und beide Füße mit einem Abstand von ca. 40 cm stabilen Vollkontakt mit dem Boden haben). Im Sitz vor- und zurückrollen, langsam von Seite zu Seite rollen, auf dem Ball kreisen und 2 oder 3 Schritte (längere Strecken sind nicht möglich) vorwärts und rückwärts „gehen". Der Amputierte muß die Sitzposition anhaltend stabilisieren und fühlt den Wechsel zwischen Bein- und Rumpfarbeit, um das Gleichgewicht auf dem mobilen Sitz zu halten.

Schrittübungen

Die prothetische Schwung- sowie die Standphase werden erst einzeln geübt, damit der Amputierte lernt, die verschiedenen Bewegungsphasen korrekt in seinen Gang zu integrieren. Manche Physiotherapeuten beginnen mit der Prothesenschwungphase, weil sich der Patient dabei auf die Standstabilität des erhaltenen Beins verlassen kann. Andere Physiotherapeuten üben erst die Prothesenstandphase, da sie diese Methode für sicherer halten.

> **Merke** Von der klinischen Betrachtungsweise aus gesehen, ist es ratsam, sich von den Fähigkeiten des Amputierten leiten zu lassen, die dieser während der Gleichgewichtsübungen demonstriert hat.

Prothetische Schwungphase

Die Übungen, die für die prothetische Schwungphase nötig sind, vermitteln dem Patienten folgende Fähigkeiten:

● Einleitung der Prothesenschwungphase.
● Beherrschung der Vorwärtsbewegung des Beckens auf der amputierten Seite.
● Kontrolle über die Verlagerung des Körperschwerpunkts zwischen den Doppelunterstützungsphasen.
● Korrektes Aufsetzen der Ferse des Prothesenfußes.
● Aufrechterhalten des Rumpfes während der gesamten Schwungphase.

Ausgangsposition. Der Patient steht in Schrittstellung im Barren und hält sich mit beiden Händen fest. Der Abstand zwischen den Füßen entspricht ungefähr der Beckenbreite. Die Prothese ist in der Schrittrücklage.

Bewegungsablauf. Die Prothesenschwungphase setzt sich aus einer Reihe von Bewegungen zusammen. Diese Kombinationsbewegungen sind wie folgt gegliedert:
● Das Körpergewicht wird auf die Prothese verlagert (Abb. 4.13a).
● Stumpfhüftextension und die gleichzeitige Extension des erhaltenen Beins bewegen den Körper vorwärts. Diese Simultanaktion verlagert auch das Gewicht nach vorne und entlastet somit die Prothese (Abb. 4.13b).
● Die aktive Stumpfbeugung und die Beckenvorwärtsbewegung steuern dann die Prothese in die Schwungphase. Das erhaltene Bein hält das Körpergewicht (Abb. 4.13c).
● Am Ende der Schwungphase bremst der Stumpf die Prothese durch erneute Hüftextension (Abb. 4.13d).
● Der Fersenauftritt und der volle Bodenkontakt werden durch die Stumpfhüftextension, die Extensionsarbeit des erhaltenen Beins und die gleichzeitige Schwerpunktverlagerung auf die Prothese erzielt (Abb. 4.13e).

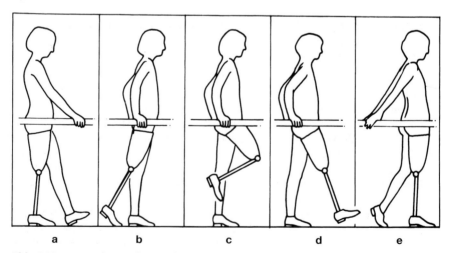

    a   b   c   d   e

Abb. 4.13a–e. Prothesenschwungphase

Bei diesem Bewegungsablauf ist die Aktivität der Stumpfhüftextensoren sehr wichtig. Diese und die gleichzeitige Extensionsarbeit des erhaltenen Beins veranlassen die Vorwärtsbewegung des Körpers und des Beckens. Durch dieses Vorangleiten wird die Prothese entlastet, so daß die Stumpfhüftbeuger die Prothese ungehindert in den Schwung leiten können. Während des Schwungs wird das Gewicht vom erhaltenen Bein getragen, bis der Prothesenfuß durch Fersenkontakt den Boden berührt und in vollen Bodenkontakt übergeht. Der Bewegungsablauf ist abgeschlossen, wenn das Becken bei gestreckter Hüfte wieder gerade über der Prothese steht und das Körpergewicht hält.

Typische Fehler. Die Prothesenschwungphase ist anfangs bei den meisten Patienten durch folgende Fehler erschwert:

● Fehlende oder unvollständige Vorwärtsbewegung des Beckens.
● Zu langer Prothesenschritt.
● Zögernder Bewegungsablauf.
● Fehlender Prothesenfersenauftritt (der Fuß wird mit vollem Bodenkontakt aufgesetzt).
● Die Prothese wird beim Schritt nicht funktionell eingesetzt, sondern als „Anhängsel" nachgezogen.
● Beim Stehen wird das erhaltene Bein im Knie gebeugt.

Wenn die Vorwärtsbewegung des Beckens fehlt, entsteht eine Neigung des Rumpfes nach vorne. Außerdem hat man den Eindruck, daß die Prothese beim Gehen „zurückbleibt". Die *fehlende Vorwärtsbewegung* des Beckens kann folgende Gründe haben:

● Schwäche der Hüftstreckmuskulatur.
● Hüftbeugekontraktur.
● Eingeschränkte Rotationsfähigkeit der Wirbelsäule.
● Unfähigkeit, das Prothesenknie zu aktivieren.
● Eine zeitlich falsche Gewichtsverlagerung.
● Ein zu weit nach dorsal justiertes Prothesenkniegelenk (Einachsgelenk).

Korrigierende Maßnahmen. Der Amputierte nimmt die Ausgangsstellung ein. Die Schrittlänge wird zum Üben verkürzt. Der natürliche Fuß wird nur ganz wenig vor den Prothesenfuß gesetzt.

● Mit dieser verkürzten Schrittposition wird die Schwerpunktverlagerung geübt, ohne den prothetischen Schwung einzuleiten.
● Die Vorwärtsbewegung des Beckens wird erleichtert, wenn der Physiotherapeut dem Becken auf der Prothesenseite Widerstand gibt. Die aufrechte Haltung des Körpers wird durch gleichzeitigen Widerstand am Hinterkopf unterstützt.
● Während des Prothesenfersenkontakts wird bei *Oberschenkelamputierten* auf eine kräftige Stumpfhüftstreckung, bei *Unterschenkelamputierten* auf eine kräftige Hüft- und Kniestreckung Wert gelegt, um das Kniegelenk in der Phase zwischen Fersen- und vollem Fußkontakt zu stabilisieren. Falls das nicht gelingt, versucht der Amputierte, das Körpergewicht mit teilweise gebeugtem und somit instabilem Knie zu halten. Das führt zu unkontrollierter Beugebewegung des Kniegelenkes unter Belastung und zu abrupten, schnappenden Streckbewegungen bei vollem Prothesenfußkontakt.

Prothetische Standphase

Die Übungen, die für die prothetische Standphase nötig sind, vermitteln dem Patienten folgende Fähigkeiten:

- Kontrolle der Standsicherheit während der Prothesenstandphase.
- Aktivierung des Prothesenknies.
- Einleitung der Vorwärtsbewegung des Beckens auf der intakten Seite.
- Beherrschung der Gewichtsverlagerung beim Gehen.
- Fühlen der Vorwärtsbewegung des Körpers.
- Beibehaltung einer aufrechten Körperhaltung während der gesamten Standphase.

Ausgangsposition. Der Patient steht in Schrittstellung im Barren und hält sich mit beiden Händen fest. Der Abstand zwischen den Füßen entspricht ungefähr der Beckenbreite. Das natürliche Bein ist in der Schrittrücklage. Die Prothese hat Fersenkontakt.

Bewegungsablauf. Die Prothesenstandphase setzt sich aus einer Reihe von Bewegungen zusammen. Diese Kombinationsbewegungen sind wie folgt gegliedert:

- Das Körpergewicht wird vom erhaltenen Bein gehalten (Abb. 4.14a).
- Durch den Vorfußabstoß des Beins und gleichzeitiger Stumpfhüftextension bewegt sich der Körper vorwärts. Diese Simultanaktion verlagert das Körpergewicht auf die Prothese. Das natürliche Bein wird entlastet (Abb. 4.14b).
- Die Stumpfhüftextension sichert das Prothesenknie, während sich der Körper über der Prothese nach vorne bewegt. Gleichzeitig schwingt das erhaltene Bein nach vorne (Abb. 4.14c).
- Die Stumpfhüftextensoren bleiben aktiv. Der Fuß des erhaltenen Beins erreicht den Fersenauftritt (Abb. 4.14d).
- Bei vollem Bodenkontakt übernimmt das Bein das Körpergewicht. Die Prothese ist in der Schrittrücklage (Abb. 4.14e).

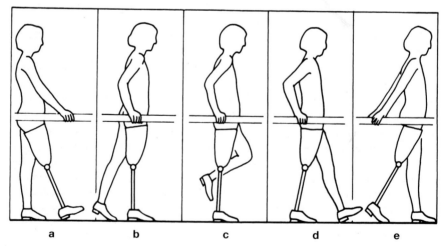

Abb. 4.14a–e. Prothesenstandphase

Das erhaltene Bein veranlaßt die Vorwärtsbewegung des Körpers und des Beckens. Durch die Beckenstellung wird die Hüftbeugung erleichtert. Das Bein wird mit Hilfe der Hüftbeugemuskulatur in der Schwungphase beschleunigt. Gleichzeitig trägt die Prothese das Körpergewicht. Dabei muß der Stumpf in der Hüfte gestreckt bleiben, um die Standsicherheit des Prothesenknies so lange zu gewährleisten, bis das erhaltene Bein wieder Bodenkontakt aufnimmt. Während der Doppelbelastungsphase wechselt das Körpergewicht wieder auf das erhaltene Bein, die Hüfte ist gestreckt und das Becken verschiebt sich lateral über das lasttragende Bein.

Typische Fehler. Bei der Prothesenstandphase ergeben sich immer wieder folgende Fehler:

- Fehlende oder unzureichende Vorwärtsbewegung des Beckens auf der nichtamputierten Seite.
- Ein schneller, verkürzter Schritt mit dem erhaltenen Bein, wobei die Kontrolle des Stumpfes für die Verkürzung der Prothesenstandphase verantwortlich ist.
- Seitwärtsneigen des Rumpfes über die Prothese während der Schwungphase des natürlichen Beins.
- Vorwärtsneigen des Rumpfes zur Verlagerung des Körperschwerpunktes vor das Prothesenknie.

Korrigierende Maßnahmen. Der Amputierte nimmt die Ausgangsstellung ein. Die Schrittlänge wird zum Üben verkürzt und die Prothese nur ganz wenig vor den natürlichen Fuß gesetzt:

- Der *Oberschenkelamputierte* muß die Sicherung des Prothesenknies in der Standphase üben. Anfänglich hilft der Physiotherapeut, indem er das Prothesenknie mit seinem Knie durch Gegenhalt stabilisiert. Gleichzeitig stützt er mit einer Hand die Glutäalregion und mit der anderen die vordere Thoraxwand ab, um so die propriozeptive Wahrnehmungsfähigkeit des Amputierten zu verbessern. Zusätzlich haben die Beinstabilisierung und die Handgriffe den Vorteil, daß die aufrechte Körperhaltung des Patienten während der Prothesenbelastung gesichert wird und dadurch sein Selbstvertrauen bei der Belastung zunimmt.
- Bei *Unterschenkelamputierten* verstärkt ein manuell geführter Widerstand auf der Vorder- und Rückseite des Kniegelenkes die Kontrolle des Amputierten über den muskulären Aufwand, der für die Stabilität des Gelenkes in der Standphase notwendig ist (Abb. 4.15).

Wenn der Amputierte die prothetische Schwung- und Standphase sicher beherrscht und er gelernt hat, im Barren vorwärts, rückwärts und seitwärts zu gehen, beginnt das *Gehtraining mit Unterarmstützen.* Falls während des fortgeschrittenen Trainings wieder Haltungsfehler im Bewegungsablauf auftreten, muß zur vorhergehenden Übungsstufe zurückgekehrt werden. Bei anhaltenden Schwierigkeiten (Geriatriker), die Prothese sicher zu belasten, ist eine Rücksprache mit dem Orthopädietechniker erforderlich, um zu entscheiden, ob der Einbau einer Kniesperre, eines Sicherheitsgelenkes oder anderen prothetischen Vorrichtung die Stand- und Gangsicherheit des Amputierten verbessert.

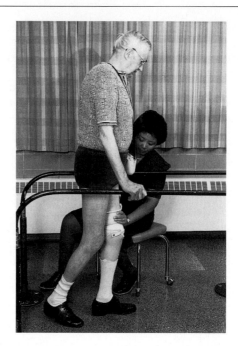

Abb. 4.15.
Manueller Widerstand anterior-proximal und posterior-distal zum Knie fördert die Gelenkfunktion

4.1.4
Übergang zum freien Gehen

Während des Trainings betrachtet der Patient seine Interimsprothese häufig als ein therapeutisches Hilfsmittel, welches während der Gehübungen benutzt wird. In dieser Meinung wird er oft vom Physiotherapeuten bestärkt, denn zu Beginn der Behandlungen ist der Gebrauch der Interimsprothese aus Sicherheitsgründen auf die Übungsstunden beschränkt. Der Übergang zum freien Gehen muß deshalb bewußt gefördert werden.

Darüber hinaus wird durch die intensiven und anhaltend individuellen Behandlungen mancher Patient vom Physiotherapeuten abhängig. Um die Unabhängigkeit, die Ausdauer und das Selbstvertrauen des Patienten zu stärken, sollte er, vorausgesetzt, daß er sicher unter Aufsicht gehen kann, so viel wie möglich auch *selbständig außerhalb* der Behandlungsabteilung mit seiner Interimsprothese gehen. Durch dieses selbständige Gehen wird die Zeitdauer der Prothesenbenutzung gesteigert. Das Ziel ist der *Ganztagesgebrauch,* um somit einen normalen Lebensablauf wieder herzustellen.

Ein weiterer Fortschritt sind *Wochenendbesuche zu Hause,* die vor der eigentlichen Entlassung aus der Rehabilitation durchgeführt werden können, wenn der Amputierte folgende Voraussetzungen erfüllt:

- selbständiges und korrektes Anlegen der Interimsprothese,
- sicheres Zurücklegen des Weges von der Station zur Behandlungsabteilung,
- selbständiges Prüfen seines Stumpfes und Erkennen von Stumpfproblemen,
- selbständiges Wickeln des Stumpfes nach dem Ablegen der Interimsprothese.

Nach einem Wochenende zu Hause muß der Physiotherapeut feststellen, wie aktiv der Amputierte war, welche Erfahrungen er hatte, wie lange er die Prothese benutzt hat, welche Schwierigkeiten aufgetreten sind, und ggf. den Grund der Nichtbenutzung herausfinden. Die Weiterbehandlung hängt teilweise von der Auswertung dieser Ergebnisse ab. Wenn ein Amputierter zu Hause z.B. Schwierigkeiten hatte, die Prothese selbständig anzulegen, dann muß das Anlegen der Prothese noch einmal mit Anleitung geübt werden.

ZUSAMMENFASSUNG	**Die Gehschule ist ein Hauptbestandteil der Gesamt-rehabilitation. Der Amputierte lernt, seine Prothese richtig an- und abzulegen, die Stand- und Schwung-phase zu kontrollieren und dadurch mit seiner Prothese richtig zu gehen. Junge und gesunde Amputierte machen schnelle Fortschritte, bei älteren – besonders bei kranken – Patienten zeigen sich Fortschritte im Gehtraining langsamer. Sobald der Amputierte sicher gehen kann, können Gebrauchsbewegungen (s. Abschn. 4.3) intensiver geübt werden.**

4.2
Feedback-Techniken

Die Verwendung sensibler Feedback-Techniken während des Gehtrainings hilft dem Amputierten, folgende Parameter besser wahrzunehmen und zu beurteilen:

● das Ausmaß der Gewichtsbelastung,
● den muskulären Aufwand, der für eine Bewegung nötig ist,
● die Ausrichtung und Kontrolle der verschiedenen Bewegungen,
● die Haltung des Körpers während der Bewegungen.

4.2.1
Konventionelle sensible Feedback-Techniken

Taktile, verbale und visuelle Stimulationen sind konventionelle und effektive Behandlungstechniken. Zusätzlich kann die sensible Wahrnehmung durch Feedback-Geräte verbessert werden.

Taktile Stimulation
Die Richtung, Intensität und Geschwindigkeit einer Bewegung können durch manuellen Kontakt, wie z. B. bei den Gleichgewichts- und Schrittübungen beschrieben (s. Abschn. 4.1.3), wesentlich beeinflußt werden. Dabei ist das exakte Anlegen der Hand für die entsprechende Bewegung sowie das Ausmaß des Widerstands oder der Unterstützung entscheidend. Der manuelle Kontakt ist eine ausgezeichnete Lehrmethode. Der Amputierte wird durch den Handkontakt geführt, und der Physiotherapeut ist durch diesen Kontakt in der Lage, die Stärke und die Richtung der Bewegung des Amputierten zu beurteilen.

Verbale Stimulation

Bei der Korrektur von Fehlhaltungen während des Gehtrainings sind Anweisungen und Kommandos hilfreich. Diese Anweisungen müssen klar, verständlich und kurz sein. Es ist auch wichtig, daß diese Instruktionen im richtigen Moment gegeben werden, denn unklare oder verzögerte Anweisungen können den Patienten verwirren (Netz et al. 1981).

Visuelle Stimulation

Ein am Ende des Barrens aufgestellter hoher Spiegel hilft dem Amputierten, seine Haltungsfehler und Fehlstellungen zu erkennen. Trotzdem haben manche Patienten Schwierigkeiten, sich beim Übergang zu Gehübungen auf ihr Gangbild zu konzentrieren und gleichzeitig ihre Haltung mit Hilfe des Spiegelbilds zu verbessern (Netz et al. 1981).

4.2.2
Feedback-Geräte

Es gibt Feedback-Geräte, die das Gehtraining unterstützen und die Muskelaktivitäten stimulieren, anzeigen oder messen. Folgende Hilfsmittel werden hier vorgestellt:

▶ Körperhaltungskontrollgerät,
▶ Videorecorder,
▶ EMG-Biofeedback,
▶ Belastungsmonitor,
▶ Optisch-akustische Prothesenkniekontrolle,
▶ Belastungsdruckkontrolle.

Körperhaltungskontrollgerät

Gehrahmen und Gehstützen veranlassen besonders ältere Amputierte, mit gebeugtem Rumpf zu gehen. Ein an der Decke des Übungsraums installiertes Gerät hilft dem Amputierten, den Rumpf zu strecken.

Anwendung und Funktionsweise. Diese Vorrichtung läuft in einer Schiene. Das Gerät ist höhenverstellbar und distal mit einem Bügel und mit Handgriffen ausgerüstet (Abb. 4.16a). Der Patient steht unter dem Gerät, greift nach oben und verlagert somit durch die aufrechte Körperhaltung den Körperschwerpunkt über das Becken (Abb. 4.16b) Der Bügel ist durch ein Drehgelenk mit dem Gerät verbunden, dadurch werden die natürlichen Rotationsbewegungen der Wirbelsäule möglich, die beim Gehen mit Gehstützen oft deutlich eingeschränkt sind (Mensch 1983).

Dieses Hilfsmittel kann auch in den frühen Phasen des Gehtrainings nützlich sein, um bei Schrittübungen die Hüfte in die korrekte Position zu bringen. Die Korrektur der Fehlhaltungen kann der Amputierte fühlen. Mit fortschreitender Sicherheit kann er dann sein Gangbild verbessern.

Videorecorder

Mit einem Videorecorder können die Gehübungen aus verschiedenen Winkeln aufgenommen werden. Die Aufzeichnungen erlauben sowohl dem Amputierten als auch dem Physiotherapeuten, den Gang nach jeder Übungsstunde kritisch zu betrachten

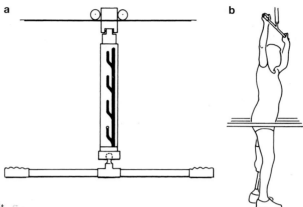

Abb. 4.16a, b.
Körperhaltungskontrollgerät

und auszuwerten. Dabei kann sich der Amputierte voll darauf konzentrieren, das Gangbild, den Ablauf seiner Schritte, Gehfehler und Fehlhaltungen zu erkennen.

Diese Videoaufnahmen können später als objektive Vergleichsmöglichkeit zur Analyse von Fortschritten oder Rückschlägen genutzt werden. Die Möglichkeit, entspannt und objektiv auf dem Videofilm die Details des Gangbilds anzuschauen, spornen den Amputierten auch dazu an, seinen Gang zu verbessern (Netz et al. 1981).

EMG-Biofeedback

Das EMG-Biofeedbackgerät mißt myoelektrische Reize. Diese Reize werden von Sensoren aufgenommen, die sie in akustische Signale umsetzen. Die Lautstärke und Frequenz dieser Signale sind proportional zu der geleisteten Muskelarbeit. Das System wird genutzt, um Anspannung, Entspannung und Training verschiedener Muskelgruppen zu üben. Es kann beim Gehtraining und auch für Stumpfübungen verwendet werden.

Anwendung und Funktionsweise. Die Sensoren müssen immer anatomisch exakt plaziert werden, so daß die Reize der relevanten Muskelgruppen registriert werden. Sie können z.B. auf die Quadrizepsmuskulatur aufgesetzt werden (s. Abb. 3.21), wenn bei einem Unterschenkelamputierten eine Knieinstabiltät besteht (EMG-Handbuch). Die Hüftstreckmuskulatur läßt sich ebenfalls erfolgreich behandeln.

> **!** Die Sensoren dürfen niemals *innerhalb* des Schaftes verwendet werden, da sie dort Druckstellen und Hautirritationen verursachen.

Belastungsmonitor
(„Limb Load Monitor" – LLM)

Der Belastungsmonitor kann beim Gehtraining hilfreich sein, denn der Stumpf wird durch das Feedback stimuliert, die durch die Amputation verlorengegangenen sensorischen Empfindungen des Fußes teilweise zu übernehmen. Er wird für verschiedene Therapien eingesetzt:

- In der unmittelbar postoperativen Phase kann der LLM dazu benutzt werden, die Belastung des Stumpfes zu *reduzieren*.
- Später, während des aktiven Gehtrainings, wird der Belastungsmonitor zur kontrollierten *Belastungssteigerung* benutzt.

Anwendung und Funktionsweise. Ein wie eine Schuheinlage geformter Druckmesser wird unter den Prothesenfuß in den Schuh eingelegt und über ein Kabel mit einer kleinen Kontrollbox, die am Gürtel befestigt wird, verbunden. Für den Einsatz des Belastungsmonitors stehen zwei Möglichkeiten zur Verfügung:

- Der Monitor wird so eingestellt, daß die Tonhöhe des Signals mit zunehmender Belastung abnimmt und bei gewünschter Vollbelastung ganz ausbleibt.
- Der Monitor wird so eingestellt, daß das Signal erst bei der gewünschten Vollbelastung auftritt und die Tonhöhe dann im Fall einer Überbelastung, in der Stärke zunimmt (Gapsis et al. 1982).

In beiden Fällen muß der Amputierte lernen, die Intensität des akustischen Signals mit der Belastung der Prothese in Zusammenhang zu bringen.

Optisch-akustische Rückmeldung zur Prothesenkniekontrolle
Dieses Versuchsgerät vermittelt eine qualitative und quantitative Rückmeldung zur Funktion des Prothesenkniegelenkes.

Anwendung und Funktionsweise. Das Gerät besteht aus zwei am Prothesenknie und an der Prothesenferse angebrachten Kontakten und einer Kontrollbox. Ein *akustisches Signal* (das auch über einen Kopfhörer übertragen werden kann), zeigt die Beugung des Prothesenkniegelenkes in der Schwungphase an. Das Signal erlischt bei gestrecktem Knie, also dann, wenn die Belastung der Prothese gefahrlos möglich ist (Fernie et al. 1978; Gilbert et al. 1982).

Die Kontrollbox hat zusätzlich ein *Lichtsignal* und einen *Zähler*. Wenn das akustische Signal ausgeschaltet ist, meldet das Lichtsignal auftretende Belastungsfehler (z.B. Belastungsversuch bei gebeugtem Knie). Mit Hilfe des Zählers werden die Belastungsfehler gezählt, damit Fortschritte objektiv beurteilt werden können (Fernie et al. 1978). Die zusätzliche Verwendung eines Schrittzählers kann bei der quantitativen Messung der Fortschritte des Amputierten ebenfalls nützlich sein. Man kann die Anzahl der Fehler direkt mit der Schrittzahl vergleichen (Fernie et al. 1978).

Belastungsdruckkontrolle
(„System for Controlling Ambulation Pressure", SCAP-III)
Mit diesem Gerät wird ebenfalls versucht, dem Amputierten anfangs zu helfen, die Stumpfteilbelastung zu kontrollieren. Die Anwendbarkeit ist begrenzt, da das Gerät nur bis zu 30 kg Belastung kalibriert werden kann.

Anwendung und Funktionsweise. Das SCAP-III-System hat zwei druckempfindliche Sensoren, die unter der Ferse und unter der Prothesensohle in den Schuh eingelegt werden. Sobald die eingestellte Belastungsschwelle erreicht ist, ertönt ein Signal, welches durch die Druckveränderung ausgelöst wird. Da sich die Position des Fußes beim Gehen ändert, sind diese Sensoren synchronisiert, damit sie ein gleichmäßiges Signal produzieren (King et al. 1972). Das Gerät ist stufenlos auf eine Belastung zwischen 7,5 kg und 30 kg einstellbar. Die eingestellte Belastungskontrolle ist konstant, während beim Normalgang die Intensität der Bodenreaktionskraft vom Fersenauftritt zum Zehen-off einen Kurvenverlauf hat, der erst zu- und dann abnimmt.

| ZUSAMMENFASSUNG | Die Anwendung von Gehübungs- und Biofeedback-Geräten hilft beim Gehtraining (Krebs et al. 1985). Man versucht, eine bessere Kontrolle über das Ausmaß der Belastung zu bekommen (King et al. 1972) und bessere qualitative und quantitative Messungen anzuwenden (Saleh u. Murdoch 1985). Trotzdem, und das ist sehr wichtig, brauchen Physiotherapeuten, die zu diesen Geräten keinen Zugang haben, nicht zu befürchten, sie könnten ihren Patienten mit konventionellen Behandlungs- und Übungsmethoden kein zufriedenstellendes Gehtraining vermitteln. *Kein auch noch so hoch entwickeltes Gerät kann die klinischen Erfahrungen des Physiotherapeuten, das sorgfältige Abwägen der therapeutischen Möglichkeiten, einen exakten Behandlungsplan und die Anwendung verbaler, manueller und visueller Stimulationsmethoden ersetzen.* |

4.3
Gebrauchsbewegungen („Activities of Daily Living" – ADL)

Die Gehschule bringt Amputierten nicht nur das Gehen mit einer Prothese bei, sondern übt mit ihnen auch Gebrauchsbewegungen, um den Bewegungsanforderungen des täglichen Lebens mit relativer Leichtigkeit und Sicherheit gewachsen zu sein. Anfangs sollten folgende Aktivitäten erlernt werden:

▶ Umdrehen,
▶ Gegenstände vom Boden aufheben,
▶ über Hindernisse steigen,
▶ Treppensteigen und Rolltreppenfahren,
▶ sich auf ungewöhnliche Bodenverhältnisse einstellen,
▶ nach einem Sturz wieder aufstehen.

 Bei diesen Aktivitäten übernimmt das erhaltene Bein immer die schwierigere Phase des Bewegungsablaufs, unabhängig davon, ob der Patient Gehstützen benutzt oder nicht. Die Prothese vermittelt die nötige Standsicherheit und wird so eingesetzt, daß sie die funktionelle Aufgabe des erhaltenen Beins nicht behindert.

Bei weiterem ADL-Training helfen dann die Ergotherapeuten dem Amputierten, die Leistungsfähigkeit mit der Prothese zu steigern und funktionell selbstständig zu werden. Aktivitäten wie das An- und Ausziehen, Kochen, Einkaufen, Gartenarbeiten etc. werden je nach Bedarf trainiert.

Amputierte, besonders die, die an Gefäßerkrankungen leiden, lernen ihre Tätigkeiten so zu planen, daß sie dabei mit dem geringstmöglichen Energieaufwand auskommen können.

Das Behandlungsprogramm der Ergotherapeuten konzentriert sich auch zusätzlich darauf Arbeitsmethoden zu vereinfachen sowie Umbau und Anwendung von Sicherheitsmaßnahmen im Heim zu veranlassen. Falls der Amputierte sehr behindert ist, wählt der Ergotherapeut funktionell korrekte Vorrichtungen für den Rollstuhl und übernimmt das Rollstuhl-ADL-Training.

Umdrehen
Das Umdrehen wird mit Hilfe mehrerer kleiner Wechselschritte durchgeführt, wobei das erhaltene Bein um die Prothese geht (Abb. 4.17). Die Drehung mit kleinen Schritten ist notwendig, um Hautfriktionen zwischen Stumpf und Schaft zu vermeiden. Außerdem hat der Amputierte bei dieser Methode eine bessere Standkontrolle, da die Prothese die kleineren Schritte durchführt.

Gegenstände vom Boden aufheben
Um einen Gegenstand vom Boden aufzuheben, nimmt der Patient die Schrittstellung ein. Das erhaltene Bein steht neben dem heruntergefallenen Gegenstand. Die Prothese ist in der Schrittrücklage und ermöglicht so ein kontrolliertes Beugen des erhaltenen Beins. Ein bewegliches Prothesenknie kann mitgebeugt werden. Beim Körperneigen sollte die Wirbelsäule möglichst gerade gehalten werden. Der Gegenstand wird aufgehoben. Der Amputierte kehrt in die Ausgangsstellung zurück.

Über ein Hindernis steigen
Falls ein Hindernis im Wege steht, das man nicht umgehen kann, muß der Amputierte erst abschätzen, ob ein Schritt über die Barriere möglich ist oder nicht. Beim Training können z.B. Sandsäcke, Bretter, Ringe und markierte Bezirke (die imaginäre Löcher darstellen) benutzt werden. Es gibt *zwei Möglichkeiten,* Hindernisse zu übersteigen, die beide geübt werden sollten:

● Der Patient steht vor dem Hindernis. Das Körpergewicht wird vom erhaltenen Bein getragen. Eine kraftvolle Stumpfhüftbeugung, unter gleichzeitiger Rumpfstreckung nach dorsal „schleudert" die Prothese über das Hindernis. Nach dem Überschrei-

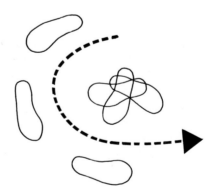

Abb. 4.17.
Mit kleinen Wechselschritten umdrehen

ten mit der Prothese wird beim Aufsetzen das Prothesenknie kraftvoll gestreckt. Das erhaltene Bein folgt. Diese Methode ist angebracht, wenn das *Hindernis relativ hoch* und die Schrittlänge kurz ist. Der Amputierte vermeidet so ein Stolpern der Prothese, denn eine nachfolgende Prothese kann die Hindernishöhe nur schwierig kontrollieren.

● Der Patient steht vor dem Hindernis. Das Körpergewicht wird von der Prothese getragen. Gleichzeitig neigt sich der Rumpf leicht nach vorne während das erhaltene Bein über das Hindernis steigt. Diese Methode ist angebracht, wenn das *Hindernis flach* und/oder der Schritt verhältnismäßig lang ist.

Bei beiden Methoden ist es wichtig, den Abstand zum Hindernis und dessen Maße richtig abzuschätzen, damit die Prothese nicht an der Hürde hängen bleibt. Ein häufiger Fehler beim Übersteigen besteht darin, im Bewegungsablauf innezuhalten und die Prothese zu langsam über das Hindernis zu steuern. Das veranlaßt den Prothesenunterschenkel, sich zu beugen (verursacht durch die Schwerkraft); dabei geht das Beschleunigungsmoment für den Fersenauftritt verloren. Beim Übersteigen von Hindernissen werden auch oft Abduktions- und Zirkumduktionsbewegungen angewandt.

Treppensteigen

Die *alternierende Belastung* beider Beine wird vom Amputierten zum Treppensteigen nicht immer eingesetzt. Nach Vorfußamputionen, Sprunggelenkexartikulationen und Unterschenkelamputationen ist ein normales Treppensteigen möglich. Patienten mit höher liegendem Amputationsniveau benutzen meist das *Einstufensystem,* weil es einfacher und weniger anstrengend als das alternierende ist.

> **Beim Treppauf- und Treppabgehen sichern die Gehstützen immer die Prothese.**

Patienten, die sich zusätzlich am Geländer festhalten, benutzen prinzipiell dieselbe Methode. Dabei werden ggf. beide Gehstützen in einer Hand gehalten, während sich der Patient mit der anderen Hand am Geländer festhält.

Bei allen Methoden muß der Amputierte die Trittfläche der jeweiligen Stufen beachten. Auf schmalen Stufen muß die Prothese manchmal etwas schräg aufgesetzt werden. Dadurch wird ein ausreichender Fußkontakt gewährleistet, und die Sicherheit der Prothese in der Standphase kann besser kontrolliert werden. Manche gehen auch „quer", besonders treppab.

Einstufensystem

Treppaufgehen. Das Körpergewicht wird von der Prothese getragen. Das erhaltene Bein steigt auf die nächst höhere Stufe (Abb. 4.18). Der Rumpf wird leicht nach vorne geneigt. Dadurch verlagert sich das Körpergewicht auf das erhaltene Bein, so daß es durch Streckung den Körper heben kann. Die Prothese wird nachgezogen und neben das erhaltene Bein gestellt.

Treppabgehen. Das Körpergewicht wird vom erhaltenen Bein getragen. Die gestreckte Prothese wird bei gleichzeitigem leichten Neigen des Körpers und der kontrollierten Beugung des erhaltenen Beins, auf die nächst niedrige Stufe gesetzt, dabei ist die Hüfte gestreckt. Die Prothese kann so sicher belastet werden. Das Bein wird dann neben die Prothese gestellt.

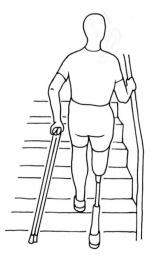

Abb. 4.18.
Treppaufgehen

 Ein anfänglich häufig auftretender Fehler beim Abwärtsgehen ist ein Herunterhüpfen mit dem erhaltenen Bein. Dieser Fehlsprung muß aus Sicherheitsgründen vermieden werden.

Alternierende Belastung

Für das Treppabgehen gibt es zwei weitere Möglichkeiten, die im folgenden erläutert werden:

▶ „Klappmessermethode",
▶ Treppenganghydraulik.

„Klappmessermethode" mit konventionellem, einachsigem Prothesenknie. Die sog. „Klappmessermethode", die heutzutage selten eingesetzt wird, erlaubt aktiven Oberschenkelamputierten beim Treppabgehen (wie beim Normalgang), die Beine von Stufe zu Stufe alternierend zu wechseln. Diese Methode funktioniert aber nur mit einachsigen Gelenken ohne Standphasensicherung oder mit umschaltbarer Standsicherung (Treppengang). Ohne Treppenganghydraulik verläuft der gesamte Bewegungsablauf unharmonisch und fordert vom Patienten perfektes Timing und gute Koordination.

Bei der „Klappmessermethode" wird der Prothesenfuß so auf die nächstniedrige Stufe gesetzt, daß der Vorfuß hinausragt (Abb. 4.19). Mit dieser Fußposition wird einerseits die Sicherheit des Prothesenstands gewährleistet, während andererseits gleichzeitig durch Hüftbeugung die Abwärtsbewegung eingeleitet wird. Durch die Hüftbeugung fällt die Belastungslinie hinter das Prothesenknie und verursacht dadurch dessen Beugung. Das erhaltene Bein muß dann aber schnell auf der nächsten Stufe zum Stand kommen.

Treppabgehen mit einem hydraulischen Standphasenkontrollknie. Ein hydraulisches standphasenkontrolliertes Kniegelenk erlaubt dem Amputierten das Treppabgehen mit einem Beinwechsel von Stufe zu Stufe. Dabei bleibt das Prothesenknie in der Standphasensicherung, d.h. beim Fersenauftritt mit der Prothese wird die Kniebeugung

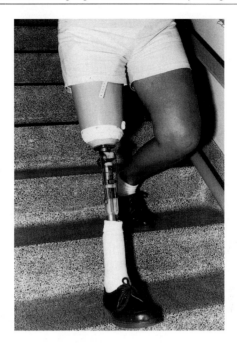

Abb. 4.19.
Treppabgehen; Fußposition
für „Klappmessermethode"

gegen einen erschwerten Widerstand (Standphasensicherung) eingeleitet. Der Amputierte „gleitet" gedämpft in die Flexion und setzt mit dem vorhandenen Bein auf der
nächsten Stufe auf. Das hydraulische Standphasenknie ist aber schwerer als andere
Kniemodelle.

Bordsteinkanten
Beim Gehen über Bordsteinkanten gelten dieselben Regeln wie für das Treppensteigen.
Beim Aufsteigen zum Bürgersteig geht (nach Oberschenkelamputation) das erhaltene
Bein voran. Die Prothese folgt. Beim Verlassen des Bürgersteigs wird erst die Prothese
auf die Straße gesetzt und das erhaltene Bein folgt der Prothese. Unterschenkel-
amputierte können durchaus mit der Prothese auf die Bordsteinkante steigen (auch
manche Oberschenkelamputierte, die mit einer Standphasenkontrolle versorgt sind).
Amputierte können so fließend über die Straße gehen.

Rolltreppen- und Fließbandfahren
Das erhaltene Bein übernimmt die schwierigere Aufgabe. Diese Regel gilt auch für den
hier beschriebenen Bewegungsablauf. Der Amputierte steht vor der Rolltreppe oder
dem Fließband. Das erhaltene Bein steigt zuerst auf die bewegliche Plattform, es kann
die Balance besser halten. Die Prothese folgt. Am Ende der Fahrt steigt hier (anders als
beim Treppabgehen) wieder das erhaltene Bein zuerst ab, denn es muß die plötzliche
Verzögerung kontrollieren. Die Prothese folgt.

Ungewöhnliche Bodenverhältnisse

Als ungünstige Bodenverhältnisse werden u.a. bergiges, unebenes, glattes, nasses, eisiges und schlammiges Gelände angesehen. Für eine sichere Fortbewegung auf ungewöhnlichem Grund, müssen besonders folgende Vorkehrungen getroffen werden:

● Schuhe mit rutschfesten Sohlen oder dickem Gummiprofil,
● Spikes an Gehstützen oder Stöcken (s. unten, Winterwetter).

 Mit oder ohne Gehstützen, der Amputierte sollte nur kleine, kontrollierte Schritte machen.

Bergauf- und Bergabgehen

Wenn der Anstieg beim *Bergaufgehen* steil ist, stellt sich der Amputierte seitlich zur Fortbewegungsrichtung, damit sein erhaltenes Bein mit einem Seitschritt voran gehen kann. Die in Streckung gehaltene Prothese folgt. Beim *Bergabgehen* benutzt der Amputierte ebenfalls die Seitenstellung. Die in Streckung gehaltene Prothese beginnt den Abstieg. Das erhaltene Bein folgt der Prothese.

Bei einem *Anstieg in der Vorwärtsrichtung* würde der Prothesenfuß, der durch den Dorsalanschlag nicht die erforderliche Dorsalextension produzieren kann, den Schritt hemmen. Durch die in dieser Position ungünstige Lage des Körperschwerpunktes (weit hinter dem Kniegelenk und tiefer als üblich) würde die Streckung des Prothesenkniegelenkes sowie das Vorsetzen des natürlichen Beins wesentlich erschwert. Bei *frontalem Abwärtsgehen* entstünde eine vermehrte Plantarflexion des Prothesenfußes, die ihrerseits, insbesondere bei gelenklosen Fußtypen, die unerwünschte Kniebeugung des Prothesenkniegelenkes verstärken würde.

Winterwetter

Im Winter kann eine Vorrichtung mit *Spikes an Gehstützen oder Stöcken* angebracht werden (Abb. 4.20). Diese Spitzen werden beim Gehen auf schnee- und eisbedecktem Grund nach unten geklappt. Wenn die Bodenverhältnisse das Gehen ohne Spikes erlauben, werden sie wieder nach oben geklappt.

Man kann auch eine Platte mit *Metallclips unter die Schuhsohle* schnallen. Diese Methode ist effektiv aber lästig. Der steife Metallbügel behindert das Abrollen des Fußes. Außerdem muß sie beim Betreten des Hauses sofort abgelegt werden, denn die Nägel zerkratzen den Boden. *Schuhspikes,* auf der Basis einer über den Schuh gezogenen elastischen Gummibandage, sind etwas praktischer, weil sie leichter an- und abzulegen sind.

 Merke Wenn der Amputierte diese Hilfsmittel nicht besitzt, kann er einfach eine große *Wollsocke über den Prothesenschuh* ziehen, die ihm eine gewisse Sicherheit auf Schnee und Eis gibt.

Fallen und wieder aufstehen

Ein Sturz entsteht durch unkontrolliertes Einknicken des Prothesenkniegelenkes, durch Stolpern und Ausrutschen oder durch einen anderen Gleichgewichtsverlust. Das *Fallen* wird nur mit jungen, aktiven Amputierten geübt. Ältere Patienten mit eingeschränkter Beweglichkeit werden, um Verletzungen zu vermeiden, genau und wieder-

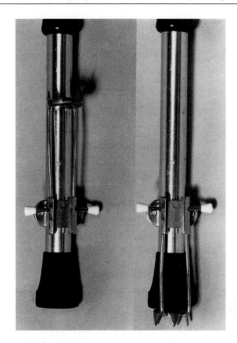

Abb. 4.20.
Spikes für Eis und Schnee,
links hochgeklappt, rechts
runtergeklappt

holt darauf hingewiesen, wie man bei einem Sturz zu reagieren hat, ohne den Sturz selbst zu üben.

Das *Aufstehen* nach einem Sturz ist schwierig. Deshalb müssen alle Amputierten die einzelnen Phasen üben. Patienten, die das Aufstehen beherrschen, haben in der Regel weniger Angst vor dem Fallen.

Fallen

Da ein Sturz immer unerwartet auftritt, ist es für den Amputierten schwierig, auf einen Fall nach vorne, zur Seite oder nach hinten richtig zu reagieren. Die *Grundregeln des Fallens* müssen deshalb einfach zu merken sein.

- Gehstützen oder Stöcke sind bei einem Sturz im Wege oder sogar gefährlich. Sie müssen augenblicklich losgelassen werden (wenn möglich seitlich oder nach hinten wegstoßen).
- Zur Dämpfung des Sturzes muß der Amputierte sofort alle Gelenke beugen. Ein Aufprall des Körpers mit gebeugten Gelenken verursacht weniger Verletzungen. Ein Sturz mit gestrecktem Körper verstärkt den Aufprall auf dem Boden.
- Wenn möglich, sollte der Amputierte den Sturz mit beiden Händen auffangen und über die erhaltene Seite abrollen.

Fallübungen erfordern eine weiche, dicke Trainingsmatte. Vor dem eigentlichen Sturz konzentriert sich der Amputierte auf den Bewegungsablauf. Beim *Vortwärtsfallen* fangen beide Hände den Aufprall ab. Beim *Fallen nach hinten oder zur Seite* ist es besonders wichtig, sofort den Rumpf und Nacken zu beugen, um ein Aufschlagen des Kopfes auf den Boden zu vermeiden.

Aufstehen vom Boden aus der Rückenlage

Der Amputierte liegt nach einem Fall nicht unbedingt auf dem Rücken. Die folgende Methode soll aber beschrieben werden, da das selbständige Aufstehen aus der Rückenlage für ihn am schwierigsten ist.

● Der Amputierte liegt mit gestrecktem Körper auf dem Rücken (Abb. 4.21).
● Mit leicht gebeugten Knien rollt er sich über das erhaltene Bein zur Seite (Abb. 4.22).
● Die Energie der Drehbewegung wird dazu benutzt, eine kniende Position einzunehmen (Abb. 4.23).
● Durch eine Liegestütze hebt der Amputierte seinen Rumpf, der Fuß des erhaltenen Beins wird dabei auf den Boden gesetzt (Abb. 4.24).
● Mit Hilfe beider Hände und des erhaltenen Beins erhebt sich der Amputierte vom Boden. Das Abstützen der Hand gegen den Oberschenkel erleichtert die Streckung des natürlichen Knies (Abb. 4.25).
● Die Prothese wird neben das Bein gezogen, um so einen sicheren Stand zu erreichen (Abb. 4.26).

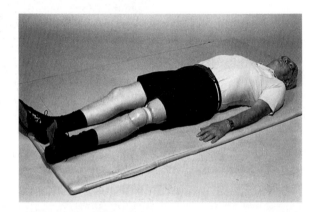

Abb. 4.21.
Aus der Rückenlage vom
Boden aufstehen

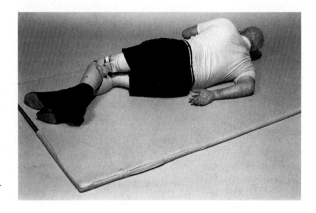

Abb. 4.22.
Mit Schwung über das erhaltene Bein zur Seite rollen

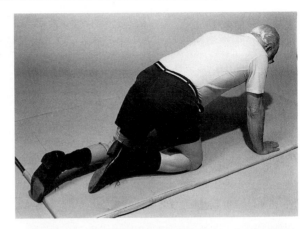

Abb. 4.23.
Zum Kniestand kommen

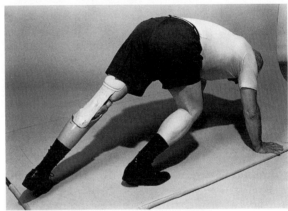

Abb. 4.24.
Durch Liegestütz den
erhaltenen Fuß auf den
Boden setzen

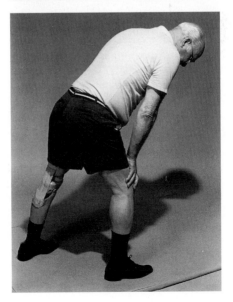

Abb. 4.25.
Mit zusätzlichem Handdruck
den Körper heben

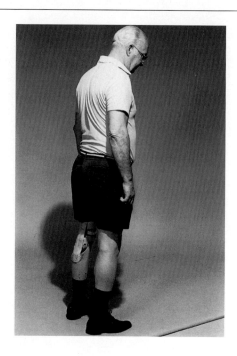

Abb. 4.26.
Zum Stand kommen

Aufstehen vom Boden aus sitzender Position

- Die Prothese wird in Streckstellung gebracht.
- Das natürliche Bein wird gebeugt und der Fuß nahe am Körper auf den Boden gesetzt.
- Beide Hände werden mit gestreckten Armen kurz hinter dem Rumpf auf dem Boden abgestützt.
- Der Amputierte dreht sich um sein erhaltenes Bein, wobei die Energie der Drehbewegung dazu genutzt wird, eine kniende Stellung einzunehmen.
- Das Gewicht des Rumpfes wird nach dorsal verlagert, so daß der Fuß einen festen Bodenkontakt gewinnt.
- Der Amputierte kann sich dann mit beiden Armen und dem gesunden Bein vom Boden abstoßen.
- Die Verlagerung der Prothese in die Standposition stabilisiert den Stand und beendet den Aufstehvorgang.

Die beschriebenen Aufstehmethoden betreffen Situationen, bei denen der Amputierte selbständig und ohne jegliche Hilfe zum Stand kommt. Er kann sich aber auch beim Aufstehen an Möbelstücken festhalten oder mit der Unterstützung eines Helfers wieder zum Stand kommen. Ein Gegendruck der Hand auf den M. quadriceps beim Aufstehen unterstützt die Streckung des erhaltenen Beins und hilft so dem Amputierten, etwas leichter zum Stand zu kommen.

ZUSAMMENFASSUNG	**Wenn der Amputierte diese grundlegenden Gebrauchs-bewegungen und auch andere fortgeschrittenen Bewegungsabläufe sicher beherrscht (z.B. Hausarbeiten, Gartenarbeiten, selbständiges Autofahren, Reisen) ist er leistungs- und bewegungsmäßig unabhängig. Er hat das Ziel seiner Rehabilitation erreicht.**

4.4.
Prothesengangfehler

(Aus Baumgartner u. Botta; Amputation und Prothesenversorgung der unteren Extremität, 1989, mit freundlicher Genehmigung des Enke-Verlags.) Trotz Gehtraining und bester Prothesenversorgung können – weil das Gehen mit einer Prothese erlernt werden muß – verschiedene Gangfehler auftreten.

Prothesengangfehler erhöhen den Energiebedarf des Amputierten, da zusätzliche Muskelkraft benötigt wird, um den Körper von der Abweichung wieder in die Balance zu bringen. Sie sind dehalb ermüdend und machen den Gang auch unsicher.

Wenn diese Ausgleichs- und Fehlbewegungen zu Beginn der Rehabilitation unkorrigiert bleiben, entwickeln sich diese Fehler zu Gewohnheiten, die dann später andauernde Abweichungen im Gangbild hervorrufen. Die Ursachen der Gangfehler müssen deshalb frühzeitig erkannt und korrigiert werden.

Vier Faktoren beeinflussen den Prothesengang:

- der Amputierte,
- sein Gesundheitszustand,
- die Prothese und
- die Umwelt.

Es ist oft schwierig, Prothesengangfehler zu analysieren, da sich alle Gangabweichungen – unabhängig von der Ursache – in ähnlichen Körperfehlhaltungen äußern. Deshalb ist eine gewissenhafte, fachliche Beurteilung des Gangs wichtig, die vom Orthopädietechniker und Physiotherapeuten gemeinsam durchgeführt wird.

Nach Unterschenkelamputationen kommt es seltener zu ausgeprägten Gangfehlern. Das erhaltene Kniegelenk ermöglicht ein natürlicheres Gangbild. *Nach Oberschenkelamputationen* sind Gangfehler stärker ausgeprägt, da der Verlust des Kniegelenkes den Prothesengang, besonders für Geriatriker, erschwert.

Die hauptsächlichen Prothesengangfehler treten nicht isoliert auf, sondern sind durch Bewegungskombinationen mit anderen Gangabweichungen verbunden. Folgende *sekundäre Gangabweichungen* können beobachtet werden:

- Störungen im Schrittrhythmus, die durch eine veränderte Schrittdauer (Abb. 4.27) und auch fehlerhafte Schrittlängen- und/oder Schrittweiten (Abb. 4.28) charakterisiert sind.
- Variation der Fußposition (Winkelstellung im Verhältnis zur Gehrichtung, Abb. 4.29).
- Uncharakteristisches Armschwingen, d.h. der Amputierte hält den Arm auf der Prothesenseite bewegungslos, während der kontralaterale Arm die Schwungbewegungen des Gangs durchführt.
- Bei einem unsicheren Gang „führt" die Prothese, und das erhaltene Bein, welches in der Standphase die Balance hält, wird nachgezogen.

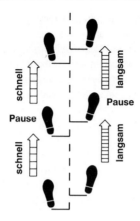

Abb. 4.27.
Ungleichmäßiger Schritt-
rhythmus

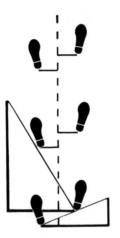

Abb. 4.28.
Ungleichmäßiger Raum-
gewinn

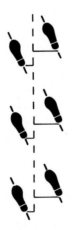

Abb. 4.29.
Fußwinkelstellung im
Verhältnis zur Gangrichtung

Bevor die Ganganalyse beginnt, muß *immer* erst geprüft werden, ob der Amputierte die Prothese richtig angezogen hat. Dann wird der Gang von vorne, von der Seite und von hinten objektiv-kritisch beobachtet. Durch zusätzliche Befragung des Amputierten werden Probleme identifiziert. So können z.b. Stumpfbeschwerden zu Gangabweichungen führen, die durch ein Problem im Amputationsbereich oder durch einen von außen wirkenden Faktor hervorgerufen werden. Oder das Seitwärtsneigen des Rumpfes über die Prothese während der Prothesenmittstandphase nach einer Oberschenkelamputation kann entweder durch eine Abduktorenschwäche hervorgerufen sein, oder der laterale Schaftwandkontakt (sog. „laterale Anlage") ist aus verschiedenen Gründen (Prothesenschaft zu weit, abduzierender Schaftaufbau, mediale Schaftwand zu hoch) nicht gewährleistet.

> **Merke**
>
> **Man muß aber auch akzeptieren, daß manche Gangabweichungen (vor allem bei höher liegendem Amputationsniveau) nicht völlig eliminiert werden können.**

Individuelle Haltungsfehler und/oder Schwierigkeiten bei der Anpassung an die amputationsbedingten biomechanischen Veränderungen wirken hemmend auf die Entwicklung eines guten Gangbilds. Trotzdem muß angestrebt werden, daß der Amputierte lernt, sicher, energiesparend, funktionell und möglichst fehlerfrei mit seiner Prothese zu gehen.

Die anschließenden Listen klassifizieren und registrieren die dominanten Prothesengangfehler sowie deren Ursachen, die nach Amputation des Unterschenkels (s. Abschn. 4.4.1, Prothesengangfehler nach Unterschenkelamputationen) und des Oberschenkels (s. Abschn. 4.4.2, Prothesengangfehler nach Oberschenkelamputationen) auftreten können.

4.4.1
Prothesengangfehler nach Unterschenkelamputationen

Nach der Versorgung mit einer Unterschenkelprothese können folgende Gangfehler auftreten:

▶ Kniefunktionsprobleme (s. S. 216ff, Abb. 4.30–4.34):
  ▷ Zu intensive Kniebeugung vom Prothesenfersenauftritt zur mittleren Standphase.
  ▷ Plötzliche, vorzeitige Kniebeugung am Ende der prothesenseitigen mittleren Standphase.
  ▷ Zu intensive Kniebeugung kurz vor dem prothesenseitigen Zehenabstoß.
  ▷ Fehlende oder unzureichende Kniebeugung vom Auftritt der Prothesenferse zur mittleren Standphase.
  ▷ Verzögerte Kniebeugung am Ende der prothesenseitigen Standphase.
▶ Rotationsfehler (s. S. 221, Abb. 4.35):
  ▷ Abweichen der Ferse nach medial oder lateral zu Beginn der prothesenseitigen Schwungphase.
▶ Prothesenbelastungsprobleme (s. S. 222, Abb. 4.36 und 4.37):
  ▷ Übermäßige laterale Beckenverschiebung.
  ▷ Unzureichende Prothesenbelastung während der mittleren Standphase.

Kniefunktionsprobleme

Zu intensive Kniebeugung vom Prothesenfersenauftritt zur mittleren Standphase (Abb. 4.30)

Gangbild. Bei übermäßigem Kniebeugen zu Beginn der Prothesenstandphase beugt sich auch der Rumpf leicht nach vorne. Das Gewicht wird auf den Prothesenfuß verlagert. Die Prothese erscheint zu kurz. Die Schwungphase des erhaltenen Beins wird beschleunigt.

Ursachen.

▶ Vom Amputierten ausgehend:
  ▷ Knie- und/oder Hüftbeugekontraktur,
  ▷ Schwäche des M. quadriceps,
  ▷ Schwäche der Hüftstreckmuskulatur,
  ▷ Stumpfschmerz und/oder Hautempfindlichkeit anterior-distal,
  ▷ manchmal auch Beugehaltung beider Kniegelenke (durch Körperschwerpunktsenkung will der Amputierte die Standstabilität erhöhen; sehr ermüdend für den Betroffenen).

▶ Prothesenbedingt:
  ▷ Prothesenschaft zu sehr gebeugt (bzw. Prothesenfuß dorsal extendiert),
  ▷ Prothesenfuß im Verhältnis zum Schaft zu weit dorsal gesetzt,
  ▷ zu harter Fersenkeil (im SACH-Fuß),
  ▷ ungenügende Prothesenhaftung.

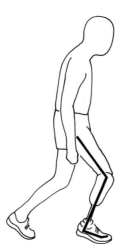

Abb. 4.30.
Zu intensive Kniebeugung
vom Fersenauftritt zur
mittleren Standphase

Plötzliche vorzeitige Kniebeugung,
am Ende der prothesenseitigen mittleren Standphase (Abb. 4.31)

Gangbild. Plötzliches und zu schnelles Kniebeugen (Einknicken) am Ende der prothesenseitigen Standphase erfordert einen schnellen Schritt mit dem erhaltenen Bein nach vorne.

Ursachen.

▶ Vom Amputierten ausgehend:
  ▷ Kniegelenkinstabilität,
  ▷ Kniebeugekontraktur,
  ▷ Schwäche der Hüftstreckmuskulatur,
  ▷ Stumpfschmerzen distal,
  ▷ verminderte Propriozeption.

▶ Prothesenbedingt:
  ▷ Prothesenfuß zu weit dorsal extendiert,
  ▷ Prothesenfußkeil zu kurz,
  ▷ Prothesenvorfuß zu weich oder Fuß zu weit nach dorsal versetzt,
  ▷ ungenügende Prothesenhaftung.

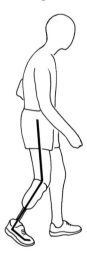

Abb. 4.31.
Plötzliche, vorzeitige Kniebeugung am Ende der pro-
thesenseitigen mittleren
Standphase

Zu intensive Kniebeugung kurz vor dem prothesenseitigen Zehenabstoß (Abb. 4.32)

Gangbild. Übertriebene Kniebeugung am Ende der prothesenseitigen Standphase kurz vor dem Zehenabstoß, zusammen mit dem Absinken des Beckens und der Schulter auf der Prothesenseite. Der Amputierte zeigt zusätzlich eine Körpervorwärtsneigung, um das Gleichgewicht zu erhalten. Die Standphase des erhaltenen Beins ist verlängert.

Ursachen.

▶ Vom Amputierten ausgehend:
  ▷ Kurzer Stumpf,
  ▷ Knieinstabilität,
  ▷ Schwäche der Hüftstreckmuskulatur,
  ▷ Hüft- und/oder Kniebeugekontraktur,
  ▷ verminderte Propriozeption,
  ▷ fehlende Vorwärtsbewegung des Beckens beim Gehen,
  ▷ Prothese wird als zu schwer empfunden.

▶ Prothesenbedingt:
  ▷ Prothesenschaft zu weit vorverschoben,
  ▷ Prothesenfußkeil zu kurz,
  ▷ Prothesenfuß zu stark dorsalextendiert,
  ▷ zu weicher Fersenkeil (SACH-Fuß),
  ▷ zu kleiner Prothesenfuß,
  ▷ Schaft im Verhältnis zum Fuß zu sehr gebeugt,
  ▷ zu weiche Ferse im Prothesenfuß (SACH-Fuß).

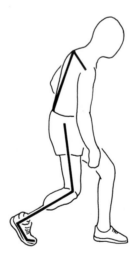

Abb. 4.32.
Zu intensive Kniebeugung
kurz vor dem prothesen-
seitigen Zehenabstoß

Fehlende oder unzureichende Kniebeugung
vom Auftritt der Prothesenferse zur mittleren Standphase (Abb. 4.33)

Gangbild. Das Knie wird vom Aufsetzen der Prothesenferse bis zur mittleren Standphase in Extension gehalten. Das verlängert den Fußvollkontakt, die Hüfte der amputierten Seite wird abduziert, um das Heben des Körperschwerpunkts zu erleichtern. Manchmal wird dies auch durch Zehenstand des erhaltenen Beins ausgeglichen. Die Wirbelsäulenrotation ist vermindert.

Ursachen.

▶ Vom Amputierten ausgehend:
  ▷ Stumpfschmerz anterior-distal,
  ▷ Schwäche des M. quadriceps,
  ▷ dicker Weichteilmantel im Bereich der Kniekehle,
  ▷ verminderte Propriozeption,
  ▷ Unsicherheit, Angst das Knie knickt ein,
  ▷ verkürzte Schrittlänge.

▶ Prothesenbedingt:
  ▷ Prothesenfuß zu weit plantar flektiert,
  ▷ zu weicher Fersenkeil im Prothesenfuß (SACH-Fuß),
  ▷ Prothesenschaft zu weit dorsal verschoben,
  ▷ Prothese zu kurz.

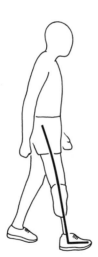

Abb. 4.33.
Fehlende oder unzureichende
Kniebeugung vom Fersen-
auftritt zur mittleren Stand-
phase

Verzögerte Kniebeugung am Ende der prothesenseitigen Standphase (Abb. 4.34)

Gangbild. Bei verspäteter Kniebeugung am Ende der prothetischen Standphase bringt der Amputierte das erhaltene Bein, mit verkürzter Schrittlänge und mit Vorwärtsneigen des Rumpfes schnell nach vorne, um die Balance zu halten. Kniebeugung an der amputierten Seite wird durch gleichzeitigen Zehenstand des kontralateralen Beins vermieden.

Ursachen.

▶ Vom Amputierten ausgehend:
  ▷ Schwäche der Hüftbeugemuskulatur,
  ▷ Stumpfschmerz, dorsal-distal,
  ▷ fehlende Vorwärtsbewegung des Beckens beim Gehen,
  ▷ verlängerte Prothesenbelastung erhöht das Kniestreckmoment,
  ▷ das aktiv gestreckte Knie veranlaßt ein Anheben der Prothesenferse.

▶ Prothesenbedingt:
  ▷ Prothesenschaft zu weit zurückverschoben,
  ▷ Prothesenfuß zu groß,
  ▷ Prothesenfuß zu weit plantar flektiert,
  ▷ Prothesenfuß zu hart (SACH-Fuß).

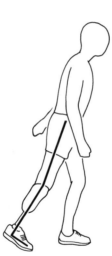

Abb. 4.34.
Verzögerte Kniebeugung am
Ende der prothesenseitigen
Standphase

Rotationsfehler

Abweichen der Ferse nach medial oder lateral
zu Beginn der prothesenseitigen Schwungphase (Abb. 4.35)

Gangbild. Am Anfang der Prothesenschwungphase dreht und hebt sich die Ferse entweder nach medial oder nach lateral und richtet sich während der Mitte der Prothesenschwungphase wieder aus. Eine Hüftaußenrotation mit Rumpfdrehung veranlaßt den Fersentrakt nach medial zu ziehen; eine Hüftinnenrotation nach lateral. Die Standphase des erhaltenen Beins ist verlängert.

Ursachen.

▶ Vom Amputierten ausgehend:
  ▷ Schwäche der Hüftrotatoren (die Bewegungsphase wird durch Rumpfdrehung
     unterstützt),
  ▷ Knieinstabilität,
  ▷ verminderte Vorwärtsbewegung des Beckens beim Gehen.

▶ Prothesenbedingt:
  ▷ Ungenügende Prothesenhaftung,
  ▷ mangelhafte Gelenkausrichtung (Oberschenkelmanschette),
  ▷ falsche Zehenabrollung (konventioneller Prothesenfuß),
  ▷ steifer SACH Fuß erzeugt Drehung beim Vorfußabstoß,
  ▷ Paßformmängel des Schaftes,
  ▷ Kantendruck am Schaftrand dorsal-proximal.

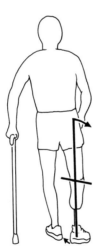

Abb. 4.35.
Abweichen der Ferse nach
medial oder lateral zu Beginn
der Prothesenschwungphase
(Bedeutung der Pfeile, s. Text)

Prothesenbelastungsprobleme

Übermäßige laterale Beckenverschiebung (Abb. 4.36)

Gangbild. Während der prothesenseitigen mittleren Standphase verschiebt der Amputierte das Becken zu weit nach lateral, das Becken sinkt. Die laterale Schaftwand klafft, die mediale Wand drückt auf den Stumpf. Das Gehen ist breitbeinig.

Ursachen.

► Vom Amputierten ausgehend:
  ▷ Abduktorenschwäche,
  ▷ falsche Gewichtsverlagerung auf die Prothese,
  ▷ Stumpfschmerzen distal.

► Prothesenbedingt:
  ▷ Prothesenfuß zu weit nach medial oder
  ▷ Prothesenschaft zu weit nach lateral verschoben,
  ▷ Schaft zu weit.

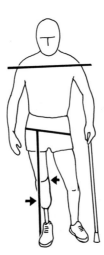

Abb. 4.36.
Übermäßige laterale Becken-
verschiebung (Bedeutung der
Pfeile, s. Text)

Unzureichende Prothesenbelastung während der mittleren Standphase (Abb. 4.37)

Gangbild. Der Amputierte abduziert die Prothese und benutzt einen Stock als Stütze während der Prothesenmittstandphase. Das reduziert die Prothesenbelastung. Die Prothesenstandphase ist verkürzt, die Standphase des erhaltenen Beins verlängert.

Ursachen.

▶ Vom Amputierten ausgehend:
  ▷ Stumpfschmerz und/oder Hautempfindlichkeit hauptsächlich distal,
  ▷ sehr kurzer Stumpf,
  ▷ Schwäche des M. quadriceps,
  ▷ Knieinstabilität,
  ▷ Unsicherheit, Angst das Knie knickt ein,
  ▷ abhängig von Gehhilfen.

▶ Prothesenbedingt:
  ▷ Paßformmängel des Schafts (z.B. Schaft zu weit),
  ▷ fehlender distaler Stumpf-Schaft-Kontakt.

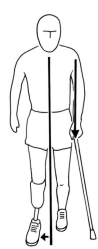

Abb. 4.37.
Unzureichende Prothesen-
belastung während der
mittleren Standphase
(Bedeutung der Pfeile, s. Text)

4.4.2
Prothesengangfehler nach Oberschenkelamputationen

Nach der Versorgung mit einer Oberschenkelprothese können folgende Gangfehler auftreten:

▶ Prothesenseitenabweichungen (s. S. 225f, Abb. 4.38 und 4.39)
  ▷ Abduzierendes Gangbild.
  ▷ Zirkumduzierendes Gangbild.

▶ Übermäßiges Rumpfbeugen (s. S. 227ff, Abb. 4.40–4.42)
  ▷ Seitwärtsneigen des Rumpfes.
  ▷ Vorwärtsneigen des Rumpfes.
  ▷ Hyperlordose der Lendenwirbelsäule.

▶ Rotationsfehler (s. S. 230f, Abb. 4.43 und 4.44)
  ▷ Abweichung der Ferse nach medial oder lateral zu Beginn der Prothesenschwungphase.
  ▷ Rotation des Prothesenvorfußes nach Fersenauftritt.

▶ Prothesenknieprobleme (s. S. 232ff, Abb. 4.45–4.50)
  ▷ Knieinstabilität vom Fersenauftritt zum Fußvollkontakt.
  ▷ Seitendifferentes Anheben der Ferse.
  ▷ Harter Anschlag des Prothesenkniegelenkes am Ende der Schwungphase.
  ▷ Unfähigkeit das Prothesenknie zu beugen.
  ▷ Vermeidung der Prothesenkniebeugung durch Zehenstand des erhaltenen Beins.
  ▷ Vermeidung der Prothesenkniebeugung durch Beckenanheben während der prothesenseitigen Schwungphase.

Prothesenseitenabweichungen

Abduzierendes Gangbild (Abb. 4.38)

Gangbild. Der Amputierte abduziert die Prothese während der Schwung- und Standphase. Die Schrittbreite vergrößert sich nur prothesenseitig.

Ursachen.

▶ Vom Amputierten ausgehend:
  ▷ Abduktionskontraktur,
  ▷ Adduktorenwulst,
  ▷ Stumpfschwäche,
  ▷ Stumpfschmerz und/oder Hautempfindlichkeit lateral-distal, medial-proximal,
  ▷ Prothese nicht richtig angezogen,
  ▷ Balanceproblem,
  ▷ Angst vor Prothesenknieinstabilität.

▶ Prothesenbedingt:
  ▷ Prothese zu lang,
  ▷ Verlust des lateralen Schaftwandkontakts,
  ▷ mediale Schaftwand zu hoch,
  ▷ breitbasiger Prothesenaufbau,
  ▷ zu starke Knieachsfriktion,
  ▷ Prothesenschaft zu eng,
  ▷ unzureichende Prothesenhaftung.

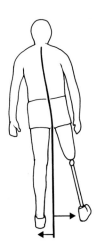

Abb. 4.38.
Abduzierendes Gangbild,
(Bedeutung der Pfeile, s. Text)

Zirkumduzierendes Gangbild (Abb. 4.39)

Gangbild. Der Amputierte schwingt die Prothese beim Gehen halbkreisförmig nach vorne. Die Schrittbreite bleibt während des Bodenkontakts normalspurig.

Ursachen.

► Vom Amputierten ausgehend:
   ▷ Kurzer Stumpf,
   ▷ „Pumpen" des Stumpfes bei schlaffen Weichteilen,
   ▷ Abduktionskontraktur,
   ▷ Stumpfschwäche,
   ▷ Stumpfschmerz und/oder Hautempfindlichkeit anterior-distal,
   ▷ Unfähigkeit das Prothesenknie zu aktivieren,
   ▷ verlängerte Standphase des erhaltenen Beines.

► Prothesenbedingt:
   ▷ Prothese zu lang,
   ▷ zu stark eingestellte Kniestreckung,
   ▷ Prothesenschaft zu weit,
   ▷ unzureichende Prothesenhaftung,
   ▷ übermäßige Plantarflexion des Prothesenfußes,
   ▷ zu starke Knieachsfriktion.

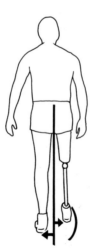

Abb. 4.39.
Zirkumduzierendes Gangbild
(Bedeutung der Pfeile, s. Text)

Übermäßiges Rumpfbeugen

Seitwärtsneigen des Rumpfes (Abb. 4.40)

Gangbild. Der Amputierte beugt den Rumpf während der Prothesenmittstandphase seitlich über die Prothese und richtet sich während der Prothesenschwungphase wieder auf. Die Schrittbreite bleibt normalspurig.

Ursachen.

▶ Vom Amputierten ausgehend:
  ▷ Kurzer Stumpf,
  ▷ Schwäche der Stumpfabduktoren,
  ▷ reduzierter Muskeltonus des Rumpfes auf der amputierten Seite,
  ▷ Stumpfschmerz und/oder Hautempfindlichkeit distal-lateral oder im Adduktorenbereich,
  ▷ Gleichgewichtsverlagerung durch Rumpfneigung auch zur gesunden Seite bei schnellerem Gehen,
  ▷ fehlende Lateralverschiebung des Beckens über das Standbein,
  ▷ reduzierte Propriozeption des Stumpfes.

▶ Prothesenbedingt:
  ▷ ungenügender lateraler Stumpf-Schaftwand-Kontakt,
  ▷ Prothese zu kurz,
  ▷ mediale Schaftwand zu hoch,
  ▷ Schaftwanddruck distal-lateral auf Stumpfweichteile oder Femurkante,
  ▷ Prothesenschaft zu weit,
  ▷ abduzierender Schaftaufbau,
  ▷ ungenügende Prothesenhaftung.

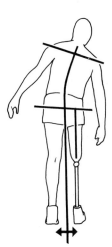

Abb. 4.40.
Seitwärtsneigen des Rumpfes,
(Bedeutung der Pfeile, s. Text)

Vorwärtsneigen des Rumpfes (Abb. 4.41)

Gangbild. Ein Rumpfbeugen während der Prothesenstandphase (vom Fersenauftritt zur Fersenablösung) bringt den Körperschwerpunkt vor die Hüft- und Kniegelenke. Die Prothesenschrittlänge ist verkürzt. Die Standphase des erhaltenen Beins ist zeitlich verkürzt.

Ursachen.

▶ Vom Amputierten ausgehend:
  ▷ Hüftbeugekontraktur,
  ▷ Stumpfschwäche der Hüftextensoren,
  ▷ Schmerzen und/oder Hautempfindlichkeit anterior-distal oder im Bereich des Tuber ischii,
  ▷ Unfähigkeit das Prothesenknie zu stabilisieren,
  ▷ reduzierte Propriozeption des Stumpfes,
  ▷ zusätzliches Kopfbeugen, um den Fuß-Boden-Kontakt zu sehen (Unsicherheit),
  ▷ reduzierte Wirbelsäulenrotation,
  ▷ degenerative Wirbelsäulenveränderungen,
  ▷ Balanceproblem,
  ▷ ungleichmäßiger Schrittrhythmus,
  ▷ Prothese nicht richtig angezogen.

▶ Prothesenbedingt:
  ▷ Prothesenknie instabil,
  ▷ Schaftaufbau in zu starker Beugestellung,
  ▷ Prothesenschaft zu weit,
  ▷ ungenügende Prothesenhaftung,
  ▷ Befestigungsgürtel zu straff,
  ▷ Schaft distal zu eng.

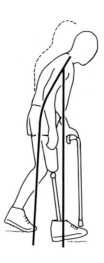

Abb. 4.41.
Vorwärtsneigen des Rumpfes

Hyperlordose der Lendenwirbelsäule (Abb. 4.42)

Gangbild. Das Becken kippt in der prothesenseitigen Standphase nach vorne, der Amputierte kompensiert mit Hyperlordosierung der Lendenwirbelsäule, um während der Prothesenstandphase den Rumpf aufrecht zu halten. Manchmal ist die Schrittbreite erweitert.

Ursachen.

▶ Vom Amputierten ausgehend:
  ▷ Kurzer Stumpf,
  ▷ verkürzter M. iliopsoas,
  ▷ Hüftbeugekontraktur,
  ▷ Schwäche der Hüftextensoren und der Bauchmuskulatur,
  ▷ Schmerz und/oder Hautempfindlichkeit im distalen Stumpfbereich,
  ▷ Fettleibigkeit (Bauch),
  ▷ kurze Schrittlänge,
  ▷ Aktivieren der Prothese wird durch Rumpfbewegungen unterstützt,
  ▷ Gewicht der Prothese anfänglich ungewohnt.

▶ Prothesenbedingt:
  ▷ Ungenügende Beugestellung im Schaftaufbau,
  ▷ Prothese zu schwer,
  ▷ reduzierter Bremswiderstand des Prothesenknies,
  ▷ ungenügende Prothesenhaftung.

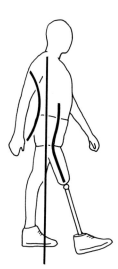

Abb. 4.42.
Hyperlordose der Lenden-
wirbelsäule

Rotationsfehler

Abweichung der Ferse nach medial oder lateral zu Beginn der prothesenseitigen Schwungphase (Abb. 4.43)

Gangbild. Zu Beginn der prothesenseitigen Schwungphase weicht die Ferse von der Schwungbahn leicht nach medial oder lateral ab und kehrt während der späteren Schwungphase in die Mittelstellung zurück.

Ursachen.

▶ Vom Amputierten ausgehend:
  ▷ Dicker mobiler Weichteilmantel des Stumpfes,
  ▷ Hüftgelenkkontraktur in Rotationsstellung (nach innen oder nach außen),
  ▷ Schwäche der Hüftrotatoren,
  ▷ Prothese nicht richtig angezogen,
  ▷ Beckengurt falsch befestigt (ohne Standgewicht während des Gürtelzugs),
  ▷ intensiver Hüftabstoß zur Einleitung der Prothesenschwungphase (Tuberstoß).

▶ Prothesenbedingt:
  ▷ Fehlendes Rotationsgelenk,
  ▷ Prothesenknieachse unkorrekt justiert
    – zu viel Innenrotation,
    – zu viel Außenrotation,
    – nicht horizontal zum Boden,
  ▷ Fehlausrichtung der Ballenrollung,
  ▷ Paßformfehler des Prothesenschafts (Muskelprofilierung ungenügend).

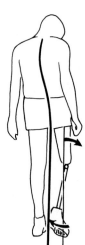

Abb. 4.43.
Abweichen der Ferse nach medial oder lateral zu Beginn der prothesenseitigen Schwungphase (Bedeutung der Pfeile, s. Text)

Rotation der Prothesenvorfußes nach Fersenauftritt (Abb. 4.44)

Gangbild. Nach dem Fersenauftritt rotiert der Vorfuß der Prothese – bevor er vollen Bodenkontakt hat – nach außen und verbleibt während der Standphase in Außenrotation.

Ursachen.

▶ Vom Amputierten ausgehend:
  ▷ Dicker mobiler Weichteilmantel des Stumpfes,
  ▷ Außenrotationskontraktur (selten),
  ▷ Schwäche der Hüftinnenrotatoren,
  ▷ aktive Drehbewegungen der Hüfte,
  ▷ zu starker oder verlängerter Fersenauftritt.

▶ Prothesenbedingt:
  ▷ Harter Fersenkeil im SACH-Fuß,
  ▷ Fersenpuffer im konventionellen Fuß zu steif,
  ▷ unzureichende Prothesenhaftung,
  ▷ Prothesenaufbau im Fuß in Außenrotation oder zu weit nach dorsal gesetzt,
  ▷ Fuß zu stark nach dorsal extendiert,
  ▷ Fersenmitte medial der Belastungslinie,
  ▷ Paßformfehler des Prothesenschafts (Muskelprofilierung ungenügend).

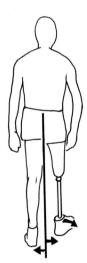

Abb. 4.44.
Rotation des Vorfußes nach Fersenauftritt (Bedeutung der Pfeile, s. Text)

Prothesenknieprobleme

Knieinstabilität vom Fersenauftritt zum Fußvollkontakt (Abb. 4.45)

Gangbild. Fehlende oder zu schwache Stumpfstreckung beim Fersenauftritt reduziert (bei Verwendung einachsiger Gelenke) die Prothesenknieinstabilität; oder der Prothesenfuß wird durch Hüftbeugung (ohne Fersenkontakt) nur flach auf den Boden gesetzt. Der Körperschwerpunkt bleibt hinter dem Knie und fördert damit die unerwünschte Beugung des Prothesenknies.

Ursachen.

▶ Vom Amputierten ausgehend:
▷ Kurzer Stumpf,
▷ Hüftbeugekontraktur,
▷ Schwäche der Hüftextensoren,
▷ Stumpfschmerz und/oder Hautempfindlichkeit,
▷ reduzierte Propriozeption des Stumpfes,
▷ unsicherer Fersenauftritt und gleichzeitig fehlende Prothesenbelastung wegen schlechter Hüftextensionskontrolle,
▷ Balanceproblem.

▶ Prothesenbedingt:
▷ Fehlende technische Gelenksicherung,
▷ zu harter Fersenkeil/Puffer des Prothesenfußes,
▷ Prothesenfuß zu weit dorsal gesetzt (verkürzter Vorfußhebel),
▷ Prothesenschaft zu stark in Beugung aufgebaut,
▷ Knieachse nach anterior verschoben.

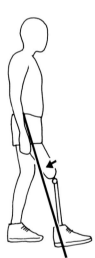

Abb. 4.45.
Knieinstabilität vom Fersen-
auftritt zum Fußvollkontakt,
(Bedeutung des Pfeils, s. Text)

Seitendifferentes Anheben der Ferse (Abb. 4.46)

Gangbild. Nach dem Ballenabstoß schwingt die Prothesenferse höher als die des erhaltenen Beins.

Ursachen.

▶ Vom Amputierten ausgehend:
   ▷ Zu intensive Hüftbeugung zum Anfang der Prothesenschwungphase,
   ▷ eingeschränkte Hüftstreckung,
   ▷ schwache Hüftextensoren,
   ▷ Vermeidung der Tubersitzbelastung,
   ▷ ein „Rumpfziehen", um das Prothesengewicht anzuheben,
   ▷ ungleichmäßiger Schrittrhythmus.

▶ Prothesenbedingt:
   ▷ Ungenügende Schwungphasensteuerung im Prothesenknie,
   ▷ fehlende Knieachsenfriktion,
   ▷ schlaffe Streckhilfe für das Prothesenknie (auch als „Beugebegrenzer" wirksam),
   ▷ Knieachse im Prothesenaufbau anatomisch zu hoch gesetzt.

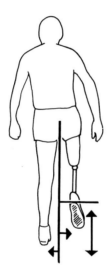

Abb. 4.46.
Seitendifferentes Anheben
der Ferse, (Bedeutung der
Pfeile, s. Text)

Harter Anschlag des Prothesenkniegelenkes am Ende der Schwungphase (Abb. 4.47)

Gangbild. Durch zu intensiven Schwung oder zu strammen Vorbringer wird der Prothesenunterschenkel zu schnell extendiert und durch den Extensionsanschlag abrupt gestoppt.

Ursachen.

▶ Vom Amputierten ausgehend:
  ▷ Kurzer Stumpf,
  ▷ Schwäche der Hüftbeuger, deshalb Mitbeteiligung des Rumpfes, um die Hüftbeugung zu erreichen,
  ▷ ruckartiges Abstoppen der Hüftflexion zur Einleitung der Kniestreckung,
  ▷ reduzierte Propriozeption des Stumpfes,
  ▷ harter Fersenauftritt, um die Prothesenkniestreckung zu erzielen,
  ▷ akustisch/propriozeptives Feedback der Kniegelenkstreckung (z.B. Blinde!).

▶ Prothesenbedingt:
  ▷ Fehlender Vor-Anschlagpuffer oder ähnliche Vor-Anschlagbremsung,
  ▷ fehlende oder ungenügende Schwungphasensteuerung,
  ▷ zu starke Kniestreckvorrichtung.

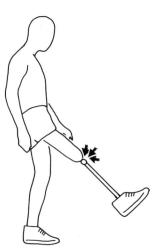

Abb. 4.47.
Harter Anschlag am Ende der
Prothesenschwungphase,
(Bedeutung der Pfeile, s. Text)

Unfähigkeit, das Prothesenknie zu beugen (Abb. 4.48)

Gangbild. Das Prothesenknie wird am Ende der Standphase gestreckt gehalten. Das Körpergewicht verbleibt auf dem Tubersitz und die Resultierende verläuft vor dem Knie. Das hemmt die Hüftbeugung und blockiert die Prothesenkniebeugung.

Ursachen.

► Vom Amputierten ausgehend:
  ▷ Kurzer Stumpf,
  ▷ Schwäche der Hüftbeuger,
  ▷ Schmerz und/oder Hautempfindlichkeit anterior-distal, im ganzen Stumpfbereich,
  ▷ fehlende Gewichtsverlagerung auf das Bein in Schrittvorlage,
  ▷ fehlende Beckenvorwärtsbewegung nach Fersenablösung,
  ▷ reduzierte Propriozeption des Stumpfes,
  ▷ Amputierter versteht nicht, wie Standphasensicherung zu aktivieren ist.

► Prothesenbedingt:
  ▷ Prothesenschaft zu weit,
  ▷ Kniefriktion zu stark, Vorbringer zu straff,
  ▷ Kniedrehpunkt zu weit proximal dorsal angeordnet,
  ▷ Ballenabrollung zu weit vorverschoben,
  ▷ Standphasensicherung nicht deaktiviert.

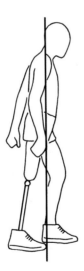

Abb. 4.48.
Unfähigkeit, das Prothesenknie zu beugen

Vermeidung der Prothesenkniebeugung
durch Zehenstand des erhaltenen Beins (Abb. 4.49)

Gangbild. Der Amputierte vermeidet das Prothesenknie zu aktivieren. Das Prothesen-knie bleibt während der Schwungphase in Streckstellung. Der Zehenstand des erhal-tenen Beins ist nötig, um den Prothesenschwung nicht durch Bodenkontakt zu hin-dern.

Ursachen.

► Vom Amputierten ausgehend:
  ▷ Kurzer Stumpf,
  ▷ Schwäche der Hüftbeuger,
  ▷ Schmerz und/oder Hautempfindlichkeit anterior-distal, im ganzen Stumpf-bereich,
  ▷ Hüftgelenkprobleme,
  ▷ Angst, daß der Prothesenfuß stolpert,
  ▷ Angst vor unkontrollierter Kniebeugung,
  ▷ der Zehenstand wird von jüngeren Amputierten benutzt, um „unkompliziert" (ohne Prothesenteilbewegungen) etwas schneller zu gehen,
  ▷ reduzierte Wirbelsäulenrotation,
  ▷ Amputierter versteht nicht, wie Standphasensicherung zu aktivieren ist.

► Prothesenbedingt:
  ▷ Prothese zu lang,
  ▷ zu starke Plantarflexion des Prothesenfußes,
  ▷ unzureichende Prothesenhaftung (z.B. Schaft zu weit),
  ▷ Schwungphasensteuerung falsch justiert,
  ▷ Standphasensicherung nicht deaktiviert,
  ▷ Kniegelenkfriktion zu stark,
  ▷ Kniedrehpunkt im Aufbau zu weit rückverschoben.

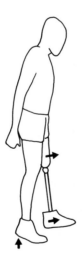

Abb. 4.49.
Vermeidung der Prothesen-kniebeugung durch Becken-anheben

Vermeidung der Prothesenkniebeugung durch Beckenanheben
während der prothesenseitigen Schwungphase (Abb. 4.50)

Gangbild. Der Amputierte erzielt durch einseitiges Beckenheben die prothesenseitige Bodenfreiheit (Aktivität des M. quadratus lumborum). Auf diese Weise kann die Prothese ohne Kniebeugung durch die Schwungphase schwingen.

Ursachen.

► Vom Amputierten ausgehend:
  ▷ Kurzer Stumpf,
  ▷ Hüftgelenkprobleme,
  ▷ Schwäche der Hüftbeuger,
  ▷ Schmerz und/oder Hautempfindlichkeit anterior-distal, im ganzen Stumpfbereich,
  ▷ Angst, daß der Prothesenfuß stolpert,
  ▷ Angst vor unkontrollierter Kniebeugung,
  ▷ reduzierte Propriozeption des Stumpfes,
  ▷ fehlende aktive Vorwärtsbewegung des Beckens beim Gehen,
  ▷ das Gewicht der Prothese wird als zu schwer empfunden,
  ▷ Prothese „pendelt" nach vorne (typisch für ältere, schwache Amputierte),
  ▷ Amputierter versteht nicht, wie Standphasensicherung zu aktivieren ist.

► Prothesenbedingt:
  ▷ Prothese zu lang,
  ▷ unzureichende Prothesenhaftung (z.B. Schaft zu weit),
  ▷ Schwungphasensteuerung falsch justiert,
  ▷ Standphasensicherung nicht deaktiviert,
  ▷ Kniegelenkfriktion zu stark,
  ▷ Kniedrehpunkt im Aufbau zu weit zurückverschoben,
  ▷ Prothese zu schwer.

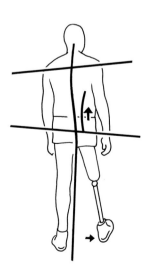

Abb. 4.50.
Vermeidung der Prothesen-
kniebeugung durch Becken-
anheben während der pro-
thesenseitigen Schwungphase
(Bedeutung der Pfeile, s. Text)

Prothesengangfehler erhöhen den Energiebedarf des Amputierten. Sie sind deshalb ermüdend und machen den Gang zum Teil auch unsicher. Wenn diese Fehlbewegungen unkorrigiert bleiben, entwickeln sie sich später zu Gewohnheiten. Deshalb ist es wichtig, die Ursachen der Prothesengangfehler *frühzeitig* richtig zu erkennen und deren Korrektur anzustreben.

5 Spezialfälle

5.1
Doppelseitige Amputationen

Der Verlust beider Beine stellt für jeden Patienten eine persönliche Katastrophe dar. Die körperliche, soziale und emotionale Einstellung auf diese Behinderung fordert nicht nur Ausgeglichenheit, Kraft, Koordination und Willensstärke. Es müssen zusätzlich auch wesentliche Veränderungen des Lebensstils akzeptiert werden. Die Fähigkeit, mit zwei Prothesen zu gehen, hängt vom Gesundheitszustand, von den Amputationshöhen (ausschlaggebend ist meist der Erhalt von wenigstens einem Kniegelenk) und der Persönlichkeit des Patienten ab und ob er vor dem Verlust des zweiten Beins bereits ein Prothesenträger war (Kostuik 1981).

> **Merke**
> Für doppelseitig Amputierte werden dieselben Behandlungsmethoden angewandt wie für einseitig Amputierte. Die Rehabilitationszeit ist aber wesentlich länger, da die auftretenden Probleme schwerer zu bewältigen sind. Bei der Wiederherstellung dieser Patienten ist die Einhaltung aller Rehabilitationsgrundregeln von besonderer Bedeutung.

Gleichgewichtsprobleme (s. Abschn. 1.1.4) und ein gesteigerter Energiebedarf (s. Abschn. 1.1.5) erschweren das Gehen mit zwei Prothesen. Ungleiche Stumpflängen verursachen eine unrhythmische Verlagerung des Körperschwerpunktes, und der zusätzliche Verlust an propriozeptiver Wahrnehmung reduzieren die Fähigkeit dieses Amputierten, beim Gehen und Stehen das Gleichgewicht zu halten. Je höher die Amputationen, um so größer sind die Schwierigkeiten, und um so höher ist der Energiebedarf des Patienten beim Gehen (English 1981). Besonders gefäßkranke Patienten und Diabetiker können diesen Energiebedarf nicht immer decken und sind deshalb kaum in der Lage, zu gehen.

Trotz aller auftretenden Probleme sollte jede Anstrengung unternommen werden beidseitig amputierte Patienten zu rehabilitieren. Die Behandlungserfolge variieren. Manche Patienten lernen selbständig zu gehen, während das Behandlungsziel für andere die selbständige Fortbewegung in einem Rollstuhl ist.

5.1.1
Physiotherapeutische Aufgaben

Um den doppelseitig Amputierten gut auf seine Beweglichkeit im Bett, auf das Umsteigen in den Rollstuhl und das Gehtraining vorzubereiten, müssen sich die physiotherapeutischen Behandlungen speziell auf folgende Punkte konzentrieren:

► Verhinderung von Kontrakturen,
► Kräftigung der oberen Extremitäten,
► Stärkung der Rumpfmuskulatur,
► Funktion der Stümpfe,
► Gleichgewicht beim Sitzen und beim Umsteigen,
► Anlegen von zwei Prothesen.

Verhinderung von Kontrakturen

Fixierte Beugekontrakturen führen bei der Mobilisierung beidseitig amputierter Patienten zu ernsten Problemen. Sie komplizieren die Prothesenversorgung, machen es noch schwerer, das Gleichgewicht zu halten, verstärken die Körperfehlhaltungen beim Gehen und stellen dadurch noch zusätzliche Anforderungen an den Energiebedarf (Holliday 1981). Deshalb zählen *vorbeugende Maßnahmen* mit zu den wichtigsten Behandlungsaufgaben (Murdoch 1977), (s. Abschn. 2.3, Unmittelbare postoperative physiotherapeutische Behandlungen).

Kräftigung der oberen Extremitäten

Eine Vorbedingung für jegliche Mobilität beidseitig Amputierter ist die Fähigkeit das Gewicht des Körpers mit Hilfe beider Arme in Bewegung zu setzen. Beim Aufsitzen, bei Bewegungen im Bett, beim Umsteigen zum Stuhl oder in einen Rollstuhl sowie bei der Benutzung von Gehstützen ist der *kraftvolle und funktionelle Einsatz der Arme* erforderlich. Deshalb müssen spezielle Übungen, die die Streckung der Ellenbogen und die Funktion beider Hände und Handgelenke stärken, unmittelbar postoperativ und weiterhin während der Rehabilitation durchgeführt werden.

Stärkung der Rumpfmuskulatur

Starke Bauch- und Rückenmuskeln kontrollieren die Rumpfbewegungen und halten den Körper beim Sitzen, Stehen und Gehen aufrecht. Längere Sitzperioden inaktivieren die Rumpfmuskulatur. Sie schwächen besonders die Bauchmuskulatur und überstrecken die Hüftextensoren; dadurch limitieren sie auch das Rumpfneigen und -drehen. Die Fähigkeit dieser Patienten, die Körperhaltung beim Sitzen zu kontrollieren und beim Stehen das Gleichgewicht zu halten, wird erheblich eingeschränkt. Bei fehlendem Training ist auch das Hinsetzen aus liegender Position mehr und mehr erschwert.

Übungen für die *Bauchmuskulatur* sollten Flexions- und Rotationsbewegungen einschließen, um die Beweglichkeit der Brust- und Lendenwirbelsäule zu erhalten.

Die *Rückenmuskulatur* wird in Bauchlage trainiert, indem die Schultern erst abwechselnd und dann gleichzeitig beidseitig von der Unterlage abgehoben werden. Durch diese Übungen werden besonders die Mm. latissimi dorsii trainiert.

Zur Stärkung der *Glutäalmuskulatur* werden, ebenfalls aus der Bauchlage, erst abwechselnd und dann beide Stümpfe gleichzeitig angehoben.

Zusätzlich sollte der Patient in der Lage sein, den Rumpf gegen Widerstand zu beugen und zu strecken, da die dabei trainierenden Muskelgruppen nicht nur zum Gehen, sondern auch zum Umsteigen und zum Rollstuhlantreiben notwendig sind.

Funktion der Stümpfe

Die Beweglichkeit der Stümpfe, die Stärke des Muskelmantels und die Fähigkeit, ein Gelenk in jedem Winkel seiner Bewegungsreichweite zu stabilisieren (Vultee 1981) sind für das Gehen mit einer Prothese von ausschlaggebender Bedeutung. Die *Untersuchung der Muskelkraft und Koordination der Stümpfe* zeigt dem Physiotherapeuten, welche Muskelgruppen vor der Prothesenversorgung intensives Training benötigen (s. Abschn. 3.7, Stumpfbewegungen: Deren Einfluß auf den Gang und Therapie).

Gleichgewicht beim Sitzen und Umsteigen

Beidseitig Amputierte verbringen die meiste Zeit im Sitzen. In dieser Stellung sind beide Stümpfe gebeugt, abduziert und nach außen rotiert. Das verbreitet die Sitzfläche und verbessert die Gleichgewichtskontrolle beim *Sitzen*. Durch diese Dauerposition wird aber die Entwicklung von Fehlhaltungen und Kontrakturen gefördert. Aktive Adduktionsbewegungen, auch gegen Widerstand, Innenrotationsbewegungen und Streckübungen für die Hüftmuskulatur müssen deshalb ein fester Bestandteil des Übungsprogrammes sein, um der Inaktivität dieser Muskelgruppen entgegenzuarbeiten.

Um den Amputierten in seiner Unabhängigkeit zu fördern, muß das *Umsteigen* vom Bett zum Stuhl, zum Rollstuhl oder zur Toilette intensiv geübt werden. Die dabei angewandten Umsteigetechniken richten sich nach den individuellen Fähigkeiten des Patienten. So kann z.B. ein Patient, der auf einer Seite eine Sprunggelenkexartikulation hat und auf der anderen Seite im Bereich des Oberschenkels amputiert ist, im Stehen den Sitz wechseln, während ein beidseitig Oberschenkelamputierter mit zwei kurzen Stümpfen oft auf ein Trapez (oder ein anderes Hilfsmittel) und sehr kräftige Armmuskeln angewiesen ist, um vom Bett auf einen Stuhl zu kommen (s. S. 247, Transfer mit Trapez). Unabhängig davon, ob der Patient später mit zwei Prothesen versorgt wird oder nicht, müssen diese Techniken intensiv geübt werden.

Anlegen von zwei Prothesen

Das Anlegen von zwei Prothesen ist eine schwierige Aufgabe, die auf verschiedene Arten durchgeführt werden kann. Für *beidseitig Unterschenkelamputierte* ist es von Vorteil, die Prothesen im Sitzen anzuziehen, da das korrekte Anlegen des Prothesenschaftes durch den Kontakt des Prothesenfußes mit dem Boden erleichtert wird.

Beidseitig Oberschenkelamputierte üben anfänglich das Anlegen ihrer Prothesen im Bett. Da es im Liegen nicht zu unerwarteten Beugebewegungen der Prothesenkniegelenke kommen kann, hat der Amputierte mehr Zeit, die Prothesen anzulegen. Mit zunehmender Sicherheit kann der Patient dazu übergehen, das Anlegen der Prothesen auf einem Stuhl sitzend im Barren zu üben. Zu Beginn wird ihm dabei geholfen, obwohl jeder Patient im Laufe der Zeit in der Lage sein muß, seine Prothesen alleine anzuziehen (s. Abschn. 4.1.1, An- und Ablegen der Prothese).

> **Merke**
>
> Beidseitig Amputierte verlieren nach der Entlassung aus der Rehabilitation oft einen Teil ihrer Fähigkeiten. Dazu gehört besonders das Anziehen der Prothesen, einfach deshalb, weil das korrekte Anlegen von zwei Prothesen anstrengend und lästig ist, und zusätzlich fehlt die ständige Aufsicht. Um das zu vermeiden, muß das Anziehverfahren während der Rehabilitation immer wieder bis zur Perfektion geübt werden.

KLINISCHER HINWEIS	*Aktive, beidseitig Oberschenkelamputierte* sollten zu Beginn der Rehabilitation mindestens einseitig mit einem Sperrkniegelenk oder einem „Sicherheitskniegelenk" versorgt werden. Das erhöht die Standsicherheit beim Anlegen der Prothese und auch während des Gehens. Zusätzlich verstärkt es das Vertrauen in ein bevorzugtes Standbein. Später, wenn der Patient zunehmend Aktivitäten entwickelt, kann man eventuell einseitig, auf ein belastungsabhängiges Bremskniegelenk oder eine statisch sichere, polyzentrische Konstruktion übergehen.

Geriatriker, mit einer *doppelseitigen Oberschenkelamputation* sind keine Kandidaten für eine Prothesenversorgung (Baumgartner et al. 1995). Hier konzentriert sich die Behandlung auf ein sicheres Umsetzen vom Bett zum Stuhl und auf eine selbständige Fortbewegung mit einem Rollstuhl.

5.1.2
Gehtraining für doppelseitig amputierte Patienten

Bei der Behandlung doppelseitig Amputierter hängt der Ablauf des Gehtrainings von der Stumpflänge ab.

 Wenn beide Seiten gleichzeitig amputiert werden, wird der längere und/oder stärkere Stumpf das dominante Bein. Bei aufeinanderfolgenden Amputationen übernimmt meist das schon vorher prothetisch versorgte Bein die führende Rolle.

 Beidseitig Unterschenkelamputierte haben eine weit bessere Chance, das Gehen sicher zu erlernen, als beidseitig Oberschenkelamputierte, da die erhaltene physiologische Funktion beider Kniegelenke die Stabilität unter Gewichtsbelastung garantiert.

Das Gehtraining beginnt, wenn der zweitamputierte Stumpf abgeheilt ist, so daß während der Gleichgewichtsübungen das Körpergewicht gleichmäßig auf beide Prothesen verteilt werden kann. Von vorzeitigen Steh- und Gehübungen mit nur einer Prothese, selbst im Barren, ist sehr abzuraten, da der Patient in diesem Fall beim Einbeinstand auf der Prothese das Gleichgewicht in einer biomechanisch ungünstigen Weise halten muß. Der Schaft (abhängig vom Typ und der Ausführung) ist dafür nicht geeignet und kann den Stumpf durch die falsche Belastung schädigen.

 Die meisten beidseitig Amputierten werden mit Prothesen versorgt die etwas kürzer sind als die Länge der natürlichen Beine.

Durch die kürzeren Prothesen wird der Körperschwerpunkt gesenkt und die Standstabilität verbessert. Manchmal ist eine minimale verbreiterte Schrittweite für den Patienten eine zusätzliche Hilfe, das Gleichgewicht zu halten. Ganggeschwindigkeit und Schrittlänge nehmen bei einseitig Beinamputierten mit der Höhe des Amputationsniveaus ab (Sulzle et al. 1978). Diese Gangveränderungen sind bei doppelseitig Amputierten noch intensiver ausgeprägt.

Doppelseitige Unterschenkelamputationen
Wenn beide Kniegelenke erhalten bleiben, sind die Chancen für den Amputierten gut, einen sicheren Prothesengang zu erlernen. Anfangs hat der Patient das Gefühl, er stehe auf Stelzen. Zu diesem Zeitpunkt ist es hilfreich, *bewußt* daran zu denken, das Gleichgewicht halten zu wollen. Wie bei der Behandlung von einseitig Amputierten, müssen auch hier vor dem eigentlichen Gehtraining Gleichgewichtsübungen durchgeführt werden. Wenn ein Patient zur selben Zeit beide Unterschenkel verliert, macht er in der Regel während der Nachbehandlung langsamere Fortschritte als ein Patient, dem zunächst ein Bein und später das zweite amputiert wird.

Beidseitig Unterschenkelamputierten wird der Gebrauch eines Gehstockes empfohlen, um die Standsicherheit beim Stehen und Gehen (z.B. im Menschengedränge, bei Autobusfahrten) zu garantieren. Das Gangbild ist langsamer, aber funktionell zufriedenstellend. Beidseitig Unterschenkelamputierte sind im allgemeinen in der Lage, im täglichen Leben unabhängig von fremder Hilfe zurechtzukommen (tägliche Hygiene, Anziehen, Anlegen der Prothesen, Treppensteigen, in ein Auto ein- und aussteigen etc.).

Aufstehen aus einem Rollstuhl
Folgender Ablauf sollte beim Aufstehen eingehalten werden:

- Zuerst werden die Rollstuhlbremsen gesichert.
- Der Patient rutscht an die Vorderkante der Sitzfläche.
- Die Kniegelenke werden 90° gebeugt. Die Prothesenfüße stehen flach auf dem Boden (Wenn die Kniegelenke über 90° gebeugt werden, heben sich die Fersen der Prothesenfüße vom Boden ab).
- Der Schwerpunkt des Körpers wird nach vorne verlagert, indem der Patient seinen Rumpf über die Prothesen beugt.
- Der Patient drückt sich mit beiden Armen von den Lehnen ab und streckt dabei gleichzeitig die Kniegelenke.
- Nach dem Aufstehen muß der Patient erst das Gleichgewicht gewinnen, bevor er geht.

Treppensteigen
Beim *Treppaufwärtsgehen* sollte sich der Amputierte aus Sicherheitsgründen am Geländer festhalten und Gehstützen benutzen. Folgender Ablauf gewährleistet ein sicheres Treppensteigen:

- Der Patient steht vor der Treppe, hält sich mit einer Hand am Geländer fest und hält die Gehstützen mit der anderen Hand.
- Das dominante Bein (der längere oder stärkere Stumpf) macht den ersten Schritt auf die unterste Stufe.

- Das Körpergewicht wird nach vorne über das dominante Bein verlagert. Es hebt den Körper, während das zweite Bein zur gleichen Zeit nachgezogen wird.
- Das zweite Bein wird dann auf dieselbe Stufe gesetzt. Der Bewegungsablauf wird wiederholt.

Beim *Treppenabwärtsgehen* läuft der Bewegungsablauf in umgekehrter Reihenfolge ab. Das schwächere Bein geht voran, während das dominate Bein bei kontrollierter Kniebeugung das Körpergewicht so lange trägt, bis der Schritt nach unten sicher durchgeführt ist. Bei zwei vollbelastbaren Stümpfen sollte das reziproke Treppensteigen (rauf sowie runter) kein Problem sein.

Junge doppelseitig unterschenkelamputierte Patienten – in guter Kondition – benutzen Wechselschritte beim Treppengehen.

Gleichzeitig ober- und unterschenkelamputierte Patienten
Die Kombination dieser Amputationen ergibt sehr ungleiche Stumpflängen und dadurch eine ungleichmäßige Rechts-Links-Verteilung des Körpergewichtes. Auch die propriozeptive Wahrnehmung ist seitenverschieden, und das Gehen mit zwei Prothesen wird deutlich schwieriger. Junge, gesunde Patienten können damit fertig werden, während ältere, kranke Amputierte unter diesen Voraussetzungen nicht mehr sicher gehen können.

Der Amputierte muß sich zunächst auf das dominante Bein verlassen. Ein intensives Gleichgewichtstraining ist grundsätzlich erforderlich. Unter kontrollierten Bedingungen entsteht ein sicheres Gangbild. *Geriatrikern* wird geraten beim Gehen immer Gehstützen zu benutzen. Auch wenn sie eine gewisse Gehfähigkeit erlangt haben, sind sie in den meisten Fällen zusätzlich auf einen Rollstuhl angewiesen (Hunter u. Holliday 1978). Trotz aller Schwierigkeiten sind gleichzeitig ober- und unterschenkelamputierte Patienten im täglichen Leben meistens weitgehend unabhängig. Allerdings werden schwierigere Aufgaben, z.B. das Treppensteigen, nur von sehr wenigen bewältigt.

Aufstehen aus einem Stuhl
Für gleichzeitig ober- und unterschenkelamputierte Patienten sollte beim Aufstehen folgender Ablauf eingehalten werden:

- Die Bremsen des Rollstuhls werden gesichert.
- Der Amputierte setzt sich schräg auf die Vorderkante des Stuhls, wobei die unterschenkelamputierte Seite der Vorderkante der Sitzfläche zugewandt ist.
- Ein Gehrahmen wird vor den Amputierten gestellt.
- Das erhaltene Kniegelenk wird 90° gebeugt und der Prothesenfuß flach auf den Boden gesetzt.
- Der Patient setzt die Oberschenkelprothese mit gestrecktem Prothesenknie nach vorne.
- Durch die Neigung des Rumpfes über die unterschenkelamputierte Seite wird der Körperschwerpunkt nach vorne verlagert.
- Der Patient streckt das erhaltene Knie, drückt sich dann gleichzeitig mit beiden Händen von den Armlehnen ab und kommt mit Handwechsel zum Gehrahmen zum Stand.

- Die Oberschenkelprothese wird unter den Rumpf gezogen. Das Prothesenknie wird gesperrt.
- Sobald der Amputierte stabil steht und sich mit beiden Hände auf dem Gehrahmen abstützt, kann er mit dem dominaten Bein den ersten Schritt machen.

Treppensteigen
Das *Treppaufwärtsgehen* sollte folgendermaßen durchgeführt werden:

- Der Amputierte steht vor der Treppe.
- Das Prothesenknie wird gesperrt.
- Mit einer Hand hält sich der Amputierte am Geländer fest, die andere Hand stützt sich auf den Gehstützen ab.
- Die Unterschenkelprothese wird auf die erste Stufe gesetzt.
- Der Rumpf beugt sich nach vorne. Das erhaltene Knie wird gestreckt. Dabei stützt sich der Amputierte auf den Gehstützen ab und zieht sich gleichzeitig am Geländer mit nach oben.
- Die Oberschenkelprothese wird nachgezogen und neben das dominante Bein gestellt. Der Vorgang wird wiederholt.

Beim *Treppabwärtsgehen* wird die Oberschenkelprothese (Prothesenknie gesperrt) vorangesetzt. Die kontrollierte Beugung des erhaltenen Kniegelenkes sichert den Abstieg.

Doppelseitige Oberschenkelamputationen
Für Patienten, die in guter körperlicher Verfassung sind, ist das Gehen nach doppelseitigen Oberschenkelamputationen möglich. Trotzdem ist es für die Mehrzahl dieser Amputierten durch die funktionellen Einschränkungen (der Verlust beider Kniegelenke) eine große körperliche Anstrengung. Um mobil zu sein, sind die meisten beidseitig Oberschenkelamputierten zusätzlich auch auf den Rollstuhl angewiesen. *Geriatrische Patienten* mit zwei kurzen Stümpfen können nicht mehr gehen. Die Mobilisierung im Rollstuhl ist dann das Ziel der Behandlung.

Falls der Amputierte körperlich dazu in der Lage ist, kann das *Gehtraining* mit Oberschenkel*kurz*prothesen beginnen (Mital u. Pierce 1971; Wainapel et al. 1985). Solche Kurzprothesen sind Schäfte mit abgerundeten Stehkufen, mit denen man stehen und in eingeschränktem Umfang ein paar Schritte gehen kann. Durch das Fehlen der Kniegelenke und das Absinken des Körperschwerpunktes sind diese „Stubbies" relativ stabil und vermindern die Gefahr des Fallens. Diese Mobilität beschränkt sich aber nur auf ebene Flächen. Das Hinsetzen auf einen Stuhl ist häufig ein Problem, weil die Sitzfläche für den Amputierten zu hoch ist. Er muß sich mit Hilfe seiner Arme auf die Sitzfläche heben.

> **Merke**
> Obwohl das Erscheinungsbild dieser Kurzprothesen unbefriedigend ist, werden sie von manchen Amputierten bevorzugt. Ihr Gebrauch ist weniger kraftraubend als das Gehen mit konventionellen Oberschenkelprothesen.

Wenn der Amputierte mit Oberschenkelprothesen versorgt wird, sollte folgende *Prothesenkniekombination* verschrieben werden:

- ein freischwingendes Kniegelenk für den längeren Stumpf,
- ein sperrendes oder lastabhängig blockierendes Kniegelenk für den kürzeren Stumpf.

Diese Kombination trägt zur Stand- und Gangsicherheit des Amputierten bei. Der Einbau von *zwei* Sperrkniegelenken ist nicht ratsam, da zwei dieser Gelenke einen Sturz erheblich komplizieren.

> **Bei einem Sturz muß der Patient im Fallen versuchen, *alle* Gelenke zu beugen, um den Aufprall auf dem Boden zu mindern.**

Mit zwei Sperrkniegelenken ist das nicht möglich. Auch mit einer einseitigen Sperre ist das Körperbeugen bei einem Fall schwierig, und ein lastabhängiges Sperrgelenke ist im Sturz häufig belastet und bleibt gesperrt. Deshalb sollte ein *Scherstift* eingebaut werden, der bei einer bestimmten Belastung bricht und die Gelenke frei gibt (so ähnlich wie an Schiffsschrauben der Außenbordmotoren).

Oberschenkelamputierte gehen mit kleinen Schritten und einer größeren Schrittweite, um das Gleichgewicht zu halten. Dabei wird der Rumpf beim freien Gehen bei jedem Schritt deutlich zur Seite geneigt, um den Körperschwerpunkt jeweils über das Standbein zu verlagern. Außer der Seitwärtsneigung des Rumpfes ist auch manchmal eine Hyperlordose der Lendenwirbelsäule zu beobachten. Das überdeutliche Rumpfseitwärtsneigen entfällt, wenn der Amputierte mit *Unterarmstützen* geht. Die Prothesenkniegelenke werden kraftvoll gebeugt und gestreckt.

Umsteigen mit angelegten Prothesen

Beidseitig Oberschenkelamputierte können sich nicht direkt vom Bett aus auf einen Stuhl setzen, weil dazu mindestens ein Bein zum Abstützen und Drehen des Körpers notwendig ist. Deswegen verläuft dieser Wechsel in zwei Phasen:

- *1. Phase.* Der Patient setzt sich an den Bettrand und stellt beide Prothesenfüße flach auf den Boden. Das Krankenhausbett sollte dabei höher als die Sitzfläche des Rollstuhls eingestellt sein, denn es fällt dem Amputierten leichter, aus einer höheren Sitzposition heraus die Prothesenkniegelenke zu strecken (Burdett et al. 1985). Der Gehrahmen wird vor den Amputierten gestellt, damit er sich beim Aufstehen abstützen kann. Mit vorgebeugtem Rumpf streckt der Patient erst eine und dann die andere Prothese. Nach dem Aufstehen dreht er sich mit kleinen Schritten mit dem Rücken zum Stuhl.
- *2. Phase.* Der Amputierte steht mit dem Rücken zum Stuhl. Ein Bein wird gegen die Vorderkante der Sitzfläche gestellt, das andere wird in Schrittposition nach vorne gestellt. Durch Vorwärtsbeugen und einem Wechsel der Handgriffe (erst zur einen Armlehne, dann zur anderen) wird das an der Vorderkante der Sitzfläche stehende Prothesenkniegelenk zur Beugung gebracht, so daß der Patient kontrolliert mit Absicherung durch seine Arme zum Sitzen kommen kann. Nach dem Hinsetzen wird die andere Prothese passiv in die Sitzposition gebracht.

Transfer vom Bett zum Stuhl mit Hilfe des „Galgens"
Ein Trapez hilft den doppelseitig Oberschenkelamputierten, den Bewegungsablauf beim Umsteigen zu stabilisieren (Abb. 2.10).

● Der Rollstuhl wird mit der Sitzfläche direkt gegen die Bettseite gestellt.
● Die Rollstuhlbremsen werden gesichert.
● Mit einer Hand am „Galgen" zieht der Amputierte den Körper hoch, während er sich gleichzeitig mit der anderen Hand vom Bett abstemmt. Durch dieses Anheben kann er seinen Körper in kurzen Abschnitten (sozusagen „schrittweise") zum Stuhl transportieren, bis die Armlehnen als Umsteigestützen benutzt werden können.

Aufstehen aus einem Rollstuhl im Barren
Das Aufstehen aus einem Rollstuhl wird erst im Barren geübt, um dem Amputierten Stabilität zu geben.

● Der Patient stellt seinen Rollstuhl vor dem Barren ab und sichert die Bremsen.
● Beide Prothesenfüße werden flach auf den Boden gestellt. Der Amputierte rutscht auf der Sitzfläche nach vorne und greift mit einer Hand zum Barren, die andere stützt sich auf der Armlehne ab.
● Vorgebeugt und mit Hilfe der Arme durch gleichzeitiges Ziehen und Stemmen richtet der Amputierte seinen Körper auf. Beide Kniegelenke müssen so schnell wie möglich gestreckt werden.
● Nachdem der Amputierte zu einem sicheren Stand gekommen ist, kann er gehen.

Treppensteigen
Beim *Treppaufwärtsgehen* ist es für beidseitig Oberschenkelamputierte leichter, zwei Unterarmstützen zu verwenden, weil diese die Beweglichkeit des Rumpfes weniger einschränken als Achselkrücken. Folgender Ablauf sollte beim Treppensteigen eingehalten werden:

● Während sich der Patient mit einer Hand am Treppengeländer festhält, stützt er sich mit der anderen auf einer Gehstütze ab. Die zweite Gehstütze wird mit derselben Hand getragen (Abb. 5.1a).
● Der Amputierte beugt seine Hüfte, zieht die Prothese mit seinem Körper hoch und setzt den Prothesenfuß auf die erste Stufe (Abb. 5.1b).
● Die Unterarmstütze wird auf die nächst höhere Stufe gesetzt. Der Amputierte neigt seinen Rumpf vorwärts, zieht sich mit einer Hand am Geländer nach oben und stößt sich gleichzeitig mit der Gehstütze ab. Auf diese Weise kann er sich auf die erste Stufe anheben. Durch sofortige Hüftstreckung wird das Prothesenknie stabilisiert (Abb. 5.1c).
● Die zweite Prothese wird nachgezogen und neben der ersten abgestellt (Abb. 5.1d).

Beim *Treppabwärtsgehen* stellt sich der Amputierte so auf die einzelnen Stufen, daß beide Prothesenfüße über die Vorderkante hinausragen. Dann wird die Unterarmstütze auf die nächsttiefere Stufe gestellt, während sich die andere Hand am Geländer festhält. Die erste Prothese wird durch Anheben der Hüfte vom Boden gehoben und auf die nächste Stufe gestellt (Abb. 5.2a). Das Knie der folgenden Prothese wird durch die Ausgangsstellung des Fußes (der Vorfuß überragt die Stufenvorderkante) gebeugt. Die

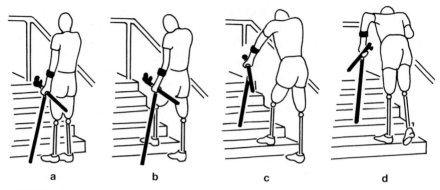

Abb. 5.1a–d.
Treppensteigen

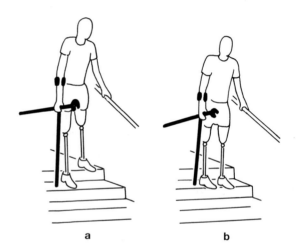

Abb. 5.2a, b.
Treppabgehen

Arme müssen die Balance und das Körpergewicht so lange halten, bis die zweite Prothese Standsicherheit erreicht hat (Abb. 5.2b). Diese Methode kann nicht angewendet werden, wenn der Amputierte standbeinseitig mit einem lastabhängigen Bremskniegelenk („Sicherheitsgelenk") versorgt ist.

ZUSAMMENFASSUNG

Der Energieverbrauch beim Gehen mit zwei Prothesen ist *sehr* hoch (besonders kurze Stümpfe haben weniger Muskelkraft, eine kleinere belastbare Oberfläche und eine geringere Kontrolle über die beim Gehen wirksamen Hebelkräfte). Deshalb muß jeder Doppelamputierte seine Aktivitäten vorausplanen, um so mit seinen Kräften haushalten zu können. Er muß wissen wieviel und was er tun kann und dabei lernen, mit seinen Kräften sparsam umzugehen, um körperlich aktiv zu bleiben.

Die Teammitglieder, hauptsächlich die Ergotherapeuten sind zusätzlich dafür verantwortlich, die Rollstuhlversorgung gemeinsam zu planen. Dabei ist die Stabilität des Rollstuhls wichtig. Für einen beidseitig Amputierten müssen die Hinterradachsen des Stuhls weiter hinten installiert werden, um beim Sitzen und Fahren den Gewichtsverlust beider Beine auszugleichen.

5.2
Apoplexie und Beinamputation

Die diagnostische Kombination Schlaganfall und Beinamputation ist für jeden Patienten tragisch, unabhängig davon, ob der Schlaganfall die Erst- oder Zweitdiagnose ist, und unabhängig davon, ob die Symptome rechts- oder linksseitig auftreten. Die Rehabilitation dieser Patienten ist kompliziert und konzentriert sich anfänglich hauptsächlich auf den Bewegungsausfall und/oder die Bewegungsstörungen, die durch die Apoplexie verursacht worden sind. Die Symptome und deren Ausmaß variieren und hängen von der Lokalität und Intensität des Hirninfarkts oder der Hirnblutung ab. Hemiplegie, Sprachschwierigkeiten, ein reduziertes Erinnerungsvermögen und Depressionen können allein oder in Kombinationen auftreten.

5.2.1
Regenerationsstadien nach Apoplexie

Die Genesung *der Motorik* nach einem Schlaganfall findet in aufeinanderfolgenden Stadien statt. Keine dieser Stufen wird übersprungen (Brunnstrom 1970; Gowland 1990). Die Behandlungen richten sich nach der Regenerationsphase, in der sich der Patient befindet. Nicht alle Patienten erreichen wieder eine volle Genesung. Die Regeneration kann in jeder Phase zum Stoppen kommen.

Phase 1
Arm/Hand und/oder Bein/Fuß sind auf einer Körperseite schlaff gelähmt. Ein Widerstand gegen passive Bewegungen fehlt. Reflexe sind abwesend oder hypoaktiv. Der Patient kann aus der Rückenlage nicht auf die Seite rollen, nicht sitzen und nicht stehen.

Behandlung. In diesem Stadium ist die Lagerung wichtig. Sie sollte alle 2 h gewechselt werden. Dadurch wird die Beweglichkeit stimuliert und eventuell auch die eintreffende

Spastizität vermindert. Wenn der Patient *zur betroffenen Seite* zu (Halbseitenlage) liegt, wird die Propriozeption dieser Seite angeregt. Der betroffene Arm wird abduziert und mit gestrecktem Ellenbogen und supiniertem Unterarm gelagert, das betroffene Bein in leichter Hüft- und Kniebeugung. Der Rücken liegt gegen Kissen. Wenn der Patient auf der *gesunden Seite liegt,* müssen die betroffenen Extremitäten in gleicher Position (in dieser Lage ist der Unterarm proniert) auf Kissen abgestützt werden.

Der motorische Lernprozeß wird durch PNF (propriozeptive neuromuskuläre Fazilitation)-Behandlungsmethoden angeregt (Hedin-Andén 1994). Zu den anfänglichen Behandlungen gehören exterozeptive Reize (taktile, verbale und visuelle Stimulationen) und propriozeptive Reize (Dehnungen). Passive Bewegungen und langsame rhythmische Dehnungen werden für den Körper und die Extremitäten durchgeführt. Die Muskeln dürfen in diesem Stadium nicht überdehnt werden.

Phase 2

Bei passiven Bewegungen ist Spastizität als Widerstand fühlbar. Kontrollierte aktive Bewegungen sind nicht möglich. Primitive Reflexbewegungen können durch taktile Stimulierung und Dehnungen ausgelöst werden.

Behandlung. Der Patient übt, vom Rücken zur Seite zu rollen, und kann mit Hilfe zum Sitz kommen. Die Sitzdauer wird verlängert. Arm- und Beinbewegungen werden mit Hilfe von PNF-Behandlungsmethoden angeregt. Übungen werden unterstützt und *wiederholt* praktiziert, um die motorischen Fähigkeiten zu stimulieren.

Phase 3

Die Spastizität ist ausgeprägt. Voluntäre primitive synergistische Bewegungsmuster werden vom Patienten produziert. Dabei dominiert die Flexionssynergie im Arm (Schulter flektiert, abduziert und nach außen rotiert, Ellenbogen flektiert, Unterarm supiniert) und die Extensionssynergie im Bein (Hüfte extendiert, abduziert und nach innen rotiert, Knie extendiert, Sprunggelenk plantarflektiert, Zehen extendiert).

Behandlung. Der Patient übt Hüft-/Kniebeugung und -streckung. Er kann vom Sitz zum Stand kommen und versuchen, beide Beine abwechselnd zu belasten. Man beginnt mit funktionellen Arm- und Handbewegungen, dazu gehören Gegenstände zu greifen, zu halten, zu schieben, zu versetzen und/oder zu stabilisieren.

Phase 4

Die Spastizität nimmt ab. Aktive antagonistische Bewegungen gegen die Synergien entwickeln sich.

Behandlung. Um den Synergien entgegenzuwirken, werden Bein*beugungs*übungen und Arm*extensions*übungen aktiv oder mit Hilfe und gegen Widerstand ausgeführt. Balanceübungen im Knien, Sitzen und Stehen sowie der Einbeinstand auf der betroffenen Seite verbessern das Gleichgewicht. Schrittübungen führen zum Gehen.

Phase 5

Die Spastizität schwindet. Bewegungen werden kontrolliert, aber noch verhältnismäßig schnell und extrem ausgeführt.

Behandlung. Die Übungen erfordern mehr Geschicklichkeit. Der Patient kommt selbständig aus der Rücken- oder Bauchlage zum Sitzen und zum Stehen sowie aus dem Fersensitz über den Kniestand zum Stand. Armübungen konzentrieren sich auf Arm-/Handfunktionen und Beinübungen auf Stand- und Ganganforderungen.

Phase 6

Die Spastizität ist nicht mehr vorhanden. Die Körperhaltung und alle Bewegungen sind normal. Eine eventuelle Ausnahme sind komplizierte schnelle Handlungen.

Behandlung. Ein individuelles Fitneßprogramm wird aufgestellt, und dem Patienten wird empfohlen, im Rahmen seiner Möglichkeiten weiterhin kontrolliert aktiv zu bleiben.

5.2.2
Behandlungsprobleme

Alle Behandlungen, die die Rehabilitation nach einer Beinamputation fördern – Stumpfheilen und -formen, Verhütung von Kontrakturen, Kräftigungs- und Koordinationsübungen und die Gehschule – werden auch für den Amputierten, der einen Schlaganfall erlitten hat, angewandt. Die Probleme, die durch die Apoplexie entstanden sind, haben aber anfänglich den Behandlungsvorrang.

Das Hauptproblem nach einem Schlaganfall mit Beinamputation sind die entstehenden *Gleichgewichtsstörungen,* die durch zwei Ursachen hervorgerufen werden:

● die Verletzung im Zentralnervensystem (Apoplexie) und
● der biomechanischen Verlust (Beinamputation).

Das Gleichgewicht zu halten, muß wieder erlernt werden (s. Abschn. 4.1, Gehtraining). Die Qualität der regenerierten Gleichgewichtskontrolle ist zum großen Teil ausschlaggebend für den Erfolg der Behandlungsendresultate.

 Merke | **Ohne Gleichgewichtskontrolle ist die Rehabilitation nicht möglich.**

Eine *Hemiplegie* tritt klinisch entweder auf der amputierten oder der nichtamputierten Seite auf. Wenn das erhaltene Bein betroffen ist entstehen zusätzliche *Gangprobleme.* Durch inaktive Dorsalextensoren oder überaktive Plantarflexoren entwickelt sich eine Spitzfußposition. Der Patient stolpert während der Schwungphase. Er reagiert mit vermehrter Hüftbeugung, das hebt den Fuß. Die Standphase beginnt mit dem Vorfußkontakt anstatt dem Fersenauftritt. Unter Belastung „schnappt" das Knie in Hyperextension und der Fuß in eine Inversionsstellung. Eine Unterschenkelfußorthese korrigiert die Spitzfußstellung und hindert die Fußinversion, das stabilisiert den Fuß und trägt somit zur Stand- und Schrittsicherheit bei. Bei hochgradiger Spastizität wird die Orthese nicht verschrieben.

Ein weiteres Problem besteht darin, daß das *selbständige Anziehen der Prothese* erschwert ist, und daß der Amputierte weder einen Gehrahmen noch beidseitig Unterarmstützen funktionell benutzen kann. Ein vierbeiniger Stock in der mobilen Hand ist hilfreich als zusätzliche äußere Stützung, um das Gleichgewicht zu halten, bietet aber nicht die gleiche Stabilität wie andere Gehstützen.

Diese Probleme und andere (emotionale, reduzierte Aufnahmefähigkeiten, Sprachstörungen, reduziertes Hören, Ausdauer) komplizieren und verlängern den Rehabilitationsvorgang.

ZUSAMMENFASSUNG	Obwohl alles getan wird, um diesen Patienten zu helfen, liegen die Endresultate aller Behandlungen auf einem niedrigen Niveau. Nur wenige dieser Patienten erreichen das Ziel, nach einem Schlaganfall mit einer Prothese zu gehen. Es bleibt schwierig für sie, die Balance zu halten. Unterschenkelamputierte benutzen ihre Prothese, um mit wenigen Schritten im Haus eine gewisse Unabhängigkeit zu erhalten, zum Umsteigen (Stuhl, Toilette) und manchmal auch aus kosmetischen Gründen. Der Verlust des Kniegelenkes macht den Oberschenkelamputierten meistens sofort rollstuhlabhängig. Die Behandlungsziele müssen dementsprechend niedrig gesetzt werden.

6 Sport

Für einen gesunden und körperlich trainierten Beinamputierten ist die Rehabilitation unvollständig, wenn er nach Abschluß der Behandlungen nicht wieder sportlich aktiv sein kann, entweder als Freizeitsportler oder auch als Leistungssportler.

Eine Prothesennorm für die einzelnen Sportarten gibt es nicht. Meistens kann Freizeitsport mit der jeweils angepaßten Prothese ausgeübt werden. Für manche Sportarten legt der Amputierte seine Prothese ab. Teilweise sind besondere Prothesenkomponenten erforderlich, z.B. ein hochflexibler Prothesenfuß oder eine Botta-Oberschenkelorthese (s. Abschn. 6.2, Wintersport). Für den Leistungssportler gibt es auch Prothesen, die speziell für die funktionellen Bedürfnisse der betreffenden Sportart hergestellt werden.

Oft sind die Intensivsportler diejenigen, die nach speziellen Paßteilen oder Prothesen fragen und so die Orthopädietechniker anregen, neue oder verbesserte, sportspezifische Komponenten oder Prothesen zu entwerfen und zu produzieren.

Einige Beispiele sollen einen kurzen Einblick in die Vielfältigkeit der Sportmöglichkeiten (Freizeit- sowie Leistungssport) für Beinamputierte geben. In jedem Fall muß sich das Team individuell auf den Sport und den Sportler konzentrieren, eine Befundaufnahme vornehmen sowie die Prothesenversorgung und das sportorientierte Training koordinieren, so daß der Amputierte Freude an seinem Sport hat und seine Leistungen im Rahmen von Turnieren und Wettbewerben mit denen anderer messen kann.

6.1
Wassersport

Badeprothesen (Schalenbauweise), sind als Unterschenkelprothese meistens gelenklos, als Oberschenkelprothese mit einem feststellbaren Vollkunststoffkniegelenk ausgerüstet. Sie sind wasserfest, leicht und doppelwandig. Eine solche Prothese hat Flutlöcher und eine rutschfeste Sohle (Chadderton 1983). Sie wird hauptsächlich benutzt, um zum Wasser (Strand, Schwimmhallen) zu gehen, aber auch im Hause zur Erhöhung der Standsicherheit beim Duschen.

Amputierte, die gern schwimmen, tun dies in der Regel ohne Prothese. Eine Prothese, die dem Wasserwiderstand beim Schwimmen ausgesetzt ist, hindert den Schwimmer und erhöht den Energieaufwand. Ausnahmen sind hier die Schwimmer, die Flossen benutzen, um zu tauchen oder zu schnorcheln. Deren *Schwimmprothese* ist hohl, hat Flutlöcher um den Auftrieb auszugleichen und eine extrem plantarflektierte Fußstellung, um die Flosse in Funktionsposition zu halten (Burgess et al. 1994).

Beim *Wasserskifahren* wird die Prothese nicht benutzt (Abb. 6.1). Hier würde eine Prothese einen Sturz komplizieren. *Windsurfer und Segler* sind jedoch auf eine Badeprothese angewiesen, um beim Manövrieren ihres Brettes oder auf dem Boot durch ständigen Stellungswechsel das Gleichgewicht zu halten (Abb. 6.2).

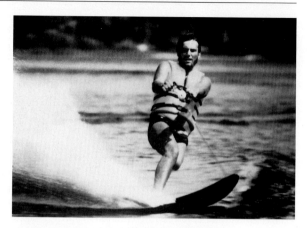

Abb. 6.1.
Wasserskilaufen

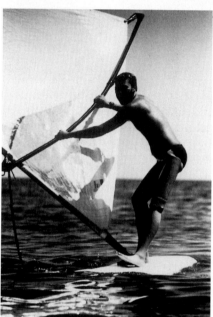

Abb. 6.2.
Windsurfing

Rudern erfordert abwechselnd ein gleichzeitiges totales Beugen und dann ein kraftvolles Strecken der Beine gegen Widerstand. Während der Beinbeugung sind die Arme gestreckt, und während der Beinstreckung ziehen die Arme die Ruder zum Körper. Der Sportler sitzt dabei auf einem Gleitsitz, beide Sprunggelenke extendieren und flektieren intensiv. Mit einer regulären Unterschenkelprothese hat der Amputierte biomechanisch Schwierigkeiten, das Knie auf der amputierten Seite voll zu beugen. Der Prothesenschaft blockiert die Endphase der Bewegung und die Prothesenferse hebt sich von der Abstoßplattform. Der Einbau eines „Active-Ankles" (Hersteller: Rampro, CA 92024, USA) hilft, dieses Problem zu reduzieren. Zum Rudern wird der Stabilisationsstift vom Prothesensprunggelenk entfernt. Die Gelenkreichweite nimmt zu, der Prothesenfuß behält Plattformkontakt und Stumpfdruckbeschwerden werden vermieden.

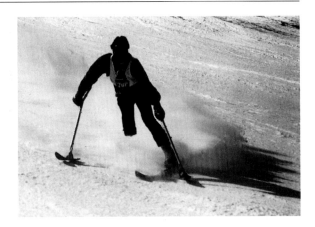

Abb. 6.3.
Unterarmstützen mit Kufen

6.2
Wintersport

Unterschenkelamputierte Skifahrer benutzten ihre reguläre Prothese für das Abfahrts-
und Langlaufskifahren. Wenn sie eine Unterschenkelprothese mit einem Vollkontaktschaft haben, können sie zusätzlich beim Skifahren (oder auch anderen körperlichen
Anstrengungen) mit einer Botta-Oberschenkelorthese versorgt werden (Botta 1990).
Diese Führungsorthese schützt das Kniegelenk, erlaubt weit über 90° Kniebeugung
und trägt so mit zur Sicherheit beim Skifahren bei.

   Oberschenkelamputierte Skifahrer legen beim Abfahrtlaufen oft ihre reguläre Prothese ab. Der Grund dafür ist, daß die erforderliche Kniebeugestellung auf der Prothesenseite das Körpergewicht nicht halten kann. Für diese Sportler werden Unter-
armgehstützen aus Aluminum (Abb. 6.3) so umgearbeitet, daß sie als Auslegerkufen
dienen, auf denen sich der Skifahrer abstützen kann (Davis 1981). Für Leistungssportler kann eine Oberschenkelprothese hergestellt werden, die Stand- und Aufprall-
sicherheit bei erforderlicher Prothesenkniebeugung und entsprechender Fußdorsalextension gewährleistet.

   Skifahren ist auch für *doppelseitig Oberschenkelamputierte* möglich (Chadderton
1983). Der Mitte der 80er Jahre verstorbene Karl Hiltzinger, ein früherer Fußballprofi,
der durch einen Autounfall beide Beine verlor und seitdem in Kanada als Berater eines
Sportprogrammes für Kinder nach Amputationen arbeitete, entwarf für sich spezielle
„Stubby"-Prothesen zum Skifahren (Abb. 6.4). Im Winter war er Skitrainer für Amputierte, im Sommer spielte er Golf.

   Zum *Schlittschuhfahren* wird der Unterschenkelschaft beim Aufbau vermehrt
gebeugt. Auf diese Weise kann der Amputierte sein Körpergewicht bei leichter Kniebeugung auf den Vorfuß verlagern und erreicht so die richtige Fußbelastung für das
Schlittschuhlaufen.

   Beim *Eisstockschießen* muß der Amputierte in der Lage sein, im Moment des Auf-
setzens des Eisstockes den Prothesenfuß weit nach dorsal zu extendieren. Für *Unterschenkelamputierte* kann eine Prothese umgebaut werden (aber nicht für Oberschenkelamputierte), indem ein Otto-Bock-Sicherheitsknie umgedreht zwischen den Schaft
und den Prothesenfuß eingebaut wird. Der Fuß kann dann so weit dorsal extendiert

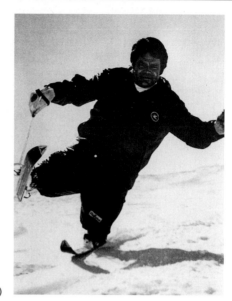

Abb. 6.4.
„Stubby"-Prothesen zum
Skifahren. (Aus CHAMP 1983)

werden, daß das Kniegelenk auf das Eis aufgesetzt werden kann (Abb. 6.5) Ein dorsal
eingebauter Vorbringer unterstützt das Aufstehen aus kniender Position (Chadderton
1983).

Unterschenkelamputierte Eishockeyspieler bekommen entweder Schienen mit einer
Oberschenkelmanschette oder die abnehmbare Botta-Oberschenkelorthese (Botta
1990). Beide Versorgungstechniken schützen den Stumpf vor Stoßverletzungen bei sog.
„Checks", stabilisieren das Kniegelenk, verringern die Auswirkungen von Rotationsbewegungen und schützen so das Gelenk vor Verletzungen. Eine geeignete Prothese
für Oberschenkelamputierte gibt es noch nicht, denn bei stärkeren Beugungen kann
das Prothesenknie nicht belastet werden.

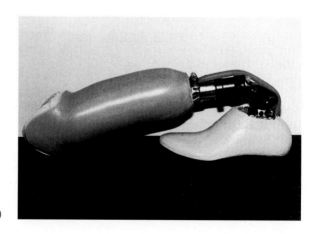

Abb. 6.5.
Zum Eisstockschießen
modifizierte Unterschenkelprothese. (Aus CHAMP 1983)

6.3
Andere Sportarten

Viele andere Sportarten wie Golf, Radfahren, Wandern, Tanzen, Kegeln, Joggen, Rennen und Ballspiele bereiten Beinamputierten Freude und Erholung.

Golfspieler brauchen, unabhängig von der Amputationshöhe, einen Torsionsadapter, um natürliche Körperschwungbewegungen durchzuführen. Beim *Radfahren* ist die Sitzhöhe wichtig, damit die Beine rhythmisch treten können. Ein erhöhter Sitz reduziert das Ausmaß der Hüft- und Kniebeugung und gibt somit manchem Stumpf mehr Komfort. Zum *Wandern,* zum *Tanzen* und beim *Kegeln* benutzen Amputierte ihre Alltagsprothese. Spezielle Prothesenpaßteile sind nicht notwendig.

Das Kegeln erfordert eine vergrößerte Schrittstellung beim Ballabwurf. Oberschenkelamputierte setzen dabei ihre Prothese in die Schrittrückstellung, und das erhaltene Bein balanciert den gebeugten Körper. Bei Unterschenkelamputierten ist die Beinstellung nicht sehr wichtig; sie ist oft davon abhängig, ob es sich bei dem Betroffenen um einen Rechts- oder Linkshänder handelt.

Für Sportarten, bei denen Rennen und Springen erforderlich ist, werden besondere Anforderungen an die Prothese gestellt, die im folgenden Abschnitt beschrieben werden.

6.3.1
Rennsportarten

Bei vielen Sportarten, z.B. Ballspiele und Tennis, muß der Amputierte in der Lage sein, zu rennen und zu springen. Da dem *Unterschenkelamputierten* das Knie erhalten ist, hat er eine verhältnismäßig gute Bewegungs-, Belastungs- und Sprungkontrolle, die durch die Entwicklung von *energiespeichernden Fußmodellen* unterstützt wird. Es gibt mehrere Fußmodelle dieser Art, die alle einen Bestandteil (Feder oder Spirale) haben, der sich unter Belastung komprimiert und während der Entlasung kinetische Energie freigibt. Dieser Energiestoß simuliert den Vorfußabstoß am Ende der Prothesenstandphase und erleichtert dem Amputierten damit das Rennen.

Oberschenkelamputierte haben durch den Verlust ihres Kniegelenkes mehr Schwierigkeiten beim Rennen. Wenn sie ihre reguläre Prothese beim Renn- und Springsport tragen, nehmen sie einen hüpfenden Laufstil an, der dadurch entsteht, daß das gesunde Bein einen zusätzlichen „Hüpfer" in die Standphase einfügt (Abb. 6.6). Dieser Hüpfer verlängert die prothesenseitige Schwungphase und gibt dem Prothesenknie genügend Zeit in die volle Extension zurückzukehren, damit die Ferse korrekt und sicher aufsetzen kann. Diese Methode ist besonders anstrengend für das gesunde Bein und erhöht den Energieaufwand erheblich.

Eine *Rennprothese,* bestehend aus einem Flexschaft, einem Spezialkniegelenk, mit Schwung- und Standphasenkontrolle und einem stoßabsorbierendem Fuß, erlaubt dem Oberschenkelamputierten nicht nur mit einem fast normalen rhythmischen Beinwechsel zu rennen (Abb. 6.7), sondern auch das Spreizspringen und das Einbeinspringen auf der Prothese (Mensch u. Ellis 1986). Durch diese zusätzlichen Funktionen kann sich der Amputierte natürlicher bewegen. Die Möglichkeiten, verschiedene Sportarten zu wählen, erweitern sich.

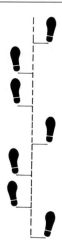

Abb. 6.6.
Hüpf-Laufstil beim Rennen
mit regulärer Oberschenkelprothese

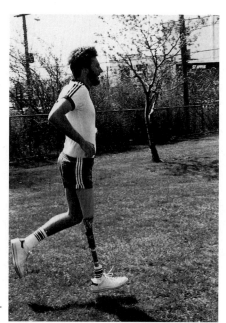

Abb. 6.7.
Oberschenkelamputierte mit
Rennprothese können mit nor-
malem Beinwechsel rennen

6.4
Sporttraining

Alle Amputierten, die ernsthaft, sportlich aktiv sein wollen, müssen – wie Nichtamputierte – methodisch trainieren. Dazu wird ein athletisches Grundprogramm an
den Amputierten angepaßt. Die meisten aktiven Sportler kennen sich gut mit ihren
Trainingsmethoden in der betreffenden Sportart aus. Sie haben deshalb feste Vorstel-

lungen von den Anforderungen an ihre Prothese. Die *Aufgabe des Teams* besteht darin, diese Ideen zu überprüfen und zu entscheiden, welche Prothesenversorgung funktionell am besten ist. Der *Arzt* untersucht Lunge, Herz und das Kreislaufsystem sowie die Kondition von Bein und Stumpf. Bei einem guten Allgemeinzustand kann der Amputierte das Training aufnehmen.

6.4.1
Fitneßübungen

Alle Fitneßübungen konzentrieren sich auf Muskelkräftigung, Koordination, Ausdauer und Gelenkmobilisation für Körper, Stumpf und Bein. Allgemeine und spezielle Muskelkräftigung bereitet den Körper auf den zusätzlichen Energieaufwand vor. *Isokinetische Übungen* können mit Hilfe von Geräten durchgeführt werden; die Anforderungen werden langsam erhöht.

 Während des Trainingverlaufs gilt die Regel: Intensiv, aber ohne Überlastung trainieren und regelmäßig entspannen.

Gesteigerte Muskelkraft und Ausdauer reduzieren die Möglichkeit von Muskelverletzungen, die durch Ermüdung hervorgerufen werden können. Beinamputierten Sportlern ist das Buch: „Physical Fitness: A Guide for Individuals with Lower Extremity Loss" von Burgess u. Rappoport (1994) zu empfehlen, das ausgezeichnete Trainingsanweisungen (Text und Abbildungen) gibt.

6.4.2
Dehnungen

Korrekt ausgeführte Muskeldehnungen werden *vor und nach* den Übungen durchgeführt, um die Muskeln auf ihre Arbeit vorzubereiten und um eventuelle Muskelrisse oder -krämpfe zu vermeiden. Dabei sind die Rotationsdrehungen der Wirbelsäule, des Beckens und der Hüftgelenke für Beinamputierte besonders wichtig, denn Rotationsbeschränkungen des Körpers vergrößern das Drehmoment um die vertikale Achse während der Standphase in allen Gelenken des Beins und des Stumpfes.

6.4.3
Prothesenkontrolle

Die Prothese muß während des Trainings regelmäßig überprüft werden, um Standsicherheit und Bewegungsfreiheit zu gewährleisten. Durch stoßartige Belastung bei intensiver Benutzung können sich Komponentverbindungen lockern, die dann Knie- und/oder Fußfehlstellungen verursachen können. Die Amputierten lernen während des Trainings, ihre Prothese regelmäßig selbst zu überprüfen.

6.4.4
Verhütung von Verletzungen

Die Vorbeugung gegen Verletzungen ist wichtig. Hautfriktionen und Stumpfschwitzen können Probleme verursachen. Der Amputierte muß deshalb Stumpf und Fuß methodisch beobachten. Regelmäßiges Waschen und die Anwendung einer transparenten Haut (z.B. Tegaderm) über Reizstellen schonen die irritierten Gewebe. Mit einer derart geschützten Haut kann das Training fortgesetzt werden. Für den gesunden Fuß muß ein guter Sportschuh gewählt werden, der neben einer elastischen Ferse und guter Sohlenflexibilität auch leicht und bequem sein sollte.

6.4.5
Trainingsleistung

Nichtamputierte Sportler trainieren ungefähr 6–10 Wochen, um ihre maximale Leistungsfähigkeit zu erreichen (Mann et al. 1981). Da Amputierte für Aktivitäten mehr Energie brauchen als Nichtamputierte (Waters et al. 1976), kann man davon ausgehen, daß beinamputierte Sportler länger als 10 Wochen benötigen, um ihren Leistungshöhepunkt zu erreichen.

ZUSAMMENFASSUNG | Die Prothetik hat in den letzten 20 Jahren auf dem Gebiet der Schaftanpassungen und der Weiterentwicklung von Paßteilen, die die Funktion des Gangs verbessern und einem Amputierten auch erlauben, sportlich aktiv zu sein, enorme Fortschritte gemacht. Zu diesen Fortschritten gehören:

● thermoplastische (flexible) Schaftformen, die den Prothesentragekomfort erhöhen,
● hochflexible Fußmodelle, die die Funktion des natürlichen Fußes simulieren und
● Kniegelenken, die durch Schwung- und Standphasenkontrolle dem Gangrhythmus anpaßbar sind.

Diese Konstruktionen verbessern die Bewegungs- und Belastungskontrolle des Amputierten beim Gehen und beim Sport und erlauben nicht nur Unterschenkelamputierten, sondern auch Oberschenkelamputierten zu joggen, zu rennen und zu springen. Sie können dadurch am Sport ihrer Wahl teilnehmen.
Ein kontrolliertes, gesteigertes Fitneßprogramm hilft diesen Amputierten, ihre Bestleistung zu erreichen und Freude am Sport zu haben, unabhängig davon, ob der Amputierte seine Alltagsprothese benutzt, ohne Prothese Sport betreibt oder eine Sportprothese anlegt.

Teil 2
Funktionelle Indikation zur Prothetik

7 Einführung

7.1
Begriffsbestimmungen

Der deutsche Sprachgebrauch bezeichnet eine Amputation im Bereich des Unterschenkels als „Unterschenkelamputation", die im Bereich des Oberschenkels als „Oberschenkelamputation". Beide Begriffe sind nicht ganz korrekt, weil sie die Vermutung zulassen, daß eine Unterschenkelamputation den Unterschenkel und eine Oberschenkelamputation den Oberschenkel amputiert. Nachfolgend werden deshalb die Begriffe „transtibial" und „transfemoral" ersatzweise verwendet.

Die üblichen Begriffe „Unterschenkelprothese" (UKB) und „Oberschenkelprothese" (OKB) sollen beibehalten werden, da eine Unterschenkelprothese den Unterschenkel (ggf. partiell) und eine Oberschenkelprothese den Oberschenkel (ggf. partiell) aufnimmt.

Der US-amerikanische Begriff „ functional level" soll, soweit er sich auf den Funktionsgrad des untersuchten Amputierten bezieht, mit *„persönlicher Funktionsgrad"* bezeichnet werden. Soweit er sich auf die funktionellen Bauteile einer Prothese bezieht, soll er mit *„prothetischer Funktionsgrad"* bezeichnet werden.

 Merke Im anzustrebenden Idealfalle stimmen der persönliche Funktionsgrad des Amputierten und der prothetische Funktionsgrad seiner Versorgung überein.

Die *„persönliche Belastungsklasse"* eines Amputierten beschreibt, mit welcher Belastungsgröße er die Prothese voraussichtlich belasten wird. Es gibt verschiedene Ansätze, diese Belastungsklasse zu beschreiben. Leider sind sich die Hersteller von Prothesenbauteilen nicht darüber einig, wie sie diese Belastungsklasse beschreiben. Manche geben einfach ein Körpergewicht an, andere berechnen die Belastungsklasse unter Zugrundelegung von Faktoren aus dem persönlichen Funktionsgrad, den Hebellängen (Fußgröße) und/oder dem Körpergewicht. Die „prothetische Belastungsklasse" ist demnach die anzustrebende Zuordnung der Belastbarkeit von Prothesenbauteilen zur möglichen persönlichen Belastungsklasse des Amputierten.

7.2
Bedarfsgerechte Versorgung des Amputierten mit einer Prothese

Die Verordnung einer Prothese erfolgt nach internationalen Richtlinien und Regelungen des Gesundheitsrechtes durch den Arzt. Für die Beschreibung der zu erwarteten Funktionellität (des zu erwartenden „Funktionsgrads") ist aufgrund der speziellen

Ausbildung der in der Amputiertenarbeit spezialisierte Arzt oder Physiotherapeut am besten geeignet. Für die Zuordnung bestimmter prothetischer Qualitäten, die die Zielvorstellung des Arztes und des Physiotherapeuten berücksichtigen sollten, ist der Orthopädietechniker zuständig. Der Kostenträger (Krankenkassen, Versicherungen, Sozialfürsorge) ist sowohl zur Funktionsoptimierung der prothetischen Versorgung seinem Versicherten gegenüber als auch zur Optimierung des Kosten-Nutzen-Verhältnisses verpflichtet.

Der Orthopädietechniker kann aufgrund seiner Erfahrungen und mit Hilfe der Fachliteratur für Prothesenkomponenten (üblicherweise als Paßteile bezeichnet) die zur Zeit am Markt befindlichen orthopädietechnischen Paßteile funktionell analysieren. Dadurch ist eine optimale prothetische Versorgung des Amputierten gewährleistet, die nach seinen Fähigkeiten und Bedürfnissen ausgerichtet ist.

Da die ärztliche Ausbildung selbst bei Fachärzten solche Inhalte nicht oder nur in unzureichendem Maße enthält, sollte eine enge Zusammenarbeit zwischen Arzt und Orthopädietechniker gewährleistet sein.

Die orthopädietechnische Ausbildung geht immer mehr vom funktionell analysierten Amputierten aus, der einer „Kategorie" zugeordnet ist und innerhalb dieser Kategorie mit einer Reihe ähnlicher technischer Komponenten bedarfsgerecht versorgbar ist. Diese sind ähnlich, da sie sich Funktionsgraden zuordnen lassen (so wie sich z.B. Kraftfahrzeuge bedarfsgerecht in die funktionellen Klassen Personenwagen, Kleinbusse, Omnibusse, Großraum-Lkw, Baustellen-Lkw etc. einordnen lassen). Ebenso wie Kraftfahrzeuge einer Klasse sind auch Prothesenpaßteile innerhalb ihrer Klasse unterschiedlich, da die verschiedenen Hersteller unterschiedliche Prioritäten setzen.

Wer sein Bein durch Amputation verloren hat und deshalb täglich mit einer Prothese gehen muß, kann z.B. entweder mit einem exoskelettalen Holzbein, einer endoskelettalen Modularprothese oder mit einer endoskelettalen Prothese aus raumfahrttechnischen Leichtbauteilen mit energiespeichernden Gelenkkonstruktionen und pneumatischer, hydraulischer oder computerchipgesteuerter Beeinflussung der Gelenkbeschleunigung gehen. Diese Entscheidungsfreiheit für einen bestimmten Prothesentyp gewährleistet die optimale Unterstützung der funktionellen Umstände (Alter, Amputationshöhe und Art der Amputation, allgemeiner Gesundheitszustand, funktioneller Nutzungsgrad, Nutzungsart und Dauer) und sollte deshalb nicht eingeschränkt sein. In manchen Fällen ist es aber zu vermuten, daß entweder unkritische Technologiegläubigkeit oder pures Preisdämpfungsdenken verordnungsbestimmend war und der Amputierte entsprechend seinem tatsächlichen funktionellen Bedarf über- oder unterversorgt wurde.

Beispiel. Ein Innenbereichsgeher (also der typische, in seiner Mobilität und Aktivität durch Multimorbidität oder hohes biologisches Alter limitierte Amputierte), bedarf u.U. einer besonders leichten und sicher gebauten Prothese. Es wäre falsch, ihm eine komplexe, ggf. relativ schwere Steuerung seines Kniegelenkes zu verordnen. Ein unbegrenzter Außenbereichsgeher, d.h. ein besonders aktiver Benutzer einer Prothese (z.B. ein junger Mensch, dessen Amputation durch ein Trauma bedingt ist) mit wechselnden Ganggeschwindigkeiten, für den die Überwindung von Hindernissen oder unebenem Gelände kein Problem ist, benötigt sicher eines der oben genannten Kniegelenke. Er wäre mit der Verordnung einer „Geriatrieprothese" des zuvor beschriebenen Altersamputierten so schlecht versorgt, daß er seinen Aktivitäten nicht nachgehen könnte und durch die Prothese eher zusätzlich behindert als rehabilitiert würde.

Wenn der funktionelle Bedarf für einen bestimmten Prothesentyp nicht ohne weiteres erkennbar ist, beschäftigen sich die an der Prothesenverordnung Beteiligten mit folgenden Fragen:

- Wurde für den Patienten eine hinreichend funktionelle Paßteilkombination vorgeschlagen oder verschrieben?
- Wurde die berechtigte Forderung zur Einsparung unnötiger Kosten berücksichtigt?

Läßt sich der Bedarf eines Amputierten denn einschätzen? Ist nicht die beste (oder die teuerste) Prothese gerade gut genug, um verlorene physiologische Funktionen mit den auch heute noch begrenzten technischen Mitteln so gut wie möglich, also nach dem jeweilig höchstentwickelten Stand der Technik, zu kompensieren? Ja und nein:

> **Merke**
>
> Die „beste" Prothese ist die, die dem zu erwarteten Funktionsbedarf am besten gerecht wird, also die bedarfsgerecht (funktionell) angepaßte Lösung. Diese muß nicht unbedingt die teuerste oder billigste sein. Wahrscheinlich ist sie aber die preiswerteste.

7.3
Wie läßt sich der funktionelle Bedarf objektivieren?

Der funktionelle Bedarf für eine bestimmte Prothese läßt sich aus folgenden Gründen nicht eindeutig im voraus bestimmen:

- Der zu erwartende Funktionsgrad eines Amputierten läßt sich nur in bestimmten Grenzen voraussagen.
- Der Rehabilitationserfolg kann sich zeit- oder umständeabhängig anders entwickeln als dies zum Zeitpunkt der Verordnung vorauszusehen war.

Wenn zur Bedarfsbestimmung einer Prothese ein Fragebogen zugrundegelegt wird, der sowohl physiologische als auch individuelle und persönliche Umweltfaktoren sowie eine Aktivitätsbeschreibung des Amputierten enthält, kann die Feststellung der Aktivitäts- und Lebensumstände vor der Amputation, des gegenwärtigen Zustands und der zu erwarteten Entwicklung mittels der Befundaufnahme weitgehend objektiviert werden.

Lassen sich zusätzlich noch bestimmte Eigenschaften benennen, die die Prothese erfüllen sollte, dürfte eine solche Erhebung in Form eines Fragebogens sowohl dem prothetisch versorgten Amputierten als auch der Objektivierungs- und Ökonomieverpflichtung des Kostenträgers gerecht werden. Die vorliegenden Kapitel unternehmen den Versuch, die funktionelle prothetische Indikation nach Amputation der unteren Extremität zu objektivieren.

8 Befundaufnahme und funktionelle Aspekte der Prothesenverordnung

8.1
Beurteilung des Amputierten und seines funktionellen Bedarfs

Der vorliegende Erhebungsbogen (s. Abschn. 8.2) wurde in seiner Erstfassung 1991 von W. Kaphingst an der Bundesfachschule für Orthopädie-Technik in Dortmund entwickelt. Er wurde schulintern im Unterricht der zukünftigen Orthopädietechniker angewandt, beurteilt und verbessert. Im nächsten Schritt wurde er außerhalb der Bundesfachschule in einigen orthopädietechnischen Betrieben testweise eingesetzt und 1994 dann, anläßlich eines Weltkongresses, der Fachöffentlichkeit präsentiert. 1995 wurde der Erhebungsbogen in englischer Übersetzung in den USA einer Gruppe von Orthopädietechnikern vorgestellt, die eine Vielzahl von Erweiterungsvorschlägen einbrachten, u.a. die weiter unten angegebenen Funktionsgrade („functional levels"). Die fachliche Abrundung, insbesondere bezüglich der physiotherapeutischen Beurteilung und der Straffung auf das Wichtigste unter gleichzeitiger Beibehaltung des Notwendigen, erfuhr er durch die Physiotherapeutin Gertrude Mensch (MCPA), die Verfasserin der vorhergehenden Kapitel dieses Buches.

Zielsetzung des Erhebungsbogens ist es nicht, die Beteiligten mit noch mehr Papierarbeit zu belasten, sondern die ohnehin notwendige Entscheidungsarbeit durch Strukturierung zu erleichtern. Der Bogen ist so aufgebaut, daß er alle vorkommenden Amputationen der unteren Extremität prinzipiell durch ein Frage- und Ankreuzsystem, oder da, wo zum Verständnis erforderlich auch in schriftlicher Ergänzung, abfragt und in der Antwort zugleich funktionell beschreibt.

Der funktionell prothetische Teil des Erhebungsbogens baut auf den Ergebnissen der Beurteilung des Amputierten auf und erlaubt dann folgerichtig die Zuordnung bestimmter funktioneller Eigenschaften der Prothesenkomponenten zu den Ergebnissen der Zustandserhebung. Die Paßteilzuordnung wird in diesem Verfahren, ggf. auch unter Zuhilfenahme der später vorgestellten Tabellen, logisch erkennbar und, wenn schlüssig durchgeführt, unter funktioneller Betrachtung bereits vor der Verschreibung und (Versuchs-)Versorgung nahezu objektivierbar.

Dies besagt natürlich nicht, daß die Prothese im Einzelfall tatsächlich bezahlbar ist. Die gezielte, zusätzliche Sachinformation kann aber vielleicht zukünftig verhindern, daß Finanzverwalter den Rotstift aus purer Unkenntnis zu Lasten der Rehabilitation Amputierter ansetzen.

Die amerikanische (DMERC) Klassifizierung beschreibt folgende Funktionsgrade:

- Funktionsgrad 0 (Prothese verbessert die Lebensqualität oder Mobilität nicht),
- Funktionsgrad 1 (Innenbereichsgeher, konstante Gehgeschwindigkeit),
- Funktionsgrad 2 (begrenzter Öffentlichkeitsgeher, bewältigt unebenes Gelände),

- Funktionsgrad 3 (unbegrenzter Öffentlichkeitsgeher, unterschiedliche Gehge-schwindigkeit),
- Funktionsgrad 4 (Hochleistungsbenutzer, z.B. Kind, aktiver Erwachsener, Sportler).

8.1.1
Eindeutigkeit oder Flexibilität?

Ist der nachfolgende Erhebungsbogen (Muster s. Abschn. 8.2) in seiner Aussage ein-deutig?

In der Prothetik gibt es immer mehr als nur eine richtige Lösung. Absolute, oder „kochbuchmäßige" Eindeutigkeit würde der Realität nicht gerecht, würde berechtigte Kritik seitens aller Beteiligten auslösen und den Erhebungsbogen unanwendbar machen. Es wurde daher der Flexibilität Vorrang eingeräumt.

Der Erhebungsbogen fragt alle relevanten Parameter ab, und so ist es z.B. durchaus möglich, einen Altersamputierten, der typischerweise in Grad 1 oder 2 einzuordnen wäre, mit dem Funktionsgrad 3 (also einen aktiven Außenbereichsgeher) zu beschrei-ben. Gleichermaßen wäre es denkbar, einen jungen, ursprünglich dynamischen, aber aus traumatischen Gründen Amputierten in der Gruppe 2 (begrenzter Öffentlich-keitsgeher) wiederzufinden. Die abgefragten Parameter würden dann wahrscheinlich auf multiple Traumata und eine dadurch bedingte erhebliche funktionelle Einschrän-kung hinweisen.

Der Erhebungsbogen schließt also Sonderfälle nicht aus – aber er begründet sie ein-deutig.

Die Nutzung von Objektivierungsmethoden zur Prothesenversorgung sollte daher allen an der prothetischen Rehabilitation Beteiligten (inklusive der Kostenträger) will-kommen sein.

8.1.2
Funktionsgrad und Belastungsklasse

Leider beschreiben die prothetischen Funktionsgrade die prothetischen Bauteile nicht komplett. Sie beschreiben die Funktionellität, nicht aber die mechanische Belastbar-keit. Prothesenpaßteile aller Funktionsgrade sind entweder sehr leicht, raumsparend, kosmetisch leicht „versteckbar" und daher begrenzt belastbar oder aber großvolumig, mit stärkerer Bauteilauslegung und daher für höhere Belastung herstellbar. Neuere Prothesenpaßteile werden bei kleinem Bauvolumen aus hochwertigen, hochbelastba-ren Materialien hergestellt; sie werden damit aber auch deutlich teurer als funktionell vergleichbare Bauteile aus herkömmlichen Baustoffen. Die Testverfahren zur Ermitt-lung der Belastbarkeit von Prothesenbauteilen sind in ISO-Normen (ISO,"Internatio-nal Standards Organization") international einheitlich festgelegt. Hersteller von Pro-thesenpaßteilen verfügen entweder über eigene Testanlagen oder lassen ihre Produkte in unabhängigen Testinstituten nach den ISO-Normen testen und ordnen ihre Pro-dukte den ISO-Belastungsklassen zu.

Dies kann z.B. in Form von tabellenähnlichen Farbcoderastern (z.B. Otto Bock, Orthopädische Industrie GmbH) geschehen oder in Form von einstellbaren Wähl-scheiben, die Parameter wie Gewicht, Größe und Funktionsgrad des Amputierten berücksichtigen und dann in einem Fenster die Belastungsklasse ablesbar machen (z.B. ipos Orthopädie Industriell – „load levels").

Der Orthopädietechniker ist verpflichtet, Bauteile, die nach funktionellen Kriterien ausgesucht wurden, zusätzlich auch noch der Beurteilung auf Belastbarkeit nach den genannten Herstellerkriterien zu unterziehen, denn er ist dazu ausgebildet, innerhalb der angebenen Belastungsklasse das richtige Produkt zu wählen. Er sollte nur solche Bauteile verwenden, die der Belastung durch den Amputierten standhalten werden.

Setzt der Orthopädietechniker ein falsches Bauteil ein, so trägt er im Schadensfall das volle Haftungsrisiko und ist regreßpflichtig.

Die Zuordnung bestimmter prothetischer Funktionsgrade und die Verordnung der Prothese innerhalb der prothetischen Belastungsklassen unter Verwendung einer generellen Terminologie wird daher wahrscheinlich das einzige Mittel sein, um sich als Verordner im Schadensfall regreßfrei zu halten.

8.2
Mustererhebungsbogen zur Ermittlung des Funktionsgrads eines Amputierten

Siehe nachfolgende Seiten (S. 270–275).

Erhebungsbogen zur Prothesenversorgung nach Amputation der unteren Extremität

Erklären Sie dem Amputierten diese Erhebung.
Berücksichtigen Sie evtl. psychische/emotionale Aspekte
bei erst kürzlich Amputierten.

Allgemeine Personendaten

Interne Registrierung: _____   **Beurteilung durchgeführt von:**

Datum: _____

Familienname:_____   1. Dr. med. ❐ 2. OMM ❐ 3. Pt ❐

Vorname:_____   Name 1.: _____

Adresse: _____   Name 2.: _____

_____   Name 3.: _____

Telefon: _____

Alter: _____ Vers.-Nr.:_____   Beruf: _____

Hausarzt:_____   Verordnender Arzt: _____

männl. ❐   weibl. ❐   Gewicht _____ kg   Größe _____cm

Teil 1: Amputationsmerkmale und allgemeiner Gesundheitszustand

Amputationsgrund: _____ **Amputationsdatum:** _____

Art der Amputation und Amputationshöhe:

konventionell (glatt)	j ❐ n ❐	Myoplastik	j ❐ n ❐
Osteomyoplastik	j ❐ n ❐	andere	j ❐ n ❐
Zehenamputation	l ❐ r ❐	transtibiale Amputation	l ❐ r ❐
transmetatarsale Amputation	l ❐ r ❐	Knieexartikulation	l ❐ r ❐
longitudinal metatarsale A.	l ❐ r ❐	transfemorale Amputation	l ❐ r ❐
transtarsale (Rückfuß-)A.	l ❐ r ❐	Hüftexartikulation	l ❐ r ❐
Knöchelgelenkexartikulation	l ❐ r ❐	Hemipelvektomie o. höher	l ❐ r ❐

Allgemeiner Gesundheitszustand:

zur Zeit in ärztlicher Behandlung: j ❐ n ❐

Herz- oder Kreislaufprobleme: j ❐ n ❐

Medikamenteneinnahme (Chemotherapie? anderes?):   j ❐ n ❐

Diabetes: j ❐ n ❐

andere wesentliche Erkrankungen (Schlaganfall/Behinderungen etc.):   j ❐ n ❐

andere Einflüsse auf die Prothesenversorgung (z.B. Allergien):   j ❐ n ❐

Bemerkungen: _____

_____

Entlassung aus der Akutbehandlung: _____

Entlassung aus der Rehabiltation: _____

In physiotherapeutischer Behandlung: ja ❐ nein ❐ **Physiotherapeut:** _____

Prothesenerstversorgung?   ja ❐ nein ❐

Teil 2: Amputationsstumpf/Erhaltenes Bein

Stumpf (bei beidseitig Amputierten wird hier beschrieben die Seite: l/r)

Länge: **Kniestabilität:**

sehr kurz   (<1/3) ❑   kurz (1/3) ❑   ja ❑   kein Knie ❑

mittel   >1/3) ❑   lang (>2/3) ❑   nein ❑

Distale Belastbarkeit: nein ❑   partiell ❑   voll ❑

Muskelkraft:	0	1	2	3	4	5	Bewegungsumfang:
Dorsalextension	❑	❑	❑	❑	❑	❑	❑ frei beweglich j ❑ n ❑, kontrahiert ❑ Grad
Plantarflexion	❑	❑	❑	❑	❑	❑	❑ frei beweglich j ❑ n ❑, kontrahiert ❑ Grad
Knieextension	❑	❑	❑	❑	❑	❑	❑ frei beweglich j ❑ n ❑, kontrahiert ❑ Grad
Hüftextension	❑	❑	❑	❑	❑	❑	❑ frei beweglich j ❑ n ❑, kontrahiert ❑ Grad
Hüftflexion	❑	❑	❑	❑	❑	❑	❑ frei beweglich j ❑ n ❑, kontrahiert ❑ Grad
Hüftabduktion	❑	❑	❑	❑	❑	❑	❑ frei beweglich j ❑ n ❑, kontrahiert ❑ Grad
Hüftadduktion	❑	❑	❑	❑	❑	❑	❑ frei beweglich j ❑ n ❑, kontrahiert ❑ Grad

0 bewegungsunfähig; 1 Kontraktionen ohne Bewegung; 2 Bewegung schwach; 3 Bewegung funktionell; 4 Bewegung gegen Widerstand; 5 Bewegung gegen starken Widerstand

Bemerkungen: _____

Haut, Weichteilgewebe und knöcherne Strukturen des Stumpfes (soweit zutreffend)

Unterhautgewebe	**Übermäßige Weichteile**	**Übermäßige Narbenbildung**
fest, normal, weich	j ❑ n ❑ wo?	j ❑ n ❑ wo?
Hautprobleme	**Abschürfungen/Blasen**	**Entzündungen**
j ❑ n ❑ welche?	j ❑ n ❑ wo?	j ❑ n ❑ wo?
Exostosen/Neurome	**Durchblutung gestört**	**Volumenschwankungen**
j ❑ n ❑ wo?	j ❑ n ❑	j ❑ n ❑

Bemerkungen: (Welche, Wo?) _____

_____

Erhaltenes Bein

Muskelkraft:	0	1	2	3	4	5	Bewegungsumfang:
Dorsalextension	❑	❑	❑	❑	❑	❑	❑ frei beweglich j ❑ n ❑, kontrahiert ❑ Grad
Plantarflexion	❑	❑	❑	❑	❑	❑	❑ frei beweglich j ❑ n ❑, kontrahiert ❑ Grad
Knieextension	❑	❑	❑	❑	❑	❑	❑ frei beweglich j ❑ n ❑, kontrahiert ❑ Grad
Hüftextension	❑	❑	❑	❑	❑	❑	❑ frei beweglich j ❑ n ❑, kontrahiert ❑ Grad
Hüftflexion	❑	❑	❑	❑	❑	❑	❑ frei beweglich j ❑ n ❑, kontrahiert ❑ Grad
Hüftabduktion	❑	❑	❑	❑	❑	❑	❑ frei beweglich j ❑ n ❑, kontrahiert ❑ Grad
Hüftadduktion	❑	❑	❑	❑	❑	❑	❑ frei beweglich j ❑ n ❑, kontrahiert ❑ Grad

Standstabilität: sicher ❑ unsicher ❑ fehlt ❑   **Ödeme:** ja ❑ nein ❑

Gleichgewichtskontrolle: sicher ❑ unsicher ❑ fehlt ❑ **Nagelprobleme:** ja ❑ nein ❑

Hautzustand: _____

Teil 3: Funktionsgrad

Vor der Amputation, im täglichen Leben und Beruf

Gang: normal   j ☐ n ☐   **Arbeit:** überwiegend sitzend ☐
verlangsamt   j ☐ n ☐   überwiegend stehend ☐
mit Gehstütze(n) j ☐ n ☐   überwiegend gehend   ☐
Treppensteigen   j ☐ n ☐
Anzahl der Stufen im Haus: _____
Gehzeiten/Tag   1 h ☐
>1 h ☐
>> 1h ☐

Andere Aktivitäten (Heben, Tragen), bitte beschreiben: _____

Sport/aktive Hobbys, bitte beschreiben: _____
_____
_____

Nach der Amputation zu erwartende Gehfähigkeit und allgemeiner Mobilitätsgrad

Allgemeine Geh- und Aktivitätsbereiche: **Benutzung von Transportmitteln:**
Gehstützen   j ☐ n ☐   Auto   j ☐ n ☐
Innenbereich, ebene Flächen   j ☐ n ☐   öffentliche Verkehrsmittel   j ☐ n ☐
Treppensteigen   j ☐ n ☐   Zweirad   j ☐ n ☐
Außenbereich, ebene Flächen   j ☐ n ☐   Rollstuhl   j ☐ n ☐
Außenbereich, unebene Flächen   j ☐ n ☐
mittlere und lange Strecken   j ☐ n ☐   **Alltagsaktivitäten:**
langsame, konstante   Einkäufe unabängig   j ☐ n ☐
  Gehgeschwindigkeit   j ☐ n ☐   Versorgung Abhängiger   j ☐ n ☐
wechselnde Gehgeschwindigkeiten   j ☐ n ☐

Bemerkungen: _____
_____

Zu erwartender persönlicher Funktionsgrad:
Funktionsgrad **0** (Prothese verbessert die Lebensqualität oder Mobilität nicht)   ☐
Funktionsgrad **1** (Innenbereichsgeher, konstante Gehgeschwindigkeit)   ☐
Funktionsgrad **2** (begrenzter Öffentlichkeitsgeher, bewältigt unebenes Gelände)   ☐
Funktionsgrad **3** (unbegrenzter Öffentlichkeitsgeher, unterschiedliche Gehgeschwindigkeiten)   ☐
Funktionsgrad **4** (Hochleistungsbenutzer, z.B. Kind, aktiver Erwachsener, Sportler)   ☐

Bemerkungen (Warum erwarten Sie den beschriebenen Mobilitätsfunktionsgrad?):
_____
_____

Funktionelle Verbesserungen erwartet? Welche? _____
_____

Teil 4: Funktionelle Aspekte der Prothesenverordnung (vom Orthopädietechniker zu beurteilen)

Prothese indiziert als (jede/r Amputation/Funktionsgrad)

kosmetischer Ersatz, funktionslos ❐	definitive Prothese – Funktionsgrad 3 ❐
temporäre/Interimsprothese ❐	definitive Prothese – Funktionsgrad 4 ❐
definitive Prothese – Funktionsgrad 1 ❐	Sportprothese ❐
definitive Prothese – Funktionsgrad 2 ❐	andere (bitte beschreiben) ❐

Bemerkungen: _____

Anforderungen an den Prothesenschaft

Schaftanforderungen nach Fuß- und Teilfußamputation:

Bitte beschreiben: _____
_____

Schaftanforderungen nach transtibialer Amputation (UKB):

konventionell mit OS-Manschette ❐	konventionell mit Tuberaufsitz ❐
PTB mit Bandagenbefestigung ❐	suprakondylär/KBM ❐
Befestigungsmanschette ❐	pneumatische Volumenkontrolle ❐
Weichwandinnenschaft ❐	Haftschaft (z.B. Silikon) ❐

Bemerkungen: _____

Schaftanforderungen nach transfemoraler Amputation (OKB):

Haftschaft ❐	Haftschaft mit vollem Endkontakt ❐
Querovalform, sitzbeinunterstützend ❐	Querovalform, sitzbeinunterstützend (CNC) ❐
Längsovalform, sitzbeinumgreifend (IC) ❐	Befestigung: Beckengurt o.ä. ❐
Befestigung: Neoprenmanschette ❐	pneumatische Volumenskontrolle ❐

Bemerkungen: _____

Schaftanforderungen für Knöchel-, Knie- und Hüftexartikulationsprothese oder Beckenprothese:

Bitte beschreiben: _____

Schaftmaterialien und deren gewünschte Eigenschaften:

Gießharzlaminat ❐	starre Schaftwandung ❐
Thermoplast ❐	flexible Schaftwandung ❐
Holz oder Leder ❐	Hybridschaftwandung ❐
Mikrozellularschaum ❐	variable Schaftwandung ❐

Bemerkungen: _____

Funktionelle Beschreibung des Prothesenfußes

SACH-Fuß (kein Knöchelgelenk) ❐   hochflexibel, z.B. „energiespeichernd" ❐
SACH-Typ Fuß modifiziert ❐   hochflexibel, Kiel longitudinal geteilt ❐
einachsig I (Dorsi/Plantarflexion) ❐   hochflexibel, mit vertikalem Stoßabsorber ❐
mehrachsig II (<+>Pro-/Supination) ❐   gelenkig, flexibel (dynamische/kinetische Antwort) ❐
mehrachsig III (<+>vertikale Rotation) ❐   ultraleichte Version ❐

Andere Fußauswahl, bitte beschreiben: _____

Begründung: _____

Funktionelle Beschreibung des prothetischen Kniegelenk (soweit zutreffend)

Einachsig, konstante Reibungsbremse ❐   polyzentrisch ❐
einachsig, lastabhängige Bremse ❐   polyzentrisch, manuelle Sperre ❐
einachsig, manuelle Sperre ❐   Hybrid ❐

Gelenk, wie bereits erwähnt, mit mechanischer Schwungphasensteuerung ❐
Gelenk, wie bereits erwähnt, mit Fluidschwung-/Standphasenkontrolle ❐
Fluidschwungphasenkontrolle durch: Gas/Luft ❐
                                        hydraulische Flüssigkeiten ❐
Fluidstandphasenkontrolle durch hydraulische Flüssigkeiten ❐
Gelenk, wie bereits erwähnt, mit Bouncy-Mechanismus ❐
Gelenk, wie bereits erwähnt, mit computerchipgesteuerter Kinematik ❐

Andere Kniegelenke oder Ergänzungen, bitte beschreiben: _____

Begründung: _____

Technische Beschreibung des Prothesenhüftgelenkes (soweit zutreffend)

Monozentrisch ❐ polyzentrisch ❐
zusätzlich manuelle Sperre ❐ Hybrid ❐
hochflexible Federkonstruktion im Oberschenkelbereich,
in Verbindung mit dem Hüftgelenk ❐

Andere Hüftgelenke oder Ergänzungen, bitte beschreiben: _____

Weitere Funktionsanforderungen an die Prothese

Dynamischer Torsionsdämpfer   ❐ externe Absatzhöheneinstellung   ❐
dynamischer Torsionsdämpfer, verstellbar   ❐ Kosmetikhaut o. wasserdichte Haut ❐
Rotationsgelenke, sperrbar   ❐ Ventil für Unterschenkelprothese   ❐

Andere Ergänzungen/Bemerkungen: _____

_____

Begründung: _____

_____

Grundsätzliche Ausführung lastübertragender Bauteile

Endoskelettal   ❐   justierbar   ❐   Leichtbaupaßteile   ❐
exoskelettal   ❐   nichtjustierbar   ❐   Laminatbau   ❐
Aluminium   ❐   Carbonfaser   ❐   Titan   ❐

Bemerkungen: _____

_____

Empfohlene Prothesenverordnung

Prothese für Amputationshöhe/Seite/Typ/Funktionsgrad (F):

_____

_____

Fuß/Knöchelgelenk: _____

Kniegelenk/Zusätze: _____

Schaft/Zusätze: _____

Aufhängung: _____

Andere funktionelle Ergänzungen: _____

Datum: _____ **Unterschrift(en):** _____

9 Tabellarische Übersichten: Prothesenpaßteile

9.1
Anwendbarkeit und Grenzen tabellarischer Übersichten in der Prothetik

Um unübersichtliche Sachverhalte, d.h. nichteindeutige (nichtmathematische) Größen zu ordnen, werden in der Prothetik – wie in vielen anderen Bereichen – Tabellen angelegt. Die Übersichtlichkeit nimmt durch die tabellarische Erfassung der Daten zwar zu, die Eindeutigkeit wird dadurch aber nicht verbessert, denn Tabellen reduzieren alle Aspekte auf das tabellarisch Darstellbare und unterdrücken damit die weniger gut darstellbaren Ausnahmen.

Diese sind in der Prothetik, die „individuellen Abweichungen" von einer „Norm", die als Norm gar nicht erst verstanden werden darf.

Die nachfolgenden Tabellen sollen daher als *Leitlinie* für die Prothesenverordnung, die individuell verändert werden kann, verstanden werden.

Die tabellarische Darstellung von Prothesenpaßteilen wie Füßen und Kniegelenken (oder anderer Zusatzbauteile einer Prothese), läßt die Verknüpfung zum persönlichen Funktionsgrad des zu versorgenden Amputierten durchaus zu und wird deshalb auch in dieser Verknüpfung als prothetischer Funktionsgrad aufgezeigt.

Die tabellarische Darstellung der Prothesenschäfte berücksichtigt folgende Parameter:

► Prothesensysteme,
► Schaftformen,
► verwendbare Materialien.

Zuordnungen zu den verschiedenen prothetischen Funktionsgraden 1–4 für Prothesenschäfte sind im allgemeinen nicht möglich und werden deshalb nicht berücksichtigt.

Die dargestellten Gelenk- und Schaftkonstruktionen werden nicht mit fachsprachlichen, sondern mit allgemeinsprachlichen Begriffen belegt. Firmenspezifische Bezeichnungen werden weitgehend vermieden und nur dann verwendet, wenn sie bereits ins sprachliche Gemeingut übernommen oder zum besseren Verständnis und zur Abgrenzung ähnlicher Produkte erforderlich sind.

9.2
Prothetische Gelenkkonstruktionen, abhängig vom prothetischen Funktionsgrad

Die nach einer Amputation verordneten Gelenkkonstruktionen sollen dem Betroffenen ein weitgehend normales Leben ermöglichen. Die Auswahl muß sorgfältig getroffen werden und ist vom Alter, den Lebensumständen und seinem Gesundheitszustand abhängig.

In diesem Abschnitt sollen die funktionellen Eigenschaften folgender Gelenkkonstruktionen vorgestellt werden:

▶ prothetische Fußkonstruktion (Tabelle 9.1, S. 279),
▶ einachsige Prothesenkniegelenke (Tabelle 9.2, S. 280),
▶ mehrachsige Prothesenkniegelenke (Tabelle 9.3, S. 281).

Prothetische Fußkonstruktionen
Abhängig vom persönlichen bzw. prothetischen Funktionsgrad des Amputierten stehen folgende prothetische Fußkonstruktionen zur Verfügung (Tabelle 9.1):

● nullachsige Prothesenfüße,
● einachsige Prothesenfüße,
● vielachsige Prothesenfüße,
● flexible Prothesenfüße,
● multiflexible Prothesenfüße,
● dynamisch-kinetische Prothesenfüße.

Erläuterungen zur Tabelle 9.1
Die in Tabelle 9.1 beschriebenen funktionellen Grade 1–4 beziehen sich auf die entsprechende Darstellung im Abschn. 8.1.

Zur Vereinfachung der tabellarischen Darstellung wurde ein Verfahren unter Verwendung von Plus- und Minuszeichen (<+> und <–>) gewählt. Es bedeuten hier:

● UKB Unterschenkelprothese (Prothese nach transtibialer Amputation),
● OKB Oberschenkelprothese (Prothese nach transfemoraler Amputation),
● <++>(doppeltes Pluszeichen) markiert den typischsten und sinnvollsten Einsatzbereich eines Paßteils,
● <+> (einfaches Pluszeichen) markiert den sinnvollen Einsatzbereich eines Paßteils,
● <+/–> (Plus-/Minuszeichen) markiert den machbaren, aber nicht unbedingt „standardmäßigen" Einsatzbereich eines Paßteils. Der Einsatz ist nicht unbedingt funktionell nachteilig, manchmal aber durch höheres Gewicht wieder neutralisiert,
● <–> (einfaches Minuszeichen) markiert bedingte Inkompatibilität zwischen Paßteil und ausgewiesenem funktionellem Grad. Der Paßteileinsatz ist in dieser Konstellation nicht empfohlen (begründete Ausnahmen sind denkbar),
● <––> (doppeltes Minuszeichen) markiert Inkompatibilität zwischen Paßteil und ausgewiesenem funktionellem Grad. Der Paßteileinsatz ist in dieser Konstellation nicht empfohlen oder kontraindiziert.

Tabelle 9.1. Übersicht zu prothetischen Fußkonstruktionen

| Prothesentyp | Fußkonstruktion | Persönlicher/prothetischer Funktiongrad (1–4) | | | | Funktionelle Eigenschaften (+/–) |
		1	2	3	4	
A UKB	SACH-Fuß und Derivate	+	++	+/–	––	+ Wegen fehlenden Gelenkes leicht, störunanfällig, wartungsarm
OKB	Steif, keine Gelenke	+	+	––	––	– Für OKB weniger gut geeignet (nur: Bade-/Schwimmprothesen)
B UKB	A in Ultraleichtversion	++	+	––	––	+ Leichtgewichtsnutzen insbesondere für Grad 1 und 2
OKB		++	+	––	––	– Mechanische Belastbarkeit nicht hinreichend für Grade 3 und 4
C UKB	Einachsig	–	–	+/–	––	+ Bietet Plantarflexion und Dorsalextension
OKB		+/–	+	+/–	––	– Füße mit festem Dorsalanschlag für UKB nicht geeignet
D UKB	Zweiachsig	–	+/–	+	––	+ Wie C, bietet zusätzlich Pro- und Supination
OKB		+/–	+	+	––	– Mit zunehmender Gelenkmechanik auch zunehmendes Gewicht
E UKB	Dreiachsig	––	+/–	+	++	+ Wie D, bietet zusätzlich Rotation um die Vertikalachse
OKB			––	+/–	+	++	– Mit zunehmender Gelenkmechanik auch zunehmendes Gewicht
F UKB	Multiachsial (mehr als drei Achsen)	––	––	+	++	+ Ist C, D, E ähnlich
OKB		––	+/–	+	++	– Zweiteilige Versionen mit kosmetischer Hülle: Geräuschentwicklung
G UKB	F mit dynamisch-kinetischer Antwort/multiflexibel	––	–	+	++	+ Teilweise auf Körpergewicht abgestimmte Federeigenschaften
OKB		–	+/–	+	++	– Zweiteilige Versionen: Geräuschentwicklung möglich
H UKB	G mit vertikalem Stoßabsorber	––	––	+/–	++	+ Für höchste Stoßbeanspruchung ausgelegt
OKB		––	––	+/–	++	– Zusätzliches, distales Gewicht

Einachsige Prothesenkniegelenke
Einachsige Kniegelenke sind einfach, leicht und störunanfällig, aber ohne externen Kontrollmechanismus. Sie sind „bessere Scharniere".

Erläuterungen zur Tabelle 9.2
Die in Tabelle 9.2 beschriebenen funktionellen Grade 1–4 beziehen sich auf die entsprechende Darstellung im Abschn. 8.1.

Zur Vereinfachung der tabellarischen Darstellung wurde ein Verfahren unter Verwendung von Plus- und Minuszeichen (<+> und <–>) gewählt. Es bedeuten hier:
► <++> (doppeltes Pluszeichen) markiert den typischsten und sinnvollsten Einsatzbereich eines Paßteils,
► <+> (einfaches Pluszeichen) markiert den sinnvollen Einsatzbereich eines Paßteils,

▶ <+/–> (Plus-/Minuszeichen) markiert den machbaren, aber nicht unbedingt „standardmäßigen" Einsatzbereich eines Paßteils. Der Einsatz ist nicht immer funktionell nachteilig, manchmal aber durch höheres Gewicht wieder neutralisiert,

▶ <–> (einfaches Minuszeichen) markiert bedingte Inkompatibilität zwischen Paßteil und ausgewiesenem funktionellem Grad. Der Paßteileinsatz ist in dieser Konstellation nicht empfohlen (begründete Ausnahmen sind denkbar),

▶ <––> (doppeltes Minuszeichen) markiert Inkompatibilität zwischen Paßteil und ausgewiesenem funktionellem Grad. Der Paßteileinsatz ist in dieser Konstellation nicht empfohlen oder kontraindiziert.

Tabelle 9.2. Übersicht über einachsige Prothesenkniegelenke

Prothesenkniegelenk	Funktionsgrade				Funktionelle Eigenschaften
	1	2	3	4	(+/–) bzw. Bemerkungen
A Einachsig, konstante Achsfriktion	––	––	–	––	+ Simpel, störunanfällig, Achsfriktion einstellbar – Simpel, biomechanisch hochgradig unfunktionell
B A mit Schwungphasensteuerung, mechanisch	––	––	+/–	––	+ Simpel, störunanfällig, Vorbringerwirkung abhängig vom Beugewinkel – Simpel, biomechanisch relativ unfunktionell, nichtprogressive Flexionsverzögerung
C A mit Schwungphasensteuerung, pneumatisch	––	––	++	+	+ Bedingt progressive Flexionsverzögerung (Anpassung an diverse Gehgeschwindigkeiten) – Gewichtszunahme
D A mit Schwungphasensteuerung, hydraulisch	––	––	+	++	+ Progressive Flexionsverzögerung (Anpassung an diverse Gehgeschwindigkeiten) – Deutliche Gewichtszunahme, Komplexität
E B mit Standphasensicherung (Sperre), mechanisch	++	+	––	––	+ Simpel, störunanfällig, sicher nach Selbsteinrastung – Unphysiologisches Gehen mit steifem Knie auch in der Schwungphase, u.U. für die Zielgruppe nicht leicht zu entriegeln
F B mit Standphasensicherung, mechanisch, lastabhängig	++	++	+/–	––	+ Sicher bei Belastung, Entriegelung bei Entlastung – Geringgradige Gewichtszunahme
G C mit Standphasensicherung, mechanisch, lastabhängig	––	+/–	++	+/–	+ Sicher bei Belastung, Entriegelung bei Entlastung – Geringgrade Gewichtszunahme
H D mit Standphasensicherung, hydraulisch	––	––	+	++	+ Sicher und multfunktionell (Treppengang) – Deutliche Gewichtszunahme, Komplexität
I C oder D chipgesteuert	––	––	+	++	+ Selbstregulierende, schrittgeschwindigkeitsabhängige Computersteuerung

Mehrachsige Prothesenkniegelenke

Mehrachsige Prothesenkniegelenke, die meist schwerer sind als einachsige Gelenke, haben folgende Vorteile:

► Sie sind inhärent sicher.
► Sie sind „physiologisch" im Schwungverhalten.
► Sie verkürzen sich mit zunehmender Flexion.

Erläuterungen zur Tabelle 9.3

Die in Tabelle 9.3 beschriebenen funktionellen Grade 1–4 beziehen sich auf die entsprechende Darstellung im Abschn. 8.1.

Zur Vereinfachung der tabellarischen Darstellung wurde ein Verfahren unter Verwendung von Plus- und Minuszeichen (<+> und <–>) gewählt. Es bedeuten hier:

► <++> (doppeltes Pluszeichen) markiert den typischsten und sinnvollsten Einsatzbereich eines Paßteils,

► <+>- (einfaches Pluszeichen) markiert den sinnvollen Einsatzbereich eines Paßteils,

► <+/-> (Plus-/Minuszeichen) markiert den machbaren, aber nicht unbedingt „standardmäßigen" Einsatzbereich eines Paßteils. Der Einsatz ist nicht immer funktionell nachteilig, manchmal aber durch höheres Gewicht wieder neutralisiert,

► <–> (einfaches Minuszeichen) markiert bedingte Inkompatibilität zwischen Paßteil und ausgewiesenem funktionellem Grad. Der Paßteileinsatz ist in dieser Konstellation nicht empfohlen (begründete Ausnahmen sind denkbar),

► <– –> (doppeltes Minuszeichen) markiert Inkompatibilität zwischen Paßteil und ausgewiesenem funktionellem Grad. Der Paßteileinsatz ist in dieser Konstellation nicht empfohlen oder kontraindiziert.

Tabelle 9.3. Übersicht über mehrachsige Prothesenkniegelenke

Prothesenkniegelenk	Funktionsgrade				Funktionelle Eigenschaften (+/–) bzw. Bemerkungen
	1	2	3	4	
Genereller Vergleich zu Einachskonstruktionen:					+ Centrodenbestimmte, geometrische Standphasensicherung – Gewichtszunahme durch Mehrachsigkeit
J Mehrachsig, ohne Zusätze	– –	+/–	+	–	Unübliches Gelenk. K, mit Vorbringer ist sinnvoller
K J mit Schwungphasensteuerung, mechanisch	– –	+/–	+	–	+ Relativ einfach, geometrisch sicher, störunanfällig – Nichtprogressive Flexionsverzögerung
L J mit Schwungphasensteuerung, pneumatisch	– –	– –	++	+	+ Bedingt progressive Flexionsverzögerung (Anpassung an diverse Gehgeschwindigkeiten) – Gewichtszunahme (pneumatische Einheit)

Tabelle 9.3. (Fortsetzung)

Prothesenkniegelenk	Funktionsgrade				Funktionelle Eigenschaften
	1	2	3	4	(+/−) bzw. Bemerkungen
M J mit Schwungphasensteuerung, hydraulisch	−−	−−	+	++	+ Progressive Flexionsverzögerung (Anpassung an diverse Gehgeschwindigkeiten) − Zusätzliche Gewichtszunahme (hydraulische Minieinheit)
N K mit Standphasensicherung, mechanisch, manuell betätigt (Knie-Ex)	+/−	+	−−	−−	+ Zusätzliche Standsicherheit für Geriatriker (Knieexartikulation) − Geringgradige Gewichtszunahme, unphysiologisches Gehen mit steifem Knie, auch in der Schwungphase
O K mit Standphasensicherung, mechanisch, positionsabhängig ausgelöst	−−	+	+	+	+ Zusätzliche geometrische Standphasensicherung − Zusätzliche Gewichtszunahme
P L oder M chipgesteuert	−−	−−	+	++	+ Schrittgeschwindigkeitsabhängige Computersteuerung
Q Mehrachsige Kniegelenke in Leichtbauweise	++	++	+	+	Bemerkung: Technische Ausführung siehe J–P + Gewichtseinsparung an relativ schwereren Gelenken
R Gelenke J–Q mit Bouncy-Mechanismus	−	+/−	++	++	+ Sichere Kniegelenkbeugung bis zu 15° bei Fersenauftritt − Leichte Gewichtszunahme

9.3
Prothetische Schaftkonstruktion

Ein Prothesenschaft wird, unabhängig von Stumpfform und Amputationshöhe, individuell angefertigt. Trotz dieser Individualität muß jeder Schaft folgende Eigenschaften aufweisen:

▶ Aufnahme des Stumpfvolumens,
▶ sichere Prothesenhaftung,
▶ mediolaterale Stabilisierung,
▶ Verhinderung von Rotation zwischen Stumpf und Schaft,
▶ Ausnutzung der Belastungsflächen zur Übertragung von Kräften und Momenten,
▶ Tragekomfort.

Diese Eigenschaften ermöglichen es, einem aktiven Amputierten sowie einem unsicheren Altersamputierten, die Prothese beim Gehen nicht nur kontrolliert zu steuern, sondern auch das Körpergewicht auf die Prothese zu übertragen.

Die Tabellen 9.4 (Schäfte zu transtibialen Prothesen, Seite 283) und 9.5 (Schäfte zu transfemoralen Prothesen, Seite 284) sollen über Prothesenschäfte **informieren,** aber nicht als selektive Auswahl verstanden werden.

Schäfte zu transtibialen Prothesen (Unterschenkelprothesen)

Prothesenschäfte lassen sich funktionellen Graden nicht zuordnen. Tabelle 9.4 stellt die biomechanischen Eigenschaften für transtibiale Schaftformen vor.

In Tabelle 9.4 verwendete Begriffe und Namen

▶ **PTB:** „Patella Tendon Bearing". Klassisches Lastübertragung an der Patellasehne, funktionelle Modellierung des Prothesenschaftes nach Radcliffe (Prof. C. W. Radcliffe, Universitity of Berkeley, USA, Entwickler der PTB-Prothese).

▶ **KBM:** Kondylenbettung Münster. Schaftkriterien ähnlich der PTB-Prothese unter mediolateraler Umgreifung der Femurkondylen zur Unterstützung der Prothesenhaftung. Funktionelle Modellierung des Prothesenschafts nach Kuhn (Prof. Dr. G. Kuhn, Universität Münster, Deutschland, Entwickler der KBM-Prothese).

▶ **PTS:** „Prothèse tibiale supracondylienne". Schaftkriterien ähnlich der PTB-Prothese unter mediolateraler Umgreifung der Femurkondylen zur Unterstützung der Prothesenhaftung und kompletter Einbeziehung der Patella. Funktionale Modellierung des Prothesenschaftes nach Fajal (Prof. G. Fajal, Nancy, Frankreich, Entwickler der PTS-Prothese).

Tabelle 9.4. Übersicht über Schäfte zu transtibialen Prothesen (UKB)

UKB-Schaft	Biomechanische Grundform	Lastübertragung	Haftung	Schaftrandhöhe	Bemerkungen
Konventionell	Dreieckig-oval, im distalen Schaftquerschnitt weniger konturiert als Folgeschäfte	Be- und Entlastungsmodellierung ist insgesamt weichteilbetont; ggf. Teillast: Tuberaufsitz: in der OS-Hülse	OS-Hülse mit Seitenschienen	Gelenkspalt	Typische Ausführung der 50- und 60er Jahre, heute selten eingesetzt
PTB (Radcliffe)	Dreieckig-oval, im distalen Schaftquerschnitt ausgeprägt konturiert	Gezielte Be- und Entlastungsmodellierung ggf. (USA) Lastaufnahme an der Patellasehne	PTB-Bandage oder Kniekappe Oberschenkelhülse aus Elastikmaterial	Kondylenhöhe	Grundform (nach Radcliffe) ist international anerkannt. Die US-Version ist aber in Europa selten eingesetzt
PTB/ **sub**kondylär	Dreieckig-oval, im distalen Schaftquerschnitt ausgeprägt konturiert	Gezielte Be- und Entlastungsmodellierung	Silikoninnenschaft, ggf. knieübergreifende Hülse aus Elastikmaterial	Gelenkspalt	Stumpfbettung nach Radcliffe Neuere Schaftver-, sion, möglich nach Einführung der Silikone als Haftvermittler
KBM oder PTB suprakondylär (Kuhn)	Dreieckig-oval, im distalen Schaftquerschnitt ausgepräft konturiert	Gezielte Be- und Entlastungsmodellierung	Kondylenumgreifung medial und lateral. Patella freigelegt	Suprakonylär	Stumpfbettung nach Radcliffe Kondylenumgreifung nach Kuhn Fajal (et al.)
PTS (Fajal)	Dreieckig-oval, im distalen Schaftquerschnitt ausgeprägt konturiert	Gezielte Be- und Entlastungsmodellierung	Kondylenumgreifung medial und lateral. Patella eingefaßt	Suprakondylär Suprapatellar	Stumpfbettung nach Fajal

Schäfte zu transfemoralen Prothesen (Oberschenkelprothesen)

Prothesenschäfte lassen sich funktionellen Graden nicht zuordnen. Tabelle 9.5 (s. S. 285) stellt die biomechanischen Eigenschaften für transfemorale Schaftformen vor.

In Tabelle 9.5 verwendete Begriffe und Namen

▶ Queroval: Schaftform, bei der die ml-Weite größer ist als die ap-Weite und die Lastübertragung zu relativ hohen Anteilen durch Sitzbeinanstützung (sog. Tuberaufsitz) und geringeren Anteilen durch Weichteilbelastung übertragen wird. Die Heranziehung der Weichteile zur Lastübertragung ist durchaus zulässig. Der querovale Schaft entstand in Europa vor und während des 2. Weltkrieges und wurde von hier aus in einer Modifikation (quadrilateral) von Radcliffe in den USA übernommen.

▶ Längsoval oder IC: Schaftform, bei der die ap-Weite größer ist als die ml-Weite und die Lastübertragung zu relativ hohen Anteilen durch Weichteilbelastung und geringeren Anteilen durch Sitzbeinanstützung (sog. Tuberaufsitz) übertragen wird. Die Heranziehung skelettärer Strukturen, z. B. der lateralen Femurfläche zur Lastübertragung ist durchaus zulässig und erwünscht. IC steht für „ischial containment" und wird ins Deutsche am besten mit „Sitzbeinumgreifung" (im Unterschied zur „Sitzbeinunterstützung") übersetzt. Der IC-Schaft wurde von mehreren Autoren beschrieben. Am bekanntesten dürfte die Variation CATCAM (nach Sabolich J. (1985) geworden sein.

▶ CNC: „Computer Numeric Controlled", modifizierte querovale Schaftform. Erste Oberschenkelschaftform, die als Standardform mittels Computer entwickelt wurde (nach J. Prahl, ipos Orthopädie Industriell). Der typischste Unterschied liegt in der 45°-Anschrägung der Tuberanstützung. Der Schaft tendiert hierdurch stärker zur weichteilbetonten als zur skelettär betonten Lastübertragung.

▶ IC: „Ischial containment", s. unter „Längsoval".

Tabelle 9.5. Übersicht über Schäfte zu transfemoralen Prothesen (OKB)

Schaft	Grundform	Lastübertragung	Haftung	Einsatzbereich	Bemerkungen
Queroval Europa-Version Konventionell	"Dreieckig"-ML-Oval	Vornehmlich skelettär auf Tuber ischii; Mittragen des Muskel- und Weichteilmantels	Haftschaft ohne Stumpfendkontakt auch als "Saugschaft" bezeichnet	Glatte Amputation, sensibles Stumpfende, Endkontakt nicht möglich	Grundform oval bis herzförmig typische Ausführung der 40- und 60er Jahre, heute selten eingesetzt
Queroval Soft	"Dreieckig"-ML-Oval	Vornehmlich skelettär auf Tuber ischii; Mittragen des Muskel- und Weichteilmantels	Haftschaft mit Stumpfendkontakt inkorrekt als "Saugschaft" bezeichnet	Glatte Amputation oder Osteo-/Myoplastik; Stumpfende kontaktfähig	Grundform queroval mit stark gerundetem Schaftrandverlauf. "Weiche" Konturierung
Queroval Hart	"Dreieckig"-ML-Oval	Vornehmlich und ausgeprägt skelettär auf Tuber ischii; Mittragen des Muskel- und Weichteilmantels	Haftschaft mit Stumpfendkontakt; inkorrekt als "Saugschaft" bezeichnet	Glatte Amputation oder Osteo-/Myoplastik; Stumpfende kontaktfähig	Weniger stark gerundeter Schaftrandverlauf. "Harte" Konturierung. Der US-Quadrilateralform ähnlich, Scarpa-Dreieck aber sehr viel weniger ausgeprägt
Queroval CNC	"Dreieckig"-ML-Oval	Skelettär auf Tuber ischii; Stärkeres Mittragen des Muskel-/Weichteilmantels	Haftschaft mit stärkerem Stumpfendkontakt	Osteo-/Myoplastik; Stumpfende kontaktfähig oder belastungsfähig	Konturierung der Tuberanstützung im 45°-Winkel nach anterior abfallend, Scarpa-Dreieck nicht ausgeprägt
Längs-oval IC	AP-Oval	Skelettäre Anstützung, ausgeprägte Weichteillastübertragung. Ausnutzung des Adduktionswinkels	Haftschaft mit starkem Vollkontakt	Osteo-/Myoplastik; Stumpfende kontaktfähig oder belastungsfähig	Proximal hochgezogener Schaftrandverlauf, Konturierung der Tuberanstützung nach skelettalen und Weichteilmassen. Scarpa-Dreieck nicht ausgeprägt, Sitzbein medial eingefaßt
Quadrilateral USA-Version	"Viereckig"	Vornehmlich und ausgeprägt auf Tuber ischii; Mittragen des Muskel- und Weichteilmantels	Haftschaft mit Stumpfendkontakt in den USA als "Saugschaft" bezeichnet	Glatte Amputation oder Osteo-/Myoplastik; Stumpfende kontaktfähig	Ausgeprägte "Vierecksorientierung der Schaftwände in den Körperebenen. Ausgeprägte Ausformung von Scarpa-Dreieck. Ausgeprägte Tuberlastübertragung

10 Beispiele für die funktionelle Zuordnung von Prothesenpaßteilen

Im folgenden werden an Beispielen die Benutzung des Erhebungsbogens, der Tabellen und die Zuordnung bestimmter Zustandsbilder zu den Kategorien 1–4 dargestellt und die jeweilige funktionelle Zuordnung prothetischer Bauteilgruppen zu den ermittelten funktionellen Gruppen beschrieben.

Die ausgewählten Beispiele sind zwar reale Fälle, dennoch wird die Zuordnung in der Praxis nicht immer so bilderbuchmäßig ausfallen können. Selbst bei eindeutiger Fallbeschreibung ist die Zuordnung oder Verordnung der funktionellen Prothesenpaßteile von regionalen oder gewohnheitsbedingten Faktoren sowie unterschiedlichen fachlichen – durchaus begründbaren – Meinungen beeinflußt. Diese Individualität wollen wir auch keinesfalls verlieren. Wie schon früher dargestellt, läßt das System Raum dafür, ohne seinen Objektivierungsansatz einzuschränken.

Die Erhebungsbögen sind nach dem Muster des Bogens im Abschn. 8.2 ausgewählt. Aus räumlichen Gründen wurde jedoch nicht der komplette Bogen, sondern nur die jeweils relevanten Bereiche erneut dargestellt. Die Eintragungen in *Kursivschrift* entsprechen Eintragungen, die im Original z.B. handschriftlich vorgenommen werden.

10.1
Funktionelle Erhebung nach transtibialen Amputationen

10.1.1
Beispiel: Funktionsgrad 1, transtibial (UKB)

▶ **Allgemeine Personendaten**

Familienname: *A....*   **Vorname:** *Albert*   **Beruf:** *Rentner*
Alter: *72*   **Gewicht:** *66 kg*   **Größe:** *168 cm*

Teil 1: Amputationsmerkmale und allgemeiner Gesundheitszustand

Amputationsgrund:	*arterielle Verschlußkrankheit*
Amputationsdatum:	*vor 12 Wochen*
Art der Amputation	
und Amputationshöhe:	*Unterschenkelamputation rechts, konventionelle, glatte Amputation, keine Myoplastik*

Allgemeiner Gesundheitszustand:
zur Zeit in ärztlicher Behandlung:	*ja*
Herz- oder Kreislaufprobleme:	*ja*
Medikamenteneinnahme:	*ja*
Diabetes:	*nein*

Bemerkungen: *Koordination noch geringgradig gestört*

Entlassung aus der Akutbehandlung: *vor 4 Wochen*

Entlassung aus der Rehabilitation: *in ambulanter Behandlung*

In physiotherapeut. Behandlung: *ja*

Prothesenerstversorgung: *ja*

Teil 2: Amputationsstumpf/Erhaltenes Bein

▶ Amputationsstumpf

Länge: *kurz (1/3)*   **Kniestabilität:** *ja*   **Distale Belastbarkeit:** *ja*

Muskelkraft:	0	1	2	3	4	5
Knieextension	☐	☐	X	☐	☐	☐
Knieflexion	☐	☐	☐	X	☐	☐
Hüftextension	☐	X	☐	☐	☐	☐
Hüftflexion	☐	☐	☐	X	☐	☐
Hüftabduktion	☐	☐	X	☐	☐	☐
Hüftadduktion	☐	☐	☐	X	☐	☐

Bewegungsumfang:

Beugekontraktur des Knies	*12°*
Beugekontraktur der Hüfte	*9°*

Bemerkungen: *Die Kontrakturen werden physiotherapeutisch behandelt. Nach der jeweiligen Behandlung ist die Kontraktur nur geringgradig feststellbar.*
Die Behandlung läßt also Besserung begründet erwarten

▶ Haut, Weichteilgewebe und knöcherne Strukturen des Stumpfes

Unterhautgewebe: *normal*

Hautprobleme: *Irritation im Bereich der Narbe*

Volumenschwankungen: *ja*

Bemerkungen: *Volumenschwankungen aufgrund des postoperativen Ödems, das noch nicht endgültig abgeklungen ist. Die Pfleger des Altenheims waren sich der Wickelnotwendigkeit des Stumpfes nicht bewußt und im Wickeln eines Stumpfes nicht geschult. Die Wickeltechnik wurde inzwischen durch den Orthopädietechniker vermittelt*

▶ **Erhaltenes Bein**

Muskelkraft:	0	1	2	3	4	5
Dorsalextension	❒	❒	❒	X	❒	❒
Plantarflexion	❒	❒	❒	X	❒	❒
Knieextension	❒	❒	X	❒	❒	❒
Knieflexion	❒	❒	❒	X	❒	❒
Hüftextension	❒	❒	X	❒	❒	❒
Hüftflexion	❒	❒	❒	X	❒	❒
Hüftabduktion	❒	❒	X	❒	❒	❒
Hüftadduktion	❒	❒	❒	X	❒	❒

Bewegungsumfang:
Gelenke frei beweglich
Standstabilität:
sicher im Gehrahmen
Gleichgewichtskontrolle:
noch unsicher
Hautzustand: *normal*

Bemerkungen:

das erhaltene Bein ist funktionsfähig, ermüdet aber verhältnismäßig schnell

Teil 3: Funktionsgrad

▶ *Vor* **der Amputation, im täglichen Leben**

Gang:

verlangsamt, mit Hilfe von Unterarmstützen

Andere Aktivitäten:

Herr A. lebt seit 4 Jahren in einem Alten- und Pflegeheim. Schon vor der Amputation war er nicht in erheblichem Umfang gefähig und wurde außer Haus im Rollstuhl bewegt. Im Innenbereich war er noch gehfähig und an hausinternen, sozialen Aktivitäten beteiligt. Die Rehabilitationsergebnisse lassen erwarten, daß die Teilnahme an diesen Aktivitäten nach Abschluß der prothetischen Rehabilitation wiederherstellbar ist

▶ *Nach* **der Amputation zu erwartende Gehfähigkeit und allgemeiner Mobilitätsgrad**

**Allgemeine Geh-
und Aktivitätsbereiche:**

*gehfähig im Innenbereich, auf ebenen Strecken mit Gehrahmen, später mit Stock.
Nicht selbständig beim Treppensteigen*

Zu erwartender Funktionsgrad:

Funktionsgrad 1 (Innenbereichsgeher, konstante Gehgeschwindigkeit)

Teil 4: Funktionelle Aspekte der Prothesenverordnung

▶ **Prothese indiziert als**

temporäre/Interimsprothese,
Funktionsgrad 1

▶ **Anforderungen an den Prothesenschaft**

Schaftanforderungen nach transtibialen Amputationen (UKB):
konventionell mit OS-Manschette

Bemerkungen:
pneumatische, volumenkontrollie-
rende Luftkammern wegen zu erwar-
tender Atrophien dringend empfohlen

Schaftmaterialien und deren gewünschten Eigenschaften:
Thermoplast, flexible Wandung,
Weichwandinnenschaft/Mikrozellular-
schaum

Bemerkungen:
der thermoplastische Prothesenschaft
und die pneumatische Volumenkon-
trolle werden für die Interimsprothese
(erwarteter Nutzungszeitraum ca. 6
Monate) empfohlen da beide Maß-
nahmen Volumenveränderungen in
größerem Maße zulassen. Die pneu-
matische Volumenkontrolle wird auch
für die Definitivprothese empfohlen
(Erleichterung des An- und Ablegens
der Prothese)

▶ **Funktionelle Beschreibung des Prothesenfußes**

SACH-Fuß, ultraleichte Version

Begründung:
leichtes Gewicht ist unter Berücksich-
tigung des beschriebenen Zustands
und zur voraussichtlichen Erzielung
der erwünschten Benutzungsfrequenz
dringend erforderlich. Die Prothese ist
im Gewicht zu minimieren. Empfohlen
werden Kunststoffschienen zur Ober-
schenkelmanschette

► **Grundsätzliche Ausführung lastübertragender Bauteile**

endoskelettal, Leichtbaupaßteile, justierbar

► **Empfohlene Prothesenverordnung:**

Prothese für Amputationshöhe/Seite/Typ/Funktionsgrad (F):
Interims-UKB/rechts/modular, endoskelettal F 1
Fuß/Knöchelgelenk:
SACH-Fuß, leicht, kein Knöchelgelenk
Kniegelenk/Zusätze:
entfäll/entfällt
Schaft/Zusätze:
thermoplastisch, Weichwandinnenschaft PE mikrozellulär/pneumatische Volumenkontrolle
Aufhängung:
Oberschenkelmanschette mit Leichtgewichtseitenschienen
Andere funktionelle Ergänzungen:
entfällt

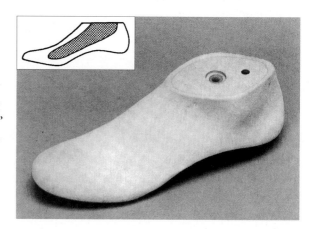

Abb. 10.1. *(Beispiel)*
SACH-Fuß leicht. Der SACH-Fuß leicht hat einen Holzkiel, der mit elastischem Kunststoff integral umschäumt ist. Der Fuß ist sohlenseitig partiell ausgehöhlt, um Gewicht zu sparen. Er ist nur für geringe Beanspruchung (Funktionsgrad 1) ausgelegt. (Otto Bock, Orthopädische Industrie)

10.1.2
Beispiel: Funktionsgrad 2, transtibial (UKB)

▶ Allgemeine Personendaten

Familienname: *B.....*   **Vorname:** *Bertha*   **Beruf:** *Hausfrau*
Alter: *54*   **Gewicht:** *72 kg*   **Größe:** *162 cm*

Teil 1: Amputationsmerkmale und allgemeiner Gesundheitszustand

Amputationsgrund: *diabetisches Gangrän*

Amputationsdatum: *vor 2 Jahren*

Art der Amputation
und Amputationshöhe: *Unterschenkelamputation links,*
                                     Myoplastik

Allgemeiner Gesundheitszustand:
zur Zeit in ärztlicher Behandlung: *ja*
Herz- und Kreislaufprobleme: *ja*
Medikamenteneinnahme: *ja*
Diabetes: *ja*

Entlassung aus der Rehabilitation: *entfällt*

In physiotherapeut. Behandlung: *nein*

Prothesenerstversorgung: *nein*

Teil 2: Amputationsstumpf/Erhaltenes Bein

▶ Amputationsstumpf

Länge: *mittel (>1/3)*   **Kniestabilität:** *ja*   **Distale Belastbarkeit:** *nein*

Muskelkraft:	0	1	2	3	4	5	Bewegungsumfang:
Knieextension	☐	☐	☐	X	☐	☐	*Knie und Hüfte frei beweglich*
Knieflexion	☐	☐	☐	X	☐	☐	
Hüftextension	☐	☐	☐	X	☐	☐	
Hüftflexion	☐	☐	☐	X	☐	☐	
Hüftabduktion	☐	☐	☐	X	☐	☐	
Hüftadduktion	☐	☐	☐	X	☐	☐	

Bemerkungen: *zwei Jahre postoperativ hat sich der*
Zustand des Stumpfes stabilisiert. Ein
ernstzunehmendes Problem ist die
diabetesbedingte, gestörte Sensibilität
und die Gefahr des unbemerkten
Wundlaufens. Dies hat sich beson-
ders in den letzten Monaten aufgrund
mangelhafter Schaftpaßform gehäuft

▶ Haut, Weichteilgewebe und knöcherne Strukturen des Stumpfes

Unterhautgewebe: *weich*
Übermäßige Weichteile: *ja, Weichteilwulst im dorsalen,*
poplitealen Schaftwandbereich
Volumenschwankungen: *gelegentlich (Kreislaufprobleme,*
Diabetes)

▶ Erhaltenes Bein

Muskelkraft:	0	1	2	3	4	5
Dorsalextension	❏	❏	❏	X	❏	❏
Plantarflexion	❏	❏	❏	X	❏	❏
Knieextension	❏	❏	❏	X	❏	❏
Knieflexion	❏	❏	❏	X	❏	❏
Hüftextension	❏	❏	❏	X	❏	❏
Hüftflexion	❏	❏	❏	X	❏	❏
Hüftabduktion	❏	❏	❏	X	❏	❏
Hüftadduktion	❏	❏	❏	X	❏	❏

Bewegungsumfang:
alle Gelenke frei beweglich
Standstabilität: *sicher*
Gleichgewichtskontrolle:
sicher
Hautzustand:
Haut intakt, Sensibilität reduziert
Volumenschwankungen:
gelegentlich, besonders abends

Teil 3: Funktionsgrad

▶ Nach der Amputation zuerwartende Gehfähigkeit und allgemeiner Mobilitätsgrad

Allgemeine Geh- und Aktivitätsbereiche und Alltagsaktivitäten:

Frau B. benutzt ihre derzeitige Prothese
(Funktionsgrad 1) täglich. Sie geht wö-
chentlich einmal zum Landfrauenverein.
Sie ist 2. Beisitzer im Vorstand. Sie erle-
digt ihre Hausarbeiten im wesentlichen
selbständig. Hiermit verbunden ist auch
die Notwendigkeit des Hebens und Tra-
gens von leichten Haushaltgeräten usw.
Sie verläßt das Haus zu kleinen Einkäu-
fen in der direkten Nachbarschaft. Inner-
halb des Hauses hat sie Treppen zu
überwinden. Sie schaltet mehrere Ruhe-
pausen während des Tages ein. Garten-
arbeiten führt sie nicht mehr aus, Sport
übt sie nicht aus

Zu erwartender Funktionsgrad: *Funktionsgrad 2 (begrenzter Öffentlichkeitsgeher, bewältigt unebenes
Gelände)*

Bemerkungen: *der zu erwartende Funktionsgrad ist
zwei Jahre nach der Amputation deut-
lich höher als ursprünglich vermutet.
Die Prothesenerstversorgung war für
den Funktionsgrad 1 (nur Innenbereich) vorgesehen. Diese Versorgung
wird den berechtigten Ansprüchen der
Amputierten nicht mehr gerecht*

Teil 4: Funktionelle Aspekte der Prothesenversorgung

► **Prothese indiziert als**

definitive Prothese – Funktionsgrad 2

► **Anforderungen an den Prothesenschaft**

Schaftanforderungen nach transtibialen Amputationen (UKB):
*KBM-suprakondylär mit zusätzlicher
knieübergreifender Befestigungsman-
schette*

Schaftmaterialien und deren gewünschten Eigenschaften:
*Gießharzlaminat, Weichwandinnen-
schaft*

Bemerkungen: *Weichwandinnenschaft aus thermo-
plastischem PE-Mikrozellularschaum
in zweilagiger („Zwiebel"-)Ausführung.
Grund: Kompensation von Volumenschwankungen wird durch Heraus-
nahme/Einsetzen des inneren Weich-
wandinnenschaftes ermöglicht*

► **Funktionelle Beschreibung des Prothesenfußes**

mehrachsig III (vertikale Rotation)

Begründung:

der dreiachsige Fuß, nicht unbedingt typisch für Unterschenkelamputierte, ist hier aus folgenden Gründen zwingend angesagt: Dorsal- und Plantarflexion, sowie Pro- und Supination werden wegen des dörflichen unebenen Geländes benötigt. Rotation um die Vertikalachse ist erforderlich zur Ausschaltung hoher Anteile der Friktion zwischen Stumpf und Prothesenschaft, um die Gefahr von Hautläsionen (und Sekundärinfektionen) zu minimieren

▶ **Grundsätzliche Ausführung lastübertragender Bauteile**

endoskelettal, justierbar

▶ **Empfohlene Prothesenverordnung**

Prothese für Amputationshöhe/Seite/Typ/Funktionsgrad (F):
Definitiv-UKB/links/modular, endoskelettal/F 2
Fuß/Knöchelgelenk: *Standard/dreiachsig*
Kniegelenk/Zusätze: *entfällt/entfällt*
Schaft/Zusätze: *KBM/Weichwandinnenschaft PE*
                                    mikrozellulär, zweilagig
Aufhängung: *knieübergreifende Manschette*
                                    ohne Seitenschienen
Andere funktionelle Ergänzungen: *entfällt*

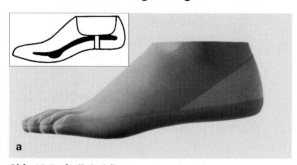
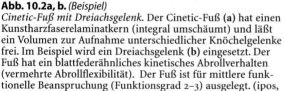
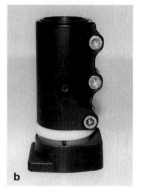

Abb. 10.2a, b. *(Beispiel)*
Cinetic-Fuß mit Dreiachsgelenk. Der Cinetic-Fuß (a) hat einen Kunstharzfaserelaminatkern (integral umschäumt) und läßt ein Volumen zur Aufnahme unterschiedlicher Knöchelgelenke frei. Im Beispiel wird ein Dreiachsgelenk (b) eingesetzt. Der Fuß hat ein blattfederähnliches kinetisches Abrollverhalten (vermehrte Abrollflexibilität). Der Fuß ist für mittlere funktionelle Beanspruchung (Funktionsgrad 2–3) ausgelegt. (ipos, Orthopädie Industriell)

10.1.3
Beispiel: Funktionsgrad 3, transtibial (UKB)

► **Allgemeine Personendaten**

Familienname: *C.....*   **Vorname:** *Christoph*   **Beruf:** *Bauingenieur*
Alter: *54*   **Gewicht:** *72 kg*   **Größe:** *178 cm*

Teil 1: Amputationsmerkmale und allgemeiner Gesundheitszustand

Amputationsgrund: *Osteosarkom*

Amputationsdatum: *vor 12 Jahren*

Art der Amputation und Amputationshöhe:
Unterschenkelamputation links,
Myoplastik

Allgemeiner Gesundheitszustand:
zur Zeit in ärztlicher Behandlung: *nein*
Herz- und Kreislaufprobleme: *nein*
Medikamenteneinnahme: *gelegentlich (Pollenallergiker)*

Prothesenerstversorgung: *nein*

Teil 2: Amputationsstumpf/Erhaltenes Bein

► **Amputationsstumpf**

Länge: *mittel (> 1/3)*   **Kniestabilität:** *ja*   **Distale Belastbarkeit:** *voll*

Muskelkraft:	0	1	2	3	4	5
Knieextension	☐	☐	☐	X	☐	☐
Knieflexion	☐	☐	☐	☐	X	☐
Hüftextension	☐	☐	☐	☐	☐	X
Hüftflexion	☐	☐	☐	☐	☐	X
Hüftabduktion	☐	☐	☐	☐	X	☐
Hüftadduktion	☐	☐	☐	☐	X	☐

Bewegungsumfang:
Hüfte und Knie frei beweglich

► **Haut, Weichteilgewebe und knöcherne Strukturen des Stumpfes**

Unterhautgewebe: *fest*

Bemerkungen: *unproblematischer Stumpf, unproble-*
                                             matische Verhornungen an den last-
                                             tragenden Flächen. Allergien (Pollen-
                                             allergiker) gegen Prothesenmateria-
                                             lien sind nicht bekannt

► **Erhaltenes Bein**

Muskelkraft und Bewegungsumfang: *voll funktionsfähig, problemfrei, alle*
                                     Muskeltests im Bereich 4 und 5, alle
                                     Gelenke frei beweglich

Teil 3: Funktionsgrad

► **Nach der Amputation zu erwartende Gehfähigkeit**
   und allgemeiner Mobilitätsgrad

Allgemeine Geh- und Aktivitätsbereiche,
Benutzung von Transportmitteln und Alltagsaktivitäten:
                                             Herr C. ist als Bauingenieur selbstän-
                                             dig berufstätig. Er hat zwar einen
                                             Großteil seiner Arbeit an den Schreib-
                                             tisch verlegt, kommt aber ohne Bau-
                                             stellenbesuche und Baufortschritts-
                                             kontrollen vor Ort nicht aus. Er ist
                                             Auto- und Radfahrer, steigt Treppen,
                                             ist in der Lage zu heben und zu tra-
                                             gen, macht Gartenarbeiten und Ein-
                                             käufe. Die Prothese muß allen diesen
                                             Anforderungen gerecht werden
Zu erwartender Funktionsgrad: *Funktionsgrad 3 (unbegrenzter*
                                             Öffentlichkeitsgeher, unterschiedliche
                                             Gehgeschwindigkeiten)

Teil 4: Funktionelle Aspekte der Prothesenversorgung

▶ **Prothese indiziert als**

definitive Prothese – Funktionsgrad 3

▶ **Anforderungen an den Prothesenschaft**

Schaftanforderungen nach transtibialen Amputationen:

KBM, suprakondylär

Schaftmaterialien und deren gewünschten Eigenschaften:

Gießharzlaminat,
Weichwandinnenschaft

▶ **Funktionelle Beschreibung des Prothesenfußes**

hochflexibel, Kiel longitudinal geteilt

Begründung:

der hochflexible Fuß mit longitudinaler Teilung, nicht unbedingt typisch für den Unterschenkelamputierten, ist hier aus folgenden Gründen angezeigt: Der Amputierte ist zwar nicht hochaktiv (Grad 4), aber doch sehr aktiv (Grad 3). Sein Beruf zwingt ihn zum Begehen schwierigsten Untergrunds (Baustellen, Baugruben etc.), die einen anpassungsfähigen Prothesenfuß erforderlich machen. Prothesenfüße ohne solche Eigenschaften stellen für den Amputierten eine Gefährdung dar. Der beschriebene Fuß erlaubt relativ hohe Kombinationsflexibilität bei hinreichender Eigensteifigkeit

▶ **Weitere Funktionsanforderungen an die Prothese**

dynamischer Torsionsdämpfer (für Rotationen um die Vertikalachse), wasserdichte Kosmetikhaut, Silikonoder Latexmanschette zur Befestigungssicherung

Bemerkungen:

wasserfeste und abriebsfeste Kosmetikhaut wegen häufigen Einsatzes der Prothese in Gummistiefeln oder groben Baustellensicherheitsschuhen

▶ Grundsätzliche Ausführung lastübertragender Bauteile

endoskelettal, justierbar

▶ Empfohlene Prothesenverordnung

Prothese für Amputationshöhe/Seite/Typ/Funktionsgrad (F):
Definitiv-UKB/links/modular, endoskelettal/F 3
Fuß/Knöchelgelenk:
dynamisch-kinetisch, multiflexibel, longitudinal geteilt/kein
Kniegelenk/Zusätze:
entfällt/entfällt
Schaft/Zusätze:
KBM-Carbonacryl/Weichwandinnenschaft PE mikrozellulär
Aufhängung:
knieübergreifende Manschette wasserfest, ohne Seitenschienen
Andere funktionelle Ergänzungen:
dynamischer Torsionsdämpfer, wasserfester Kosmetiküberzug

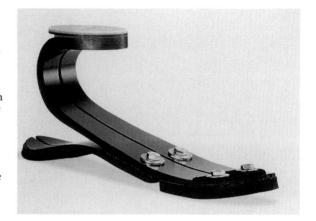

Abb. 10.3. *(Beispiel)*
„Flex-Walk, Split-Toe"-Fuß
ohne Gelenk, „Flex Foot".
Der „Flex-Foot" ist eine Kar-
bonfaserkunstharzlaminat-
konstruktion. Die bilaterale
Karbonblattfeder hat, insbesondere wegen der speziellen
Federgeometrie, ausgeprägte
kinetische, „energiespei-
chernde" Eigenschaften. Im
sportlichen Einsatz wird er
häufig auch ohne Kosme-
tiküberzug eingesetzt. Der
Fuß ist für hohe funktionelle
Beanspruchung (Funktions-
grad 3–4) ausgelegt. (Flex-
Foot Inc. USA und Bieder-
mann MOTECH)

10.1.4
Beispiel: Funktionsgrad 4, transtibial (UKB)

▶ **Allgemeine Personendaten**

Familienname: *D.....*   **Vorname:** *Dora*   **Beruf:** *Lehrerin*
Alter: *24*   **Gewicht:** *56 kg*   **Größe:** *166 cm*

Teil 1: Amputationsmerkmale und allgemeiner Gesundheitszustand

Amputationsgrund: *Trauma (Motorradunfall)*

Amputationsdatum: *vor zwei Jahren*

Amputationshöhe und Art der Amputation:
    Unterschenkelamputation, rechts

Allgemeiner Gesundheitszustand: *gesund*
andere Einflüsse auf die
Prothesenversorgung (z.B. Allergien):   *sportlich sehr aktiv*

Prothesenerstversorgung: *nein*

Teil 2: Amputationsstumpf/Erhaltenes Bein

▶ **Amputationsstumpf**

Länge: *mittel (>1/3)*   **Kniestabilität:** *ja*   **Distale Belastbarkeit:** *voll*

Muskelkraft: *alle Bewegungsphasen Testgrad: 5*

Bewegungsumfang: *alle Gelenke frei beweglich*

▶ **Haut, Weichteilgewebe und knöcherne Strukturen des Stumpfes**

Unterhautgewebe: *fest*

Bemerkungen: *unproblematische Verhornung an den lasttragenden Flächen. Keine Volumenschwankungen*

► **Erhaltenes Bein**

Muskelkraft: *alle Bewegungsphasen Testgrad: 5*

Bewegungsumfang: *alle Gelenke frei beweglich*

Standstabilität und
Gleichgewichtskontrolle: *sicher*

Teil 3: Funktionsgrad

► **Nach der Amputation zu erwartende Gehfähigkeit**
   und allgemeiner Mobilitätsgrad

Zu erwartender Funktionsgrad: *Funktionsgrad 4 (Hochleistungsbenut-*
                                     zer z.B. Kind, aktiver Erwachsener,
                                     Sportler)

Bemerkungen: *Frau D. ist als Lehrerin einer Real-*
                                     schule (Fächer: Sport und Deutsch)
                                     berufstätig. Als relativ junge und
                                     hochaktive Amputierte stellt sie höch-
                                     ste Funktionsansprüche an ihre Pro-
                                     these und erwartet darüber hinaus
                                     eine unauffällige Erscheinung in
                                     Gangbild und Kosmetik. Sie versorgt
                                     ihre Haus- und Gartenarbeiten, fährt
                                     Auto und Motorrad und ist sportlich
                                     aktiv: Schwimmen, Rennen, Skifahren

Teil 4: Funktionelle Aspekte der Prothesenversorgung

► **Prothese indiziert als:**

                                     definitive Prothese – Funktionsgrad 4

► **Anforderungen an den Prothesenschaft**

Schaftanforderungen nach transtibialer Amputation (UKB):
                                     subkondyläre Bettung (bis Höhe
                                     Gelenkspalt), Silikonhaftschaft mit
                                     Raststift, spezielle Zusatzbefestigung

Bemerkungen:

spezielle Befestigungsart: Neben dem haftvermittelnden Silikoninnenschaft wahlweise Latexknieoberschenkel-haftmanschette oder Oberschenkel-manschette mit Schienenführung, in abnehmbarer Version (nach Botta). Diese Oberschenkelmanschette entspricht in ihrer Wirkung der konventionellen Oberschenkelhülse (medio-laterale Gelenksicherung, Unterstützung der Haftung der Prothese) und ist für die Amputierte aus Sicherheitsgründen (Sportlehrerin etc.) angezeigt. Die abnehmbare Version erlaubt die Minimierung unerwünschter Nebenwirkungen des Dauereinsatzes fest montierter Oberschenkelmanschetten an Unterschenkelprothesen (wie z.B. Behinderung der Durchblutung und Atrophie der Oberschenkelmuskulatur durch radiale Einschnürung)

Schaftmaterialien und deren gewünschten Eigenschaften:
*Gießharzlaminat,
Silikonweichwandinnenschaft
mit Raststift*

▶ **Funktionelle Beschreibung des Prothesenfußes**

*hochflexibler, energiespeichender Fußkiel
Blattfederfuß mit vertikalem Stoßabsorber*

Begründung:

der hochflexible Fuß mit vertikalem Stoßabsorber, nicht unbedingt typisch für Unterschenkelamputierte, ist hier aus folgenden Gründen dringend angezeigt: Die Amputierte ist aus persönlicher Veranlagung (jung, sportlich aktiv schon viele Jahre vor der Amputation) und aus beruflichen Gründen hochaktiv. Ihr Beruf zwingt sie zur Ausnutzung ihrer Prothese bis in die Grenzbereiche der Prothesentechnik. Der beschriebene Fuß erlaubt durch die blattfederähnliche Konstruktion relativ hohe Kombinationsflexibilität bei hinreichender Eigensteifigkeit, vor allem aber durch „Energiespeicherung" eine hohe Gang- und Sportdynamik. Der vertikale Stoßabsorber ist für hohe Stoßbelastung ausgelegt. (Sprint, Sprung) und hält die Stoßenergie (Impakt) vom Amputationsstumpf fern

▶ **Weitere Anforderungen an die Prothese**

dynamischer Torsionsdämpfer, wasserfeste Kosmetikhaut

Bemerkungen:

wasserfeste und abriebsfeste Kosmetikhaut wegen regelmäßigen Einsatzes der Prothese im Sportunterricht. Die Prothese soll zum Duschen getragen werden können, ohne sich (in der Weichteilkosmetik) mit Wasser vollzusaugen

▶ **Grundsätzliche Ausführung lastübertragender Bauteile:**

endoskelettal, justierbar

▶ **Empfohlene Prothesenverordnung**

Prothese für Amputationshöhe/Seite/Typ/Funktionsgrad (F):
Definitiv-UKB/rechts/modular, endoskelettal/F 4
Fuß/Knöchelgelenk:
dynamisch-kinetisch, multiflexibel, vertikale Stoßabsorption/kein

Kniegelenk/Zusätze:
entfällt/entfällt
Schaft/Zusätze:
subkondylär Carbonacryl-/Silikoninnenschaft, selbstrastend
Aufhängung:
abnehmbare Oberschenkelmanschette mit Seitenschienen nach Botta
Andere funktionelle Ergänzungen:
dynamischer Torsionsdämpfer, wasserfester Kosmetiküberzug

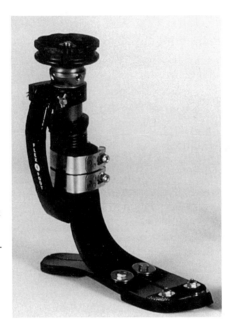

Abb. 10.4.
Flex-Fuß mit vertikaler Stoß-absorption. Der Flex-Fuß mit vertikaler Stoßabsorption ist eine Karbonfaserkunstharzlaminatkonstruktion. Die Karbonblattfederfußkonstruktion ist zusätzlich mit einem teleskopartigen Gelenk mit lateraler Karbonfaserblattfeder versehen. Dieses Teleskopgelenk fängt Vertikalstöße (Sprung usw.) federnd auf. Der Fuß ist für höchste Beanspruchung (Funktionsgrad 4) ausgelegt. (Flex-Foot Inc. USA und Biedermann MOTECH)

10.2
Funktionelle Erhebung nach transfemoralen Amputationen

10.2.1
Beispiel: Funktionsgrad 1, transfemoral (OKB)

▶ Allgemeine Personendaten

Familienname: *E....*   **Vorname:** *Emma*   **Beruf:** *Rentnerin*
Alter: *73*   **Gewicht:** *64 kg*   **Größe:** *162 cm*

Teil 1: Amputationsmerkmale und allgemeiner Gesundheitszustand

Amputationsgrund: *arterielle Verschlußkrankheit*

Amputationsdatum: *vor 12 Wochen*

Art der Amputation   *Oberschenkelamputation rechts,*
und Amputationshöhe: *glatte Amputation, keine osteomyopla-*
                                  stische Stumpfkuppendeckung

Allgemeiner Gesundheitszustand:
zur Zeit in ärztlicher Behandlung: *ja*
Herz- und Kreislaufprobleme: *ja*
Medikamenteneinnahme: *ja*
andere Einflüsse auf die
Prothesenbehandlung (z.B. Allergien): *Koordination teilweise noch etwas*
                                       unsicher, Harninkontinenz

Entlassung aus der Akutbehandlung: *vor 4 Wochen*

Entlassung aus der Rehabilitation: *in ambulanter Behandlung*

In physiotherapeut. Behandlung: *ja*

Prothesenerstversorgung: *ja*

Teil 2: Amputationsstumpf/Erhaltenes Bein

▶ Amputationsstumpf

Länge: *sehr kurz (<1/3)*   **Distale Belastbarkeit:** *nein*

Muskelkraft:	0	1	2	3	4	5
Hüftextension	☐	☐	X	☐	☐	☐
Hüftflexion	☐	☐	☐	X	☐	☐
Hüftabduktion	☐	☐	X	☐	☐	☐
Hüftadduktion	☐	☐	☐	X	☐	☐

Bewegungsumfang:
Beugekontraktur der Hüfte: *9°*
Abduktionskontraktur der Hüfte: *6°*

Bemerkung:

die Kontrakturen werden physiotherapeutisch behandelt. Nach der jeweiligen Behandlung verbessern sich die Werte nur geringfügig, sie gehen dann zu den gemessenen Ausgangswerten zurück

▶ Haut, Weichteilgewebe und knöcherne Strukturen des Stumpfes

Unterhautgewebe: *weich*

Übermäßige Weichteile: *distaler Weichteilüberhang*

Bemerkungen:

der relativ kurze Stumpf ist weichteilbetont mit Weichteilüberhang. Es besteht eine für diese Stumpflänge relativ typische Beuge- und Abduktionskontraktur. Das Zusammentreffen dieser Faktoren wird die Paßform und den Aufbau der Prothese negativ beeinflussen. Falls jedoch die Stumpfeinbettung in einem relativ hochreichenden, sitzbeinumgreifenden Schaft vorgenommen wird, sollte eine Versorgung verwirklichbar sein. Volumensschwankungen aufgrund des postoperativen Ödems sind noch nicht endgültig abgeklungen. Frau E. benutzt einen maßangefertigten Stumpfkompressionsstrumpf. Sie kann den Stumpfstrumpf selbst korrekt anlegen und befestigen

► Erhaltenes Bein

Muskelkraft:	0	1	2	3	4	5
Dorsalextension	❑	❑	X	❑	❑	❑
Plantarflexion	❑	❑	❑	X	❑	❑
Knieextension	❑	❑	❑	X	❑	❑
Knieflexion	❑	❑	❑	X	❑	❑
Hüftextension	❑	❑	X	❑	❑	❑
Hüftflexion	❑	❑	❑	X	❑	❑
Hüftabduktion	❑	❑	X	❑	❑	❑
Hüftadduktion	❑	❑	❑	X	❑	❑

Bewegungsumfang:
alle Gelenke frei beweglich
Standstabilität:
sicher im Gehrahmen
Gleichgewichtskontrolle:
sicher im Gehrahmen
Hautzustand:
Rötung am Zehenballen

Bemerkungen:

Frau E. bevorzugt mit dem Gehrahmen zu gehen, mit dem sie sichere Schritte macht. Mit Unterarmstützen fühlt sie sich noch nicht ganz sicher, macht aber schon Fortschritte

Teil 3: Funktionsgrad

► *Vor* der Amputation im täglichen Leben

Gang: *verlangsamt mit einem Stock*

Treppensteigen: *ja*

Andere Aktivitäten:

Frau E., die bei ihren Kindern lebt, war schon vor der Amputation nicht in erheblichem Umfange gehfähig und wurde außer Haus im Rollstuhl bewegt. Im Innenbereich war sie noch gehfähig und nahm an Familienaktivitäten teil. Sie verbrachte den Tag überwiegend sitzend, versorgte sich selbst und beantwortete das Telefon für die Familie, half in der Küche

Hobbys: *Stricken*

► Nach der Amputation zu erwartende Gehfähigkeit und allgemeiner Mobilitätsgrad

Allgemeine Geh- und Aktivitätsbereiche:

Frau E. wird voraussichtlich kurze Strecken im ebenen Innenbereich mit einem Stock gehen

Bemerkungen:

Selbstversorgung wie vor der Amputation

Zu erwartender Funktionsgrad: *Funktionsgrad 1 (Innenbereichsgeher, konstante Gehgeschwindigkeit)*

Bemerkung: *Rehabilitationsergebnisse lassen erwarten, daß die hausinternen Aktivitäten nach Abschluß der prothetischen Rehabilitation wiederherstellbar sind*

Teil 4: Funktionelle Aspekte der Prothesenversorgung

▶ Prothese indiziert als

temporäre/Interimsprothese, Funktionsgrad 1

▶ Anforderungen an den Prothesenschaft

Schaftanforderungen nach transfemoraler Amputation (OKB):
Haftschaft mit vollem Endkontakt, längsoval, sitzbeinumgreifend (IC)

Bemerkungen: *Volumenkontrolle und Haftvermittlung durch pneumatische Kammern, zusätzliche Befestigung durch Neoprenhüftgürtel oder Leibbinde. Ohne Sonderbefestigung (extrem kurze Stumpflänge, Kontrakturen) wäre unzureichende Haftung und Steuerung des Schaftes und damit der ganzen Prothese zu erwarten. Der Schaft ist als Interimsschaft für den Zeitraum von maximal einem Jahr zu verstehen (wegen Stumpfödem und noch erforderlicher Stumpfreifung). Anschließend ist die Anfertigung eines Definitivschaftes (flexibler Innenschaft, pneumatische Volumenkontrolle und Haftvermittlung) empfohlen*

Schaftmaterialien und deren gewünschten Eigenschaften:
Thermoplast, flexibel Hybrid/Schaftwandung

Bemerkungen: *ein flexibler, thermoplastischer Inte-*
rimsschaft ist wegen relativ guter
Nachformbarkeit und Anpaßbarkeit
angezeigt. Distale rahmenartige
Schaftumfassung (tragender Rahmen,
Verbindung zum Kniegelenk) in Kar-
bonfaserflechtschlauchlaminattechnik

► Funktionelle Beschreibung des Prothesenfußes

SACH-Fuß, leichte Version

► Funktionelle Beschreibung für das prothetische Kniegelenk

einachsig mit Sperre

Andere Kniegelenke oder   *Vorbringer zur Schwungphasen-*
Ergänzungen: *steuerung*

► Weitere Funktionsanforderungen an die Prothese

Bemerkungen: *Kunststoffausführung, Leichtbau-*
weise, Karbonfaserlaminatausführung
für den Schaftrahmen, für Polyolefin-
oberschenkelinnenschaft (PP, PE,
Mischploymer oder ähnliches)

Begründung: *Kunststoffausführung aus hygieni-*
schen Gründen (Harninkontinenz).
Leichtbauweise wegen geringer zu
erwartender Belastung (Funktions-
grad 1) und extrem kurzer Stumpf-
länge (hochgradig ungünstige Hebel-
verhältnisse, um die Prothese im
Schrittzyklus zu steuern

► Grundsätzliche Ausführung lastübertragender Bauteile

endoskelettal, wasserfester Überzug

Bemerkung: *wasserfeste Kosmetikhaut aus hygie-*
nischen Gründen empfohlen

▶ Empfohlene Prothesenverordnung

Prothese für Amputationshöhe/Seite/Typ/Funktionsgrad (F):
Definitiv-OKB/rechts/modular, endoskelettal/F 1
Fuß/Knöchelgelenk:
SACH-Fuß/kein
Kniegelenk/Zusätze:
einachsig/manuelle Sperre, Vorbringer
Schaft/Zusätze:
Haftschaft, sitzbeinumgreifend, Polymerthermoplast/keine
Aufhängung:
beckenumgreifende Neoprenbandage
Andere funktionelle Ergänzungen: *keine*

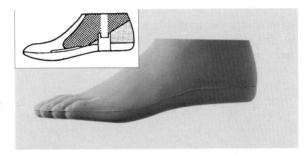

Abb. 10.5. *(Beispiel)*
SACH-Fuß, kein Knöchel-
gelenk. Der SACH-Fuß (solid
ankle cushion heel) besteht
aus einem integral um-
schäumten Holzkern und
einem Fersenkeil in unterschiedlichen Härtegraden. Er
erfüllt keine kinetisch-dyna-
mischen Ansprüche (keine
Gelenkfunktion), ist aber
wohl wegen seiner simplen
Robustheit einer der am weit
verbreitetsten Prothesenfüße
weltweit. Der Fuß ist für
niedrige bis mittlere funktionelle Beanspruchung (Funktionsgrad 2 mit Übergang in
1 und 3) ausgelegt. (ipos,
Orthopädie Industriell)

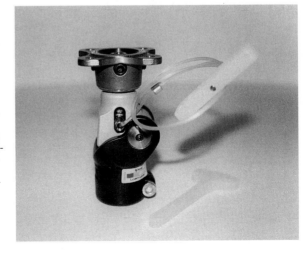

Abb. 10.6. *(Beispiel)*
Einachsgelenk mit manueller
Sperre. Das Einachsgelenk
mit manueller Sperre ist
eines der einfachsten und
sichersten Mittel, um den
unsicheren Amputierten mit
niedriger funktioneller Aktivität (Funktionsgrad 1) mit
einem im Stehen gesicherten
und im Sitzen aktiv entriegel-
baren, beugbaren Prothesenkniegelenk auszustatten. Es
bietet keine Schwungphasensteuerung und ist daher für
Amputierte mit höheren
funktionellen Ansprüchen
nicht geeignet. (ipos,
Orthopädie Industriell)

10.2.2
Beispiel: Funktionsgrad 2, transfemoral (OKB)

▶ **Allgemeine Personendaten**

Familienname: *F.....*	**Vorname:** *Frank*	**Beruf:** *Technischer Zeichner*
Alter: *58*	**Gewicht:** *88 kg*	**Größe:** *182 cm*

Teil 1: Amputationsmerkmale und allgemeiner Gesundheitszustand

Amputationsgrund: *traumatisch, als Kriegsfolgeverletzung*

Amputationsdatum: *vor 4 Jahren*

Art der Amputation und Amputationshöhe:

Oberschenkelamputation links, glatte Amputation mit späterer Nachamputation und myoplastischer Stumpfkuppendeckung

Allgemeiner Gesundheitszustand:
zur Zeit in ärztlicher Behandlung: *nein*
Herz- und Kreislaufprobleme: *ja*
Medikamenteneinnahme: *ja (zur Kreislaufregelung)*
andere Einflüsse auf die
Prothesenversorgung (z.B. Allergien):   *Splitterverletzung auf der kontralateralen Seite (Kriegsverletzung); hierdurch deutliche Funktionseinbuße der kontralateralen unteren Extremität, nach Gewichtabnahme immer noch 88 kg Körpergewicht, Atembeschwerden asthmatischer Genese. Allergien gegen den Lack im bisherigen Holzschaft*

In physiotherapeutischer Behandlung:
nein

Prothesenerstversorgung: *nein*

Teil 2: Amputationsstumpf/Erhaltenes Bein

▶ Amputationsstumpf

Länge: *lang (>2/3)*   **Distale Belastbarkeit:** *nein*

Muskelkraft:	0	1	2	3	4	5
Hüftextension	☐	☐	☐	X	☐	☐
Hüftflexion	☐	☐	☐	X	☐	☐
Hüftabduktion	☐	☐	☐	X	☐	☐
Hüftadduktion	☐	☐	X	☐	☐	☐

Bewegungsumfang:
alle Gelenke frei beweglich

Bemerkungen: *Hüftextension: Testgrad: 3 im mittleren Bewegungsbereich des Gelenkes, Testgrad: 2 in der Endphase der Gelenkbewegung*

▶ Haut, Weichteilgewebe und knöcherne Strukturen des Stumpfes

Unterhautgewebe: *weich*

Hautprobleme: *Rötung der Haut, komplette Hautoberfläche*

Volumenschwankungen: *ja, Gesamtvolumen*

Bemerkungen: *Gesamtvolumen nach Gewichtsabnahme erheblich reduziert gegenüber Vergleichsvolumen vor ca 6–8 Monaten. Wegen „Eintauchens" in den zu weiten Schaft sowohl distal/lateral, als auch proximal/medial erhebliche Irritationen. Allergien gegen Lack im Holzschaft durch Test nachgewiesen*

▶ Erhaltenes Bein

Muskelkraft	0	1	2	3	4	5
Dorsalextension	☐	☐	☐	X	☐	☐
Plantarflexion	☐	☐	X	☐	☐	☐
Kniextension	☐	☐	☐	X	☐	☐
Knieflexion	☐	☐	☐	☐	X	☐
Hüftextension	☐	☐	☐	X	☐	☐
Hüftflexion	☐	☐	☐	X	☐	☐
Hüftabduktion	☐	☐	X	☐	☐	☐
Hüftadduktion	☐	☐	☐	X	☐	☐

Bewegungsumfang:
Pro- und Supination reduziert (Splitterverletzung), alle anderen Gelenke frei beweglich
Standstabilität:
sicher
Gleichgewichtskontrolle:
sicher

Bemerkungen:

Ödeme im Fuß und im Sprunggelenk nach längerem Sitzen. Der Amputierte muß auf der erhaltenen Seite eine orthopädische Fußstütze und einen stabilen Schuh tragen

Teil 3: Funktionsgrad

► **Nach der Amputation zu erwartende Gehfähigkeit und allgemeiner Mobilitätsgrad**

Allgemeine Geh- und Aktivitätsbereiche:

Herr F. läuft kurze Strecken im Innen- und Außenbereich, ist in der Lage Treppen zu steigen, hilft bei leichten Hausarbeiten, benutzt im Außenbereich einen Stock, fährt sein Auto, macht Besuche (zu Fuß) in der Nachbarschaft und erledigt kleine Einkäufe selbständig

Zu erwartender Funktionsgrad:

Funktionsgrad 2 (begrenzter Öffentlichkeitsgeher, bewältigt unebenes Gelände)

Bemerkungen:

der Amputierte F. wurde schon vor 4 Jahren prothetisch versorgt. Der funktionelle Aktivitätsgrad wurde damals nicht eingeschätzt, die Versorgung aber nach Grad 2 vorgenommen. Nach Befragung und Lebensumständen sowie dem allgemeinen Gesundheitszustand erscheint Einstufung 2 auch heute noch angemessen

Funktionelle Verbesserungen erwartet:

ja, Paßformkorrektur, komfortableres Schaftmaterial (bisher Holz) angezeigt. Flexibler proximaler Rand zum Abbau der Stumpf-/Hautirritationen

Teil 4: Funktionelle Aspekte der Prothesenverordnung

▶ **Prothese indiziert als**

definitive Prothese – Funktionsgrad 2

▶ **Anforderungen an den Prothesenschaft**

Schaftanforderungen nach transfemoraler Amputation (OKB):
*Haftschaft mit vollem Endkontakt,
Querovalform, sitzbeinunterstützend
(Form: „hart")*

Bemerkungen: *Befestigung: Beckengurt*

Schaftmaterialien und deren gewünschten Eigenschaften:
*Thermoplast/flexible Wandung,
Hybrid/externer Gießharzrahmen*

Funktionelle Beschreibung des Prothesenfußes:
mehrachsig III (<+>vertikale Rotation)

Begründung: *vorhandener Prothesenfuß kann
weiter verwendet werden*

▶ **Funktionelle Beschreibung für das prothetische Kniegelenk**

*polyzentrisch (mehrachsig), mit Vor-
bringer zur Schwungphasensteuerung*

Andere Kniegelenke   *mit Vorbringer zur Schwung-
oder Ergänzungen: phasensteuerung, vorhandenes
                                                   Prothesenknie kann weiter verwendet
                                                   werden*

▶ **Grundsätzliche Ausführung lastübertragender Bauteile**

endoskelettal, justierbar

Bemerkung: *Verwendung vorhandener endo-
                                                   skelettaler Baukomponenten*

▶ Empfohlene Prothesenverordnung

Prothese für Amputationshöhe/Seite/Typ/Funktionsgrad (F):
Vorhanden: *Definitiv-OKB/rechts/modular,endoskelettal/F 2 – teilweise ersetzen*
Fuß/Knöchelgelenk:
vorhanden: CTV/dreiachsig – beibehalten
Kniegelenk/Zusätze:
einachsig/lastabhängige mechanische Standphasenkontrolle, Vorbringer
vorhanden: ipos Standphasenflexionskontrollkniegelenk – beibehalten
Schaft/Zusätze:
Vollkontakthaftschaft, sitzbeinunterstützend „hart", Polymer-Thermoplast-
Innenschaft, Carbonacrylrahmenschaft/Kontaktschaftventil
Aufhängung:
kein Zusatz
Andere funktionelle Ergänzungen:
keine

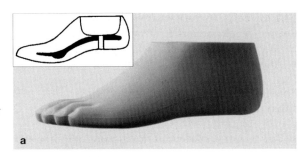

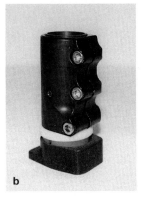

Abb. 10.7a, b. *(Beispiel) Dreiachsfuß (Fuß mit dreiachsigem Knöchelgelenk).* Der Dreiachsfuß, im Beispiel CTV-Fuß (*c*arbon *t*itan *v*ulkollan) **(a),** besteht aus einer integral umschäumten Karbonfaserblattfeder und läßt ein Volumen zur Aufnahme unterschiedlicher Knöchelgelenke frei. Im Beispiel wird ein dreiachsiges Gelenk **(b)** eingesetzt. Der Fuß weist ein blattfederähnliches kinetisches Abrollverhalten auf (karbonfaserverstärkte geschweifte Federkonstruktion). Der Dreiachsfuß ist für die funktionelle Beanspruchung des aktiven Normalbenutzers (Funktionsgrad 3, in den Bereich 2 übergehend) ausgelegt. (ipos, Orthopädie Industriell)

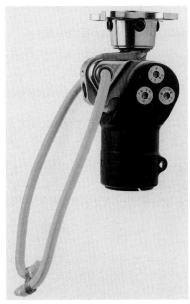

Abb. 10.8. *(Beispiel) Lastabhängiges Sperrkniegelenk.* Mit dem „lastabhängigen Sperrkniegelenk" kann dem gehfähigen, aber z.B. ängstlichen Amputierten (Funktionsgrad 2, teilweise in 3 übergehend) ein standsicheres Kniegelenk zur Verfügung gestellt werden. Bei Entlastung ist es frei beweglich (verbessertes Schwungverhalten im Vergleich zur manuellen Sperre), es bietet aber nur mechanische Schwungphasensteuerung und ist daher für Amputierte mit höheren funktionellen Ansprüchen nicht geeignet. (ipos, Orthopädie Industriell)

10.2.3
Beispiel: Funktionsgrad 3, transfemoral (OKB)

► **Allgemeine Personendaten**

Familienname: *G*	**Vorname:** *Gerda*	**Beruf:** *Hausfrau und Mutter*
Alter: *42*	**Gewicht:** *64 kg*	**Größe:** *172 cm*

► **Teil 1: Amputationsmerkmale und allgemeiner Gesundheitszustand**

Amputationsgrund: *Trauma*

Amputationsdatum: *vor 24 Jahren*

Art der Amputation und   *Oberschenkelamputation links, glatte*
Amputationshöhe: *Amputation, keine osteomyoplasti-*
                                       sche Stumpfkuppendeckung

Allgemeiner Gesundheitszustand: *gesund*
andere Einflüsse auf die
Prothesenversorgung (z.B. Allergien):   *alte Fraktur des Collum femoris in*
                                        Fehlstellung verheilt

Prothesenerstversorgung: *nein*

Teil 2: Amputationsstumpf/Erhaltenes Bein

► **Amputationsstumpf**

Länge: *lang (>2/3)*   **Distale Belastbarkeit:** *voll*

Muskelkraft: *Testgrad: 5 (sehr stark) für alle*
                                       Bewegungsphasen

Bewegungsumfang: *Hüftgelenk frei beweglich*

► **Haut, Weichteilgewebe und knöcherne Strukturen des Stumpfes**

Unterhautgewebe: *weich*

Entzündungen: *Haarfollikel*

Volumenschwankungen: *im Menstruationszyklus*

Bemerkungen: *Hautprobleme*
                                       (Verfärbung und Irritation)
                                       medial/proximal und lateral/distal,
                                       Verhornungen medial/proximal

► Erhaltenes Bein

Muskelkraft: *Testgrad: 5*

Bewegungsumfang: *alle Gelenke frei beweglich*

Standstabilität: *sicher*

Gleichgewichtskontrolle: *sicher*

Teil 3: Funktionsgrad

**► Nach der Amputation zu erwartende Gehfähigkeit
und allgemeiner Mobilitätsgrad**

**Allgemeine Geh- und
Aktivitätsbereiche:**

Frau G. ist Mutter von drei Kindern unter 10 Jahren. Sie versorgt Haushalt, Familie und Garten, fährt Auto, kann Treppensteigen, Heben,Tragen. Geht lang Strecken, auch auf unebenem Gelände mit unterschiedlichen Gehgeschwindigkeiten. Sie ist sportlich aktiv: Ballspiele, Schwimmen Skilaufen (ohne Prothese)

Zu erwartender Funktionsgrad:

Funktionsgrad 3 (unbegrenzter Öffentlichkeitsgeher, unterschiedliche Gehgeschwindigkeiten)

Funktionelle Verbesserung erwartet: *komfortables Material und flexible Wandung des Oberschenkelschaftes begründbar erforderlich*

Teil 4: Funktionelle Aspekte der Prothesenversorgung

► Prothese indiziert als

definitive Prothese – Funktionsgrad 3

► Anforderungen an den Prothesenschaft

Schaftanforderungen nach transfemoraler Amputation (OKB):

Haftschaft mit vollem Endkontakt Querovalform, sitzbeinunterstützend (Form: „CNC")

Bemerkungen:

sitzbeinumgreifender Schaft wurde bereits früher erprobt. Wegen niedriger Umgreifungshöhe des Ramus ischiadicus (weibliches Becken) in ihrem speziellen Falle nicht angezeigt (getestet)

Schaftmaterialien und deren gewünschten Eigenschaften:

Thermoplast/flexible Schaftwandung, Hybrid/externer Gießharzrahmen

Bemerkungen:

Frau G. ist seit über 2 Jahrzehnten mit harten Gießharzschäften versorgt worden. Sowohl die Schaftform, als auch das harte, in Randbereichen unnachgiebige Material, haben zu Stumpfproblemen geführt (siehe Beschreibung des Stumpfes). Flexibles Schaftmaterial ist daher zur Funktionsverbesserung dringend angezeigt

► Funktionelle Beschreibung des Prothesenfußes

gelenkig, flexibel (dynamisch/kinetische Antwort) oder mehrachsig (vertikale Rotation)

Begründung:

als Alternativen bieten sich entweder ein dreiachsiger Fuß mit Carbonfaserkiel oder ein multiflexibler Fuß mit einem zusätzlichen, proximalen dynamischen Torsionsdämpfer zur Rotation um die Vertikalachse

► Funktionelle Beschreibung für das prothetische Kniegelenk

polyzentrisch, mit Vorbringer zur Schwungphasensteuerung, mit Fluidschwungphasensteuerung durch Gas/Luft

► **Grundsätzliche Ausführung lastübertragender Bauteile**

endoskelettal, justierbar

► **Weitere Funktionsanforderungen an die Prothese**

Rotationsgelenk, sperrbar

Begründung:

der dynamische Torsionsdämpfer, verstellbar, wird erforderlich, falls ein nur zweiachsiger Fuß Verwendung findet. Andernfalls ersetzt die Vertikalachse des Fußes diesen Torsionsdämpfer. Ein sperrbares Rotationsgelenk ist erforderlich, weil die Amputierte viele Stunden mit ihren Kindern spielend auf dem Fußboden sitzend verbringt. Dieses Gelenk erlaubt auch prothesenseitig den sog. „Schneidersitz"

► **Empfohlene Prothesenverordnung**

Prothese für Amputationshöhe/Seite/Typ/Funktionsgrad (F):
Definitiv-OKB/rechts/modular, endoskelettal/F 3
Fuß/Knöchelgelenk:
multiflexibel/kein
Kniegelenk/Zusätze:
mehrachsig/Schwungphasensteuerung, pneumatisch
Schaft/Zusätze:
Vollkontakthaftschaft, sitzbeinunterstützend „CNC", Polymer-Thermoplast-Innenschaft, Carbonacrylrahmenschaft/Kontaktschaftventil
Aufhängung:
kein Zusatz
Andere funktionelle Ergänzungen:
dynamischer Torsionsdämpfer/statisches Rotationsgelenk

Abb. 10.9. *(Beispiel)*
Multiflexibler Fuß, „Dynamic Pro". Der multiflexible Fuß, im gezeigten Beispiel der „Dynamic Pro", besteht aus einer integral umschäumten mehrfach geschweiften S-Blattfeder. Diese bietet sowohl im verwendeten Material als auch in der Federgeometrie ein multiflexibles Verhalten, ohne eigentliche Gelenke zum Einsatz zu bringen. Der Fuß ist für die funktionelle Beanspruchung des aktiven Normalbenutzers (Funktionsgrad 3) bis hin zum hochaktiven Benutzer (Funktionsgrad 4) ausgelegt. (Otto Bock, Orthopädische Industrie)

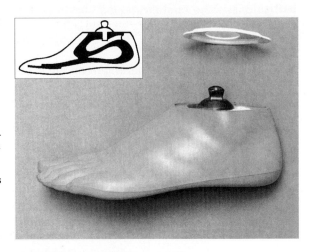

Abb. 10.10. *(Beispiel)*
Polyzentrisches Kniegelenk mit pneumatischer Schwungphasenkontrolle. Das polyzentrische Kniegelenk ist konstruktiv standsicher (der Kniedrehpunkt verlagert sich während des Beuge-/Streckvorganges auf einer Kurvenbahn = Centrode). Im Beispiel ist das Gelenk mit pneumatischer Schwungphasenkontrolle ausgestattet. Diese erlaubt das Gehen mit unterschiedlichen Gehgeschwindigkeiten im mittleren Geschwindigkeitsbereich. Es ist für mittlere funktionelle Ansprüche (Funktionsgrad 3, in 4 übergehend) ausgelegt. Schwungphasenbedürfnisse des Funktionsgrades 4 sind allerdings mit hydraulischer Steuerung besser zu lösen. (Otto Bock, Orthopädische Industrie)

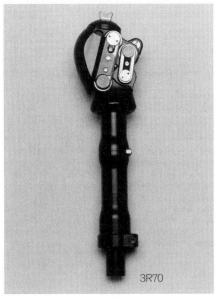

3R70

10.2.4
Beispiel Funktionsgrad 4, transfemoral (OKB)

▶ **Allgemeine Personendaten**

Familienname: *H.....*	**Vorname:** *Harald*	**Beruf:** *Filialleiter*
Alter: *28*	**Gewicht:** *60 kg*	**Größe:** *184 cm*

Teil 1: Amputationsmerkmale und allgemeiner Gesundheitszustand

Amputationsgrund: *Trauma*

Amputationsdatum: *vor 4^1/$_2$ Jahren*

Art der Amputation und Amputationshöhe:
Oberschenkelamputation rechts, osteomyoplastische Stumpfkuppendeckung

Allgemeiner Gesundheitszustand: *gesund*
andere Einflüsse auf die Prothesenversorgung (z.B. Allergien):   *keine*

Prothesenerstversorgung: *nein*

Teil 2: Amputationsstumpf/Erhaltenes Bein

▶ **Amputationsstumpf**

Länge: *lang (>2/3)*   **Distale Belastbarkeit:** *voll*

Muskelkraft: *Testgrad 5 (sehr stark) für alle Bewegungsphasen*

Bewegungsumfang: *Hüftgelenk frei beweglich*

Bemerkungen: *Stumpf voll funktionsfähig*

▶ **Haut, Weichteilgewebe und knöcherne Strukturen des Stumpfes**

Unterhautgewebe: *fest*

Bemerkungen: *Narben- und Hautprobleme durch unfallbedingt zerklüftete Narbe. Narbe nicht frei verschiebbar auf Unterhautgewebe*

▶ **Erhaltenes Bein**

Muskelkraft:	*Testgrad 5 (sehr stark) für alle Bewegungsphasen*
Bewegungsumfang:	*alle Gelenke frei beweglich und voll funktionsfähig*

Hautzustand: *problemfrei*

Teil 3: Funktionsgrad

▶ **Vor der Amputation, im täglichen Leben und Beruf**

Sport, aktive Hobbys: *Herr H. war körperlich und sportlich sehr aktiv. Er war aktiver Fußballspieler und Mitglied im Schwimm- und Skiverein. Er ist Gewinner zahlreicher Sportpokale*

▶ **Nach der Amputation zu erwartende Gehfähigkeit und allgemeiner Mobilitätsgrad**

Herr H. hat die Fortsetzung des aktiven Lebensstils bereits bewiesen. Er ist selbständig, berufstätig, fährt sein Auto, benutzt öffentliche Verkehrsmittel und ist weiterhin sportlich aktiv. Er spielt jetzt Golf (anstelle des Fußballsportes) und joggt (wetterabhängig) täglich. Er hat sich der Amputiertensportgruppe angeschlossen

Zu erwartender Funktionsgrad: *Funktionsgrad 4 (Hochleistungsbenutzer, z.B. Kind, aktiver Erwachsener, Sportler)*

Funktionelle Verbesserung erwartet: *bessere Paßform, funktionellere Paßteilkomponenten*

Teil 4: Funktionelle Aspekte der Prothesenversorgung

▶ **Prothese indiziert als**

definitive Prothese – Funktionsgrad 4

► Anforderungen an den Prothesenschaft

Schaftanforderungen nach transfemoraler Amputation (OKB):
Haftschaft mit Endkontakt
längsoval, sitzbeinumgreifend (IC)
Schaftmaterialien und deren gewünschten Eigenschaften:
Thermoplast/flexible Schaftwandung,
Hybrid/Gießharzlaminatrahmen,
Silikoninnenschaft

Bemerkungen: *„Roll-on-silicon-socket" zur Unter-*
stützung der Haftung

► Funktionelle Beschreibung des Prothesenfußes

energiespeichernd, hochflexibel

► Funktionelle Beschreibung für das prothetische Kniegelenk

einachsig mit Hydraulikschwung-
phasensteuerung und -standphasen-
kontrolle

► Grundsätzliche Ausführung lastübertragender Bauteile

endoskelettal, justierbar

► Weitere Funktionsanforderungen an die Prothese

Quick-out-Schaftverbindung als
Sonderbauteil

► Empfohlene Prothesenverordnung

Prothese für Amputationshöhe/Seite/Typ/Funktionsgrad (F):
Definitiv-OKB/rechts/modular, endoskelettal/F 4
Fuß/Knöchelgelenk:
multiflexibel/kein
Kniegelenk/Zusätze:
einachsig/Schwungphasensteuerung und Standphasensicherung, beide
hydraulisch
Schaft/Zusätze:
Vollkontakthaftschaft, sitzbeinumgreifend „CATCAM", flexibler Polymer-
Thermoplast-Innenschaft, Carbonacrylrahmenschaft Kontaktschaftventil
Aufhängung:
Roll-on-Silikoninnenschaft mit Selbstrastvorrichtung
Andere funktionelle Ergänzungen:
dynamischer Torsionsdämpfer/statisches Rotationsgelenk/Quick-out-Schaft-
verbinder

Abb. 10.11a, b. *(Beispiel)*
*Multiflexibler Fuß, Active
Line.* Der multiflexible Fuß,
im gezeigten Beispiel der
„Active Line", besteht aus
einer Mittelfuß-/Vorfußblatt-
feder *(1),* Fersenblattfeder *(2)*
und geschweifter S-förmiger
Mittelfußblattfeder *(3)* aus
Karbonfaserkunstharzlami-
nat. Der Fuß weist sowohl im
Material als auch in der
Formgeometrie ein multiflexibles Verhalten auf, ohne
eigentliche Gelenke zum Einsatz zu bringen. Dieser Fuß
wird individuell nach Personendaten (Gewicht, Sportart)
hergestellt und ist nur für
den hochaktiven Benutzer
(Funktionsgrad 4) ausgelegt.
Der Fuß wird mit einer Kos-
metikhülle überzogen. (Otto
Bock, Orthopädische Indu-
strie)

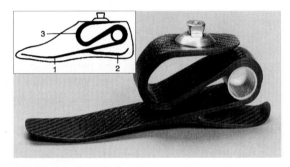

Abb. 10.12. *(Beispiel)*
*Monozentrisches Kniegelenk
mit hydraulischer Schwung-
und Standphasenkontrolle.*
Das monozentrische Kniegelenk mit hydraulischer
Schwung- und Standphasen-
steuerung zeichnet sich
durch zwei Qualitäten aus:
hohe Standsicherheit und
Schwungphasensteuerung
auch im hohen Geschwindigkeitsbereich. Es ist daher für
höchste Sicherheitsansprüche
in Verbindung mit hochakti-
ver Benutzung (Funktions-
grad 4) ausgelegt. Es ist auch
für den aktiven Normalbe-
nutzer (Funktionsgrad 3) von
Nutzen, wobei dieser aber
u.U. mit anderen (leichteren
pneumatischen) Konstruktionen besser bedient sein kann.
(Otto Bock, Orthopädische
Industrie)

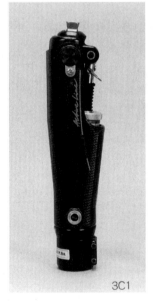

Literatur

Teil 1 – Physiotherapie

Adelman BA (1982) Peripheral Vascular Disease. In: Rowe J W, Besdine R W (eds) Health and Disease in Old Age. Little, Brown Boston, S 224–231

Alexander A (1978) Amputee Guide, Above-the-Knee. Publications Company, Issahqah, Wa

American Academy of Orthopedic Surgeons (1965) Joint Motion. In: Method of Measuring and Recording. Chicago, Ill, S 46–66

Banerjee SN (1982) Limb Amputation – Incidence, Causes and Prevention. In: Banerjee S N (ed) Rehabilitation Management of Amputees. Williams and Wilkins, Baltimore, MD, S 1–10

Banerjee SN (1982) Current Trends in Amputation and Prosthetics. In: Banerjee S N (ed) Rehabilitation Management of Amputees. Williams & Wilkins, Baltimore, MD, S 429–447

Basmajian J (1975) Classification of Bone. Grant's Method of Anatomy, 9th edn. Williams & Wilkins, Baltimore, MD, S 4–6

Basmajian J (1979) Human Locomotion. In: Muscles Alive, 4th edn. Williams and Wilkins, Baltimore, MD, S 253–263

Baumgartner R F (1979) Knee Disarticulation versus Above-knee Amputation. Prosth and Orth Int, 3:15–19

Baumgartner R, Botta P (1995) Amputation und Prothesenversorgung der unteren Extremität, 2. Aufl. Enke, S 7–8, 357–368

Bell G (1970) Swing Phase Control for Through-Knee Prostheses. In: G Murdoch (ed) Prosthetic and Orthotic Practice. Edward Arnold Publishers, London, S 269–274

Berkman S (1979) Diabetes. Care of the Feet. Budlong Press, Chicago, Ill, S 57–59

Berlemont M (1961) Notre Expérience de l'Appareillage Précoce des Amputés des Membres Inférieurs aux Etablissements Hélio-Marins de Berck. Annales de Médicine Physique, Tome IV, No. 4 Oct.-Nov.-Dec.

Berlemont M (1964) L'appareillage des Amputés des Membres Inférieurs sur la table d'Opérations. Paper given at the International Congress of Physical Medicine, Paris

Berlemont M, Weber R, Willot JP (1969) Ten Tears of Experience with the immediate Application of Prosthetic Devices to Amputees of the Lower Extremities on the Operartin Room Table. Prosthetics International 3:8–18

Bingham J (1970) The Surgery of Partial Foot Amputations. In: Murdoch G (ed) Prosthetic and Orthotic Practice. Edward Arnold Publishers, London, S 141–148

Brady WM (1982) Post-operative Management of Lower Extremity Amputees using Tubular Elastic Compression Bandaging. Orthotics and Prosthetics 6/2:8–10

Botta P (1990) Unterschenkel-Kurzprothese mit abnehmbarem Oberschaft. Med Orth Tech 110:20–22

Brand PW (1979) Management of the Insensitive Limb. Physical Therapy 59/1:8–12

Brückner L (1992) Die standardisierte Unterschenkelamputation nach Brückner bei chronisch arterieller Verschlußkrankheit im Stadium IV nach Fontaine. Operat Orthop Traumatol 4:63–72

Brunnstrom S (1970) Synergies, Recovery Stages and Evaluation Procedures. Movement Therapy in Hemiplegia. Harper and Row, New York, S 34–37

Burdett G, Habasevich R, Pisciotta J, Simon, R (1985) Biomechanical Comparison of Raising from Two Types of Chairs. Physical Therapy 65/8:1177–1183

Burgess EM, Romano RL, Zettl JH (1969) General Principles. Below-Knee Amputation. The Management of Lower Extremity Amputations. Washington, D.C.: US Government Printing Office, 1969, 13–39, 45–46.

Burgess EM, Alexander AG (1973) The Expanding Role of the Physical Therapist on the Amputee Rehabilitation Team. Americam Physiotherapy Journal 53/2:141–143.

Burgess EM (1978) Wound Healing After Amputation: Effect of Controlled Environment Treatment. The Journal of Bone and Joint Surgery 60A:245–246.

Burgess EM (1981) General Principles of Amputation Surgery. Postoperative Management. Atlas of Limb Prosthetics (American Academy of Orthopedic Surgeons). C.V. Mosby, St. Louis, Mo, S 14–18, 19–23

Burgess EM (1982) Amputation Surgery and Postoperative Care. In: Banerjee S N (ed) Rehabilitation Management of the Amputee. Williams & Wilkins, Baltimore, MD, S 17–30

Burgess EM, Rappoport A (1994) Physical Fitness: A Guide for Individuals with Lower Extremity Loss. Department of Veterans Affairs, Rehabilitation Research and Development. Service, Baltimore, MD

Callies R (1990) Ultraschalltherapie. In: Conradi E (ed) Schmerz und Physiotherapie. Verlag Gesundheit, GmbH, Berlin, S 136–144

Chadderton B (1983) Downhill, any Way you can. Champ 1:14–17

Chadderton HC (1983) Otto-Bock-Curling Limb. The Fragment 141:40

Chadderton HC (1983) Swimming Legs. Champ 1:8–11

CHAMP (1983) The War Amputations of Canada, Vol 1

Clark GS, Naso F, Ditunno JF Jr (1980) Marked Bone Spur Formation in a Burn Amputee Patient. Archives of Physical Medicine and Rehabilitation. 61:189–192

Condie DN (1970) Biomechanics of the Partial-foot Amputation. In: Murdoch G (ed) Prosthetics and Orthotics Practice. Edward Arnold Publishers, London, S 149–160

Dagg AI (1973) Gait in Animals. Mammal Review 3/4:135–154

Davis, WM (1973) Skiing. Aids to make you able. Beaufort Books, 1981, New York, 129

deWolfe V (1973) Arteriosclerosis Obliterans: Clinical Diagnosis and Treatment. Geriatrics (September 1973), 93–101

Day HJB (1981) The Assessment and Description of Amputee Activity. Prosthetics and Orthotics International 5, No. 1:23–28

Diffey BL (1982) Ultraviolet Spectrum. Kromeyer Lamb. Ultraviolet Radiation in Medicine. Adam Hilger, Bristol, Eng, S 1–2, 31–32

Doyle JE (1983) All Leg Ulcers are Not Alike: Managing and Preventing Arterial and Venous Ulcers. Nursing 13: No. 1, 58–64

Edel H (1990) Elektrotherapie im Niederfrequenzbereich. In: Conradi E (ed) Schmerz und Physiotherapie. Verlag Gesundheit GmbH, Berlin, S 116–135

English E (1981) The Energy Cost of Walking for the Lower Extremity Amputee. In: Kostuik JP, Gillespie R (eds) Amputation Surgery and Rehabilitation: The Toronto Experience. Churchill Livingston, New York, S 311–314

Fernie G, Holden J, Soto M (1978) Biofeedback Training of Knee Control in the Above-Knee Amputee. American Journal of Physical Medicine 57/4:44–46

Fernie G R (1981) The Epidemiology of Amputation. Biomechanics of Fitting. Prosthetic Mechanism. In: Kostuik JP, Gillespie R (eds) Ampuation Surgery and Rehabilitation: The Toronto Experience. Churchill Livingstone, New York, S 13–15, 259–265, 269–271

Foort J (1981) Comments on Orthopedic Research in Amputation Surgery Prosthetics and Orthotics by N. C. McCollough. Prosth and Orth Int 5/2:97–102

Foort J (1982) Prosthetic Fitting and Components – Lower extremity Amputees. In: Banerjee SN (ed) Rehabilitation Management of Amputees. Williams & Wilkins, Baltimore, MD, S 43–44

Friedmann LW (1978) Reactions to Amputations – Chronic. The Psychological Rehabilitation of the Amputee. C. Thomas, Springfield, Ill, S 26–60

Gardiner MD (1981) An Introduction to Movement. Rhythmic Stabilization. The Stretch Stimulaus and the Stretch Reflex. The Principles of Exercise Therapy. Bell and Hyman, London, S 21–25, 88–90, 202–203

Gapsis JJ, Grabois M, Borrell RM, Menken SA, Kelly M (1982) Limb Load Monitor: Evaluation of a Sensory Feedback Device for Controlled Weight Bearing. Archives of Physical Medicine and Rehabilitation 63 (January):38–41

Gerhardt JT, King PS, Zettl J H (1082) Advantages of Methods. The Team – Postoperative Planning. Rigid Dressing – Below-Knee and Symes. Amputations, Immediate and Early Prosthetic Management. Hans Huber, Vienna, S 13–14, 45–48, 59–84.

Ghiulamila RI (1972) Semi-rigid Dressing for Postoperative Fitting of the Below-Knee Prosthesis. Archives of Physical Medicine and Rehabilitation 53:186–192

Gilbert JA, Maxwell GM, George RT and McElhaney JH (1982) Technical Note – Auditory Feedback of Knee Angle for Amputees. Prosthetics and Orthotics International, 6:103–104

Glattley HW (1970) A Preliminary Report on the Amputee Census. Selected Articles from Artificial Limbs. Krieger, New York, S 319–324

Gowland C, Torresin W, Vanhhullenar S, Best L(1990) Therapeutic Exercise for Stroke Patients. In: Bajmajian JV, Wolf SL (eds) Therapeutic Exercise, 5th edn. Williams and Wilkins, Baltimore, MD

Hansson J (1964) The Leg Amputee: A Clinical Follow-up Study. Acta Orthopaedica Scandinavica Supplement, 69

Harris, EE (1970) The Through-Knee Amputation Prosthesis. In: Murdoch G (ed) Prosthetic and Orthotic Practice. Edward Arnold Publishers, London, S 253–267

Harris, WR (1981) Principles of Amputation Surgery. Common Stump Problems. In: Kosuik JP, Gillespie R (eds) Amputation Surgery and Rehabilitation: The Toronto Experience. Churchill Livingstone, New York, S 37–49, 191–194

Hedin-Andén S (1994) PNF-Grundverfahren und funktionelles Training. Gustav Fisher, Stuttgart

Helm PA, Walker SC and Pullium G (1984) Total Contact Casting in Diabetic Patients with Neuropathic Foot Ulzeration. Archives of Physical Medicine and Rehabilitation 65:691–693

Herman E (1977) The Use of Transcutaneous Nerve Stimulation in Management of Chronic Pain. Physiotherapy Canada 29:65

Holliday P (1981) Non-Prosthetic Care. In: Kostuik JP, Gillespie R (eds) Amputation Surgery and Rehabilitation: The Toronto Experience.Churchill Livingstone, New York, S 234–250

Hoover JE (1975) Ed. Remington's Pharmaceutical Sciences, 15th edn. Mack Publications, Eaton, Pa, S 714

Hoppenfield S (1976) Examination of Gait. Physical Examination of the Spine and Extremities. Applton-Century-Crofts, New York, S 133–141

Horne G, Abromowicz, J (1982) The Management of Healing Problems in the Dysvascular Amputee. Proth and Orth Int 6/1:38–40

Horvath E (1991) Zur Phänomenologie des Gangbildes. In: Boenick U, Näder M, Mainka C (Hrsg) Gangbildanalyse – Stand der Meßtechnik und Bedeutung für die Orthopädie-Technik. Mecke Druck und Verlag, Duderstadt, S 1–11

Hughes J, Jacobs N (1979) Normal Human Locomotion. Prost and Orth Int 3:4–12

Hunter GA, Holliday P (1978) Review of Functions in Bilateral Lower Limb Amputees. The Canadian Journal of Surgery 21/2:176–178

Hunter GA (1981) Minor Foot Amputations. In: Kostuik JN, Gillespie R (eds) Amputation Surgery and Rehabilitation: The Toronto Experience. Churchill Livingstone, New York, S 87–91

Inman, VT (1966) Special Article: Human Locomotion. Can Med Ass Journal 94:1047–1054

Inman, VT, Ralston HJ, Todd F (1981) Introduction. Human Walking. Williams & Wilkins, Baltimore, MD, S 1–21

Inman VT, Ralston HJ, Todd F (1994) Human Locomotion. In: Rose J, Gamble JG (eds) Human Walking, 2nd edn. Williams and Wilkins, Baltimore, S 3–22

Isherwood PA, Robertson JC, Rossi A (1975) Pressure Measurement Beneath Below-Knee Amputation Stump Bandages: Elastic Bandaging, Puddifoot Dressing and a Pneumatic Bandage Technique Compared. British Journal of Surgery 62:982–986

Jeans M, Stratford JG, Melzack R, Monks RC (1979) Assessment of Pain. Canadian Family Physician 25:159–162

Kaltenborn FM (1976) Types of Bone Motion. Manual Therapy for Extremity Joints. Olat Norlis Bokhandel, Oslo, S 8–9

Kane TJ, Pollak EW (1980) The Rigid versus the Soft Postoperative Dressing Controversy. A Controlled Study in Vasular Below-Knee Amputees. American Surgeon 46:244–247

Kapandji IA (1970) The Hips. The Knee. The Physiology of Joints, 2nd edn. (vol. 2). E. & S. Livingstone, Edinburgh, Scot, S 9–66, 72–134

Kay HW (1975) Wound Dressings – Soft, Rigid or Semi-rigid? Orthotics and Prosthetics 29:2, 59–68

Kegel B (1976) Controlled Environment Treatment (CET) for Patients with Below-Knee Amputations. Physical Therapy 56:1366–1371

King PS, Gerhardt JJ, Pfeiffer EA, Usselman LB, Fowlks EW (1972) System of Controlling Ambulation Pressure (SCAP III) in Patients with Disabilities of the Lower Extremity. American Journal of Physical Medicine 51/1:9–15

Körner IB (1967) The Gait of the Amputee. Journal of the Can Physioth Ass 19/5:321–329

Körner IB (1980) Normal Human Locomotion and the Gait of the Amputee. University of Alberta, Alberta

Körner IB (1984) Observation of Human Gait. Videocassettes, Health Sciences Audiovisual Education, University of Alberta

Kostuik JP (1981) Indications, Levels and Limiting Factors in Amputation Surgery of the Lower Extremity. Amputations about the Knee. In: Kostuik JP, Gillespie R (eds) Amputation Surgery and Rehabilitation: The Toronto Experience. Churchill Livingstone, New York, S 17–25, 57–62

Kottke, FJ, Pauley DL, Ptak RA (1966) The Rationale for Prolonged Stretching for Correction of Shortening of Connective Tissue. Archives of Physical Medicine and Rehabilitation 47:245–253

Krebs DE, Edelstein JE, Fishman S (1985) Reliability of Observational Kinematic Gait Analysis. Physical Therapy 65/7:1027–1033

Kumar VN (1982) Stump Complications and Management. In: Banerjee SN (ed) Rehabilitation Management of Amputees. Williams & Wilkins, Baltimore, MD, S 385–388

Künzer S, Zünd G und Wetz HH (1991) Muskeltraining für Beinamputierte. Medizinische-Orthopädische Technik 111:222–228

LaBorde TC, Meier RH III (1978) Amputations Resulting from Electrical Injury: A Review of 22 Cases. Archives of Physical Medicine and Rehabilitation 59:134–137

Larson DL, Abston S, Evans EB, Dobrkovsky M, Linares HA (1971) Techniques for Decreasing Scar Formation and Contractures in the Burned Patient. The Journal of Trauma 11/10:807–821

Larson DL, Abston S, Willis B, Linares H, Dobrkovsky M, Evans EB, Lewis SR (1974) Contractures and Scar Formation in the Burn Patient. Clinics in Plastic Surgery 1/4:653–666

Larson DL, Huang T, Linares H, Dobrkovsky M, Baur P, Parks D (1979) Prevention and Treatment of Scar Contractures. In: Artz CP, Moncrief JA, Bruit BA (eds) Burns, a Team Approach. W B Saunders, Philadelphia, Pa, S 466–491

Levy SW (1980) Skin Problems of the Leg Amputee. Prosth and Orth Int 4/1:37–44

Levy SW (1983) Verrucose Hyperplasia. Stump Hygiene. Skin Problems of the Amputee. Warren H. Green, St. Louis, Mo, S 153–155, 255–265

Manella KJ (1981) Comparing the Effectiveness of Elastic Bandages and Shrinker Socks for Lower Extremity Amputees. Journal of the American Physical Therapy Association 61:334–337

Mann RA, Baster DE and Lutter LD (1981) Running Symposium. Foot and Ankle 1:190–224

Martin PE (1985) Mechanical and Physiological Responses to Lower Extremity Loading during Running. Med Sci Sports Exerc 17:427–433

McCollough NG, Shea JD, Warren WD, Sarmiento A (1971) The Dysvascular Amputee: Surgery and Rehabilitation. Current Problems in Surgery. S 8–12

McCollough NC (1981) Below-Knee Amputation. Atlas of Limb Prosthetics. C. V. Mosby, St. Louis, Mo, S 341–368

McLaurin CA (1970) The Canadian Hip Disarticilation Prosthesis. In: Murdoch G (ed) Prosthetic and Orthotic Practice. Edward Arnold Publishers, London, S 7–13

Melzack JG (1971) Phantom Limb Pain. Implications for Treatment of Pathological Pain. Ansthesiology 35:409–419

Melzack JG, Wall PD (1983) Sensory Control of Pain (Electrical Stimulation of Nerves, Spinal Cord and Brain). The Challenge of Pain. Basic Books, New York, S 310–313

Mensch G (1979) Prosthetic Gait Observations: Comparison of Bipedal and Quadrupedal Locomotion. Physiotherapy Canada 31/5:269–272

Mensch G, Ellis P (1982) Postoperative Activities. Bandaging. Contractures. In: Banerjee SN (ed) Rehabilitation Management of Amputees. Williams & Williams, Baltimore, MD, S 166–168, 190–194, 213–216

Mensch G (1983) Physiotherapy following Through-Knee Amputation. Prosth and Orth Int 7/2:79–87

Mensch G (1983) Posture Control Device. Physiotherapy Canada 35 3:152–153

Mensch G, Ellis P (1986) Running Patterns of Transfemoral Amputees: A Clinical Analysis. Prosth and Orth Int 10/3:129–134

Mensch G (1990) Exercise for Amputees. In: Basmajian J, Wolf SL (eds) Therapeutic Exercises, 5th edn. Willams & Wilkins, Baltimore, MD, S 260–277

Mensch G (1993) Gehschulung nach Beinamputation. Krankengymnastik 45:968–978

Menzies H, Newnham J (1978) Semi-rigid Dressings – The Best for Lower Extremity Amputees. Physiotherapy Canada 30:225–228

Mital MA, Pierce DD (1971) Impact of Amputation on the Patient and Society. Physical Therapy. Stubbies. Contractures. Amputees and their Prostheses. Little, Brown, Boston, MA, S 26–31, 69–71, 117–119, 175–176

Mooney V, Harvey J, McBride E, Snelson R (1971) Comparison of Postoperative Stump Management: Plaster versas Soft Dressing. Journal of Bone and Joint Surgery 53A/2:241–249

Moss WT, Brand NW, Battiford H (1973) Osteosarcoma. Radiation Oncology, Rationale, Technique Results, 4th edn. C. V. Mosby, St. Louis, MO, S 544–549

Murdoch G (1977) Amputation Surgery in the Lower Extremity. Prosth and Orth Int 1:183–192

Murdoch G (1977) Levels of Amputation and Limiting Factors. Lower Limb Prosthetics. New York University, New York, S 43–46

Murdoch G (1983) The Postoperative Environment of the Amputated Stump. Prosth and Orth Int, 75–78

Murray D, Fisher FR (1982) Normal Gait. Phantom Limb Sensation. Below-Knee Amputation. Handbook of Amputations and Prostheses. University of Ottawa, Ottawa, S 28–31, 39–40, 50–59

Näder M, Näder HG (1993) Prothesensysteme. Prothesen für die untere Extremität. Schiele und Schön, Berlin, 5–26

Netz P, Wersen K, Wetterberg M (1981) Videotape Recording – A Complimentary Aid for the Walking Training of Lower Limb Amputees. Prosth and Orth Int 5:147–150

New York University (1975) Socket Charakteristics. Lower Limb Prosthetics. New York University Post-Graduate Medical School, New York, S 199–207

Norden CW (1979) Osteomyelitis. In: Mandell GL, Douglas RG, Bennett JE (eds) Principles and Practice of Infectious Diseases.John Wiley and Sons, New York, S 946–956

Radcliffe CW (1970) Biomechanics of the Above-Knee Prosthesis. In: Murdoch G (ed) Prosthetic and Orthotic Practice. Edward Arnold Publishers, London, S 191–198

Radcliffe CW (1977) Above-Knee Prosthetics. Proth and Orth Int 1:146–170

Radcliffe CW (1981) Applications to Lower Limb Prosthesis. In: Inman VT, Ralston HJ, Todd F (eds) Human Walking. Williams & Wilkins,Baltimore, MD, S 131

Radcliffe CW (1994) Prosthetics. In: Rose J, Gamble JG (eds) Human Walking. Willams & Willkins, Baltimore, MD, 165–199

Redhead RG (1973) The Problems of the postoperative „Stump/Environment Interface". Congress Procedings. International Congress for Prosthetics and Functional Rehabilitation, Vienna, S 65–73

Redhead RG (1979) Discussion, Advanced Course: Above-Knee and Through-Knee Amputations and Prothetics. International Society for Prosthetics and Orthotics, Køege, Denmark

Redhead RG (1983) The early Rehabilitation of Lower Limb Amputees using a Pneumatic Walking Aid. Prosth and Orth Int 7/2:88–90

Robbins SL, Cottran RS, Kuma V (1984) Artherosclerosis. Pathologic Basis of Disease. 3rd edn. W. B. Saunders Company, Philadelphia, PA, S 505–518

Robbins S, Cottran RS, Kuma V (1984) Diabetes Mellitus. Pathologic Basis of Disease. 3rd. edn. W. B. Saunders Company, Philadelphia, PA, S 973–986

Rose J, Gamble JG (1994) Energetics of Walking. In: Human Walking. 2nd edn. Williams and Wilkins, Baltimore, S 47–54

Sabolich J (1985) Contoured Adducted Trochanteric – Controlled Alignment Method (CAT-CAM): Introductions and Basic Principals. Clinial Prosthetics and Orthotics, 9/4:15–24

Saleh M, Murdoch G (1985) In Defence of Gait Analysis, Observation and Measurement in Gait Assessment. Journal of Bone and Joint Surgery 67B/2:2237–2241

Sarmiento A, May BJ, Sinclair WR, McCollough NC, Williams EM (1970) The Impact of Immediate Lower Extremity Amputation. Clinical Orthopedics and Related Research 68:22–31

Saunders JBDM, Inman VT, Eberhart HD (1953) The Major Determinants in Normal and Pathological Gait. The Journal of Bone and Joint Surg 35A 3:543–558

Scott BD (1983) Uses of Ultraviolet Therapy. In: Stillwell GK (ed) Therapeutic Electricity and Ultraviolet Radiation, 3rd edn. Williams & Wilkins, Baltimore, MD, S 245–252

Shipley DE (1979) Clinical Evaluation and Care of the Insensitive Foot. Physical Therapy, 59/1:13–17

Sjølund BH, Eriksson MBS (1979) Endorphines and Analgesia Produced by Peripheral Conditioning Stimulation. In: Bonica JJ, Iggo A, Lindblom L (eds) Advances in Pain Research and Therapy. Raven Press, New York, vol. 3, S 587–592

Statistics Canada (1975) Surgical Procedures and Treatments. Ministry, Trade and Commerce Ottawa, Canada

Strandness DE (1983) Vascular Disease of the Extremities. In: Petersdorf RG, Adams RD, Braunwald E, Isselbacher KJ, Martin JB, Williams JD (eds) Harrison's Principles of Internal Medicine, 10th edn. McGraw-Hill, New York, S 1491–1498

Stryker RP (1972) Reducing the Hazards of Bedrest. Rehabilitative Aspects of Acute and Chronic Nursing Care. W. B. Saunders, Philadelphia, Pa, S 24–28

Sulzle G, Pagliarulo M, Rodgers M, Jordan C (1978) Energetics of Amputee Gait. Orthopedic Clinics of North America 9/2:358–362

Swartz MN (1979) Skin and Soft Tissue Infections. In: Mandell GL, Douglas RG, Bennett GE (eds) Principles and Practice of Infectious Diseases.John Wiley and Sons, New York, S 797–799

Thomas CL (1981) Taber's Cyclopedic Medical Dictonary, 14th edn. F. A. Davis, Philadelphia, PA, S 1541.

Tooms RE (1980) Incidence of Amputation. Amputations, Vol. 1. In: Edmonson A, Grenshaw AH (eds) Campell's Operative Orthopedics, 6th edn. C. V. Mosby, St. Louis, MO, S 821–872

Troup IM (1980) Controlled Environment Treatment (CET). Prosth and Orth Int 4/1:15–28

Troup IM, Wood MA (1982) Indications for Amputations. Stump Function and associated Problems. Total Care of the Lower Limb Amputee. Pitman Books, Ltd., London, S 24–33, 76–79

Varghese G, Redford JB (1982) Preoperative Assessment and Management of Amputees. In: Banerjee SN (ed) Rehabilitation Management of Amputees. Williams & Wilkins, Baltimore, MD, S 11–16

Verwoerdt A (1972) Psychopathological Responses to Stress of Physical Illness. Advances in Psychosomatic Medicine 8:119–141

Vultee FE (1981) Detailed Physical Treatment. Atlas of Limb Prosthetics, Vol II. C. V. Mosby, St. Louis, MO, S 323.

Wainapel SF, March H, Steve L (1985) Stubby Prostheses: An Alternative to Conventional Prosthetic Devices. Archives of Physical Medicine and Rehabilitation 66:264–266

Waddell JP (1981) Below-Knee Amputation. In: Kostuik JP, Gillespie R (eds) Amputation Surgery and Rehabilitation: The Toronto Experience. Churchill Livingstone, New York, S 63–72

Wagner WF (1981) The Dysvascular Foot: A System of Diagnosis and Treatment. Foot and Ankle. 2/2:64–122

Walker JM (1981) Development, Maturation and Aging of Human Joints: A Review. Physiotherapy Canada. 33/3:153–160

Wannstedt GT, Herman RM (1978) Use of Augmented Sensory Feedback to Achieve Symetrical Standing. Physical Therapy 58/5:553–559

Waters RL, Perry J Antonelli DE, Hislop HJ (1976) Energy Cost of Walking of Amputees: The Influence of Level of Amputation. The Journal of Bone and Joint Surg 58A/1:42–46

Waters RL, Hislop HJ, Perry J, Antonelli D (1978) and the staff of the Pathokinesiology Laboratory, Ranch Los Amogos Hospital, Downey CA. Energetics: Application to the Study and Management of Locomotion Disability. Orthop Clinics of North America 9/2:351–456

Whylie WD (1978) Affect of Anesthetic Agents on the Respiratory Center. In: Churchill-Davidson HC (ed) A Practice of Anesthesia. W. B. Saunders, Philadelphia, Pa, S46

Zimnicki B (1981) Quoted by: Holliday PJ. Non-Prosthetic Care. In: JP Kostuik and R Gillespie (eds) Amputation Surgery and Rehabilitation: The Toronto Experience, Churchill Livingstone, New York S 234

Teil 2 – Funktionelle Indikation zur Prothetik

Der vorliegende Text basiert nicht auf Auszügen aus der Fachliteratur, sondern reflektiert neuere Denkansätze aus der Praxis.

Dennoch ist es für jeden, der an der Rehabilitation Amputierter beteiligt ist, wichtig, sich mit der Fachliteratur vertraut zu machen.

Technische Orthopädie und Prothetik sind relativ kleine Spezialisierungsbereiche des technischen Gesundheitswesens oder der Medizintechnik. Gute Fachliteratur ist daher nicht in großer Anzahl erhältlich. Einige der nachfolgend genannten Fachbücher sind nur noch antiquarisch zu erhalten. Um so wichtiger ist es, sie an dieser Stelle aufzulisten.

Deutsche Fachliteratur

Baumgartner R, Botta P (1995) Amputation und Prothesenversorgung der unteren Extremität. Enke, Stuttgart

Bundesfachschule für Orthopädie-Technik (1992) Schülerreferate Bereich Prothetik. Eigenverlag, Bundesfachschule für Orthopädie-Technik, Dortmund

Dederich R (1970) Amputationen der unteren Extremität. Thieme, Stuttgart

Kaphingst W, Heim S (1988) Biomechanik und Prothetik. Aus der Reihe Literatursammlung Grundlagen der Biomechanik für Orthopädie-Techniker. Verlag Orthopädie-Technik, Dortmund

Kaphingst W, Heim S (1991) Prothetik für Auszubildende der Orthopädie-Technik. Verlag Orthopädie-Technik, Dortmund

Kaphingst W, Mensch G (1994) Rehabilitation nach Amputation der unteren Extremität. Verlag Orthopädie-Technik, Dortmund

Kristen H, Reiner E, Hiebler W, Müller S (1983) Prothesen für die untere Extremität. Maudrich, Wien München Bern

Näder M (1993) Otto Bock Prothesen Kompendium – Prothesen für die untere Extremität.

Schiele und Schön

Rieble R, Seemann N, Volkert R (1974) Beinamputierte und ihre funktionelle Rehabilitation. Pflaum, München

Englischsprachige Fachliteratur

Canadian Association of Prosthetists and Orthotists (1988) Clinical Aspects of Lower Extremity Prosthetics. CAPO

Burgess E, Rappoport A (1994) Department of Vetrans Affairs – Veterans Health Administration Physical Fitness: A Guide For Individuals With Lower Limb Loss. Scientific and Technical Publications Section, Rehabilitation Research and Development Service, Baltimore, MD

Gailey R (1994) One Step Ahead – An Integrated Approach to Lower Extremity Prosthetics and Amputee Rehabilitation. University of Miami, School of Medicine, Advanced Rehabilitation Therapy Inc.

Mensch G, Ellis PM (1986) Physical Therapy Management of Lower Extremity Amputations. Aspen

Murdoch G, Donovan R (1988) Amputation Surgery & Lower Limb Prosthetics. Blackwell

Näder M (1994) Otto Bock Prosthetic Compendium – Lower Extremity Prostheses. Schiele und Schön

New York University Medical Center (1982) Lower Limb Prosthetics. New York University Post-Graduate Medical School

Radcliffe CW, Foort J (1961) The Patella Tendon Bearing Below Knee Prosthesis. Dept. of Engineering, University of California, Berkeley Biomechanics Laboratory

University of Strathclyde (1978) Prosthetics – Various Teaching Manuals. National Center for Training and Education in Prosthetics and Orthotics NCTEPO

University of Strathclyde, Glasgow

Anhang: Wichtige Adressen

Kontaktadressen für Orthopädie-Technik

Nahezu alle deutschen Orthopädietechniker sind Mitglied des:

▶ Bundesinnungsverband für Orthopädie-Technik
Reinoldistr. 7–9
D-44135 Dortmund
Tel.: (0049) 02321-5570500
Fax.: (0049) 0231-5470504

Der Bundesinnungsverband erteilt gerne Auskunft zu den Kontaktadressen der Landesinnungen für Orthopädie-Technik oder ggf. auch zu niedergelassenen Betrieben der Orthopädie-Technik in einem bestimmten geographischen Einzugsgebiet.

In der Schweiz gilt analog als Ansprechpartner:
▶ SVOT – Schweizer Verband für Orthopädie-Techniker
Moosstr. 2
CH-3073 Gümlingen-Bern
Tel.: (0041) 61-322770
Fax: (0041) 31-952

In Österreich gilt analog als Ansprechpartner:
▶ Bundesinnung der Bandagisten und Orthopädie-Techniker
Wiedner Hauptstr. 63
A-1045 Wien
Tel. (0043) 1-50105
Fax: (0043) 1-5043615

Hersteller- und Lieferantennachweise

Bei den nachfolgenden Adressen handelt es sich i.a. nicht um niedergelassene orthopädietechnische Versorgungsbetriebe (Ausnahmen sind möglich), sondern um Hersteller oder Lieferanten der Prothesenbauteile, die in den vorhergehenden Kapiteln beschrieben wurden. Hersteller sind i.a. gerne bereit, Auskunft zu ihren Produkten zu erteilen, gedruckte Informationen zur Verfügung zu stellen oder auch orthopädietechnische Betriebe zu benennen, die im jeweiligen Einzugsgebiet über Erfahrungen mit ihren Produkten verfügen. (Die Übersicht erhebt keinen Anspruch auf Vollständigkeit.)

► Basko Healthcare
Gustav Adolf Str. 37a
22043 Hamburg
Tel.: 020-6131513
Fax: 020-6112725

► Biedermann-MOTECH
Berta-Suttner Str. 23
78054 Villingen-Schwenningen
Tel.: 07720-8510-0
Fax: 07720-8510-66

► Gömed Orthopädie Service
Jochen Wagner
Am Marksgraben 1
37412 Herzberg a. Harz-Pöhlde
Tel.: 05521-99900
Fax: 05521-999045

► ipos
Orthopädie Industriell
Postfach 1845
Zeppelinstr. 30
21308 Lüneburg
Tel.: 04131- 81031
Fax: 04131-18472

► Ortho-Reha
Neuhof GmbH
Neuburger Str. 35
90451 Nürnberg
Tel.: 0911-6493700
Fax: 0911-6492253

► Otto Bock
Orthopädische Industrie
Postfach 1260
37105 Duderstadt
Dr.-Max-Näder-Str. 15
37115 Duderstadt
Tel.: 05527-848-0
Fax: 05527-848414

► Step Technologien
Wasenstr. 34
VS-Schwenningen
Tel.: 07720-83300
Fax: 07720-31412

► Teufel Wilhelm Julius
Postfach 104862
70042 Stuttgart
Tel.: 0711-26853-0
Fax: 0711-2685328

► Medipro-Prothetik
Medi Bayreuth
Waldsteinring 6
95448 Bayreuth
Tel.: 0921-912-0
Fax: 0921-91257

Sachverzeichnis

Druck: Saladruck, Berlin
Verarbeitung: Buchbinderei Lüderitz & Bauer, Berlin